CARDIOLOGIA PEDIÁTRICA

CARDIOLOGIA PEDIÁTRICA

Série Pediatria SOPERJ

2ª edição

EDITORES

Isabel Rey Madeira
Edson Ferreira Liberal
Marcio Moacyr Vasconcelos

ORGANIZADORAS DA SÉRIE

Adriana Rocha Brito
Anna Tereza Miranda Soares de Moura

ORGANIZADORAS DESTE VOLUME

Talita Nolasco Loureiro
Anna Esther Araujo e Silva

SOPERJ
Sociedade de Pediatria do Estado do Rio de Janeiro

Manole

Editora gestora: Sônia Midori Fujiyoshi
Editora responsável: Cristiana Gonzaga S. Corrêa

Projeto gráfico: Departamento Editorial da Editora Manole
Diagramação: Acqua Estúdio Gráfico
Ilustrações: Sirio José Braz Cançado
Gráficos: Lira Editorial
Capa: Plinio Ricca
Imagens do miolo: gentilmente cedidas pelos autores

CIP-BRASIL. CATALOGAÇÃO NA PUBLICAÇÃO
SINDICATO NACIONAL DOS EDITORES DE LIVROS, RJ

C258
Cardiologia pediátrica / organizadoras Talita Nolasco Loureiro, Anna Esther Araujo e Silva. - [2. ed.]. - Barueri [SP] : Manole, 2019.
(Pediatria SOPERJ ; 3)

Inclui bibliografia
ISBN 9788520460528

1. Cardiologia pediátrica. I. Loureiro, Talita Nolasco. II. Silva, Anna Esther Araujo e. III. Série.

19-56381 CDD: 618.9212
CDU: 616.12-053.2

Vanessa Mafra Xavier Salgado - Bibliotecária - CRB-7/6644

Edição – 2019

Editora Manole Ltda.
Av. Ceci, 672 – Tamboré
06460-120 – Barueri – SP – Brasil
Tel.: (11) 4196-6000
www.manole.com.br
https://atendimento.manole.com.br/

Impresso no Brasil
Printed in Brazil

EDITORES

Isabel Rey Madeira
Mestre em Saúde da Criança pelo Instituto Fernandes Figueira (IFF) da Fundação Oswaldo Cruz (Fiocruz). Doutora em Ciências Médicas pela Universidade do Estado do Rio de Janeiro (UERJ). Professora Associada do Departamento de Pediatria da UERJ. Coordenadora do Setor de Endocrinologia Pediátrica da Unidade Docente Assistencial de Endocrinologia da Faculdade de Ciências Médicas da UERJ. Presidente da Sociedade de Pediatria do Estado do Rio de Janeiro (SOPERJ) – triênio 2016-2018.

Edson Ferreira Liberal
Chefe do Serviço de Pediatria do Hospital Universitário Gaffrée e Guinle. Vice-presidente da Sociedade Brasileira de Pediatria (SBP).

Marcio Moacyr Vasconcelos
Professor Associado de Pediatria da Universidade Federal Fluminense (UFF). Presidente do Departamento de Neurologia da SBP. *Fellow* em Neurologia Pediátrica pela George Washington University, EUA.

ORGANIZADORAS DA SÉRIE

Adriana Rocha Brito
Neurologista Pediátrica pelo Instituto Fernandes Figueira (IFF) da Fundação Oswaldo Cruz (Fiocruz). Mestre em Saúde da Criança e do Adolescente e Doutora em Neurologia pela Universidade Federal Fluminense (UFF). Professora Adjunta de Pediatria da UFF. Diretora Adjunta de Publicação e Membro do Comitê Científico de Neurologia da SOPERJ.

Anna Tereza Miranda Soares de Moura
Pediatra. Doutora em Saúde Coletiva pelo Instituto de Medicina Social da Universidade do Estado do Rio de Janeiro (UERJ). Professora Adjunta do Departamento de Pediatria da Faculdade de Ciências Médicas da UERJ. Professora Titular do Programa de Pós-graduação em Saúde da Família da Universidade Estácio de Sá (UNESA). Especialização em Educação para Profissionais de Saúde – Instituto Regional FAIMER-Brasil. Secretária Geral da SOPERJ.

ORGANIZADORAS DO VOLUME

Talita Nolasco Loureiro
Presidente do Comitê Científico de Cardiologia Pediátrica da Sociedade de Pediatria do Estado do Rio de Janeiro (SOPERJ). Título em Cardiologia Pediátrica, Terapia Intensiva e Pediatria pela Sociedade Brasileira de Pediatria (SBP) e Conselho Regional de Medicina (CRM). Pós-graduação em Ciências Médicas da Universidade do Estado do Rio de Janeiro (UERJ) para Título de Mestre. Médica Cardiologista Pediátrica e Fetal da Baby Cor Cardiologia Pediátrica e Fetal. Médica Cardiologista Pediátrica do Hospital Maternidade Herculano Pinheiro. Diretora Médica da Empresa Lup Dup Cardiologia Pediátrica e Fetal.

Anna Esther Araujo e Silva
Membro do Comitê de Cardiologia da SOPERJ. Especialista em Pediatria pela SBP e Associação Médica Brasileira (AMB) e em Cardiologia Pediátrica pela SBP, Sociedade Brasileira de Cardiologia (SBC) e AMB. *Fellow* em Cardiologia Pediátrica pela University of Toronto – Hospital for Sick Children, Toronto, Canadá. Mestre em Saúde da Criança e do Adolescente pela Universidade Federal Fluminense (UFF).

AUTORES

Adriana Macintyre Innocenzi
Residência em Cardiologia Pediátrica no Instituto Nacional de Cardiologia (INC). Título de Área de Atuação em Cardiologia Pediátrica pelo Conselho Regional de Medicina (CRM). Médica do Corpo Clínico e da Radiologia do INC. Membro do Comitê Científico de Cardiologia da Sociedade de Pediatria do Estado do Rio de Janeiro (SOPERJ).

Alan Eduardo da Silva
Membro do Comitê Científico de Cardiologia da SOPERJ. Especialista em Pediatria pela Sociedade Brasileira de Pediatria (SBP) e Associação Médica Brasileira (AMB). Especialista em Cardiologia Pediátrica e Ecocardiografia pela SBP, Sociedade Brasileira de Cardiologia (SBC) e AMB. Diretor Médico da Baby Cor Cardiologia Pediátrica e Fetal. Cardiologista Pediátrico do INC.

Aldalea Ribeiro de Sousa
Residência em Cardiologia Pediátrica pelo Hospital Federal de Bonsucesso (HFB). Cardiologista Pediátrica da Equipe de Pós-operatório de Cirurgia Cardíaca Pediátrica do Instituto Estadual de Cardiologia Aloysio de Castro (IECAC). Cardiologista Pediátrica da Baby Cor Cardiologia Pediátrica e Fetal. Ecocardiografista Pediátrica e Fetal da Clínica Taquara.

Ana Flávia Malheiros Torbey
Mestre em Saúde da Criança e do Adolescente pela Universidade Federal Fluminense (UFF). Especialista em Pediatria pela SBP. Cardiologista Pediátrica pelo INC. Membro do Comitê Científico de Cardiologia da SOPERJ. Professora Assistente de Pediatria do Departamento Materno Infantil da UFF.

Anna Esther Araujo e Silva
Membro do Comitê Científico de Cardiologia da SOPERJ. Especialista em Pediatria pela SBP e AMB e em Cardiologia Pediátrica pela SBP, SBC e AMB. *Fellow* em Cardiologia Pediátrica pela University of Toronto – Hospital for Sick Children, Toronto, Canadá. Mestre em Saúde da Criança e do Adolescente pela UFF.

Aurea Lúcia Alves de Azevedo Grippa de Souza
Professora Adjunta de Pediatria da UFF. Mestre e Doutoranda em Ciências Cardiovasculares pela UFF. Membro do Comitê Científico de Cardiologia da SOPERJ. Membro do Departamento de Miocardiopatia da Sociedade de Cardiologia do Estado do Rio de Janeiro (SOCERJ)/SBC.

Carla Verona Barreto Farias
Residência em Pediatria e Cardiologia Pediátrica no Hospital Geral de Bonsucesso. Cardiologista Pediátrica do INC e do Instituto Fernandes Figueira (IFF) da Fundação Oswaldo Cruz (FIOCRUZ). Mestre em Cardiologia e Infecção pela FIOCRUZ/INC.

Débora Veiga Coutinho
Residência em Pediatria pelo Hospital Universitário Antônio Pedro/UFF e em Cardiologia Pediátrica pelo Hospital Federal de Bonsucesso. Cardiologista Pediátrica do Hospital Estadual dos Lagos. Membro do Comitê Científico de Cardiologia da SOPERJ.

Eliane Lucas
Chefe do Setor de Cardiologia Pediátrica do Hospital Federal de Bonsucesso. Professora do Internato do Curso de Graduação em Medicina do Centro Universitário Serra dos Orgãos (UNIFESO). Professora da Especialidade de Cardiologia Pediátrica dos Programas de Pós-graduação Médica do Hospital Central do Exército (HCE). Mestre em Saúde Materno Infantil pelo IFF/FIOCRUZ.

Fábio Bergman
Especialista em Pediatria e em Cardiologia Pediátrica pela AMB. Áreas de Atuação em Ecocardiografia e Hemodinâmica pela SBC e AMB. Membro do Comitê Científico de Cardiologia da SOPERJ.

Flávia Gurgel
Médica Cardiologista Pediátrica do Hospital Getúlio Vargas Filho, Niterói, do Hospital Estadual Azevedo Lima e do INC (NERJ). Título de Especialista em Pediatria pela AMB.

Gesmar Volga Haddad Herdy
Professora Titular de Pediatria da UFF. Mestre em Pediatria e Doutora em Cardiologia pela Universidade Federal do Rio de Janeiro (UFRJ). Doutora em Cardiologia pelo St. George's Medical School, Londres, Reino Unido. Membro do Comitê Científico de Cardiologia da SOPERJ.

Lilian P. Stewart
Especialista em Cardiologia Pediátrica pela AMB e pelo Conselho Regional de Medicina do Estado do Rio de Janeiro (CREMERJ). *Clinical Fellow* do Paediatrics Cardiac Transplant.

Luiz Alberto Christiani
Mestre em Cardiologia pela Universidade do Estado do Rio de Janeiro (UERJ). Responsável pelo Laboratório de Hemodinâmica do Hospital Pró Criança. Diretor da Baby Cor Cardiologia Pediátrica e Fetal. Membro do Comitê Científico de Cardiologia da SOPERJ.

Márcia Fernanda da Costa Carvalho
Médica do Serviço de Cardiologia Pediátrica do Instituto de Puericultura e Pediatria Martagão Gesteira (IPPMG) da UFRJ. Especialista em Cardiologia Pediátrica pela SBP e SBC. Mestre em Medicina – Saúde da Criança e Adolescente – pela UFRJ. Membro do Comitê Científico de Cardiologia da SOPERJ.

Maria de Fátima Monteiro P. Leite
Membro do Comitê Científico de Cardiologia da SOPERJ. Especialista em Pediatria pela SBP e AMB. Título de Habilitação em Cardiologia Pediátrica pela SBP, SBC e AMB. Cardiologista Pediátrica do IFF/FIOCRUZ. Cardiologista Pediátrica da Baby Cor Cardiologia Pediátrica e Fetal. Doutora em Ciências da Saúde pelo Instituto Fundação Universitária de Cardiologia do Rio Grande do Sul.

Maria de Marilacc Lima Roiseman
Cardiopediatra do Hospital Federal de Bonsucesso e da Baby Cor Cardiologia Pediátrica e Fetal. Professora Adjunta da Faculdade de Medicina da Fundação Técnico-Educacional Souza Marques. Mestre em Saúde da Mulher, Criança e Adolescente pelo IFF-FIOCRUZ. Membro do Comitê Científico de Cardiologia da SOPERJ.

Maria Eulália Thebit Pfeiffer
Especialista em Cardiologia pela SBC e em Cardiologia Pediátrica pelo Instituto de Pós-graduação Médica do Rio de Janeiro. Mestre em Medicina pela UFF.

Mariana Póvoa
Residência Médica em Pediatria pelo IPPMG-UFRJ e em Cardiologia Pediátrica pelo INC e Hospital Federal de Bonsucesso. Coordenadora de Pediatria do Grupo Berkeley. Membro do Comitê Científico de Cardiologia da SOPERJ.

Monica Celente
Residência Médica e Pós-graduação em Cardiologia Pediátrica. Título de Área de Atuação em Cardiologia Pediátrica pelo CREMERJ. Título de Especialista em Cardiologia e Ecocardiografia pela SBC.

Nadia Barreto Tenorio Aoun
Mestre em Cardiologia pela UERJ. Médica do Setor de Cardiologia Pediátrica do Hospital Universitário Pedro Ernesto. Médica da Babycor Cardiologia Pediátrica e Fetal.

Paulo Renato Travancas
Cardiologista Pediátrico do INC. Mestre em Saúde da Criança e do Adolescente pela UFF.

Rafael Ferreira Agostinho
Cardiologista Pediátrico pela UERJ. Cardiologista Intervencionista pelo IECAC. Treinamento em Intervenções em Cardiopatias Congênitas pelo INC. Médico Cardiologista da Baby Cor Cardiologia Pediátrica e Fetal.

Renata Labronici Figueira Rodrigues
Pediatra pelo IFF-FIOCRUZ. Cardiologista Pediátrica pelo INC. Mestre em Cardiologia e Infecção pela FIOCRUZ. Membro do Comitê Científico de Cardiologia da SOPERJ.

Talita Nolasco Loureiro
Presidente do Comitê Científico de Cardiologia da SOPERJ. Título em Cardiologia Pediátrica, em Terapia Intensiva e em Pediatria pela SBP e CRM. Pós-graduação em Ciências Médicas na UERJ para Título de Mestre. Médica Cardiologista Pediátrica e Fetal da Baby Cor Cardiologia Pediátrica e Fetal. Médica Cardiologista Pediátrica do Hospital Maternidade Herculano Pinheiro. Diretora Médica da Empresa Lup Dup Cardiologia Pediátrica e Fetal.

SUMÁRIO

SEÇÃO IV – AVALIAÇÃO DO RITMO CARDÍACO

SEÇÃO V – PREVENÇÃO DE DOENÇA ARTERIOESCLERÓTICA

SEÇÃO VI – CARDIOPATIAS CONGÊNITAS

SEÇÃO VII – CARDIOPATIAS ADQUIRIDAS

SEÇÃO VIII – CARDIOINTENSIVISMO

Veja as figuras coloridas ao final do livro, no Atlas Colorido.

APRESENTAÇÃO

Caros Colegas Pediatras,

É com imensa satisfação que apresentamos a segunda edição do livro *Cardiologia pediátrica* da Série Pediatria SOPERJ, mantendo o compromisso de trazer informações atualizadas sobre temas importantes para a prática pediátrica qualificada. O sucesso da Série Pediatria SOPERJ é enorme, com aceitação expressiva das publicações pelos pediatras, residentes e alunos em formação, instigando a Diretoria atual da SOPERJ a conservar a qualidade da obra.

Em tempos de mudanças rápidas e expressiva produção de conhecimento, manter-se atualizado e escolher as fontes adequadas de leitura não é tarefa fácil. Todos os volumes da Série foram escritos por membros dos comitês científicos da SOPERJ, especialistas renomados nos temas abordados em cada capítulo, que realizaram cuidadosa revisão, trazendo as melhores evidências e práticas atualizadas. Este novo volume traz aspectos importantes da avaliação cardiológica, proporcionando maior segurança tanto para o especialista quanto para o pediatra geral no cuidado a crianças e adolescentes que apresentem queixas referentes à cardiologia. São abordadas situações comuns do consultório geral, como síncope, sopro cardíaco, hipertensão arterial e febre reumática, assim como temas prevalentes e preocupantes no panorama atual, como a prevenção da doença aterosclerótica e as cardiopatias congênitas e adquiridas.

A parceria com a Editora Manole trouxe ainda mais avanços à publicação, com nova diagramação, índice remissivo e outros cuidados editoriais que facilitarão sobremaneira o leitor interessado em se atualizar. O conteúdo é apresentado de maneira agradável, com linguagem clara e organização de tópicos que permitem sua consulta fácil. Este é o terceiro volume revisado após cuidadoso trabalho dos autores, organizadores e editores, e a ideia é contemplar todos os volumes já lançados da Série SOPERJ com essa inovação. Essa conquista foi resultado da iniciativa e do olhar atento do Prof. Dr. Edson Liberal, Ex-Presidente da SOPERJ, cujo empenho permitiu que o projeto fosse aprimorado.

Agradecemos especialmente à Profa. Dra. Isabel Rey Madeira, Presidente da SOPERJ no triênio 2016-2018, que não mediu esforços para que a segunda edição da Série SOPERJ trouxesse atualizações precisas e com ainda mais qualidade científica. Aos membros do Comitê de Cardiologia da SOPERJ e autores dos capítulos, nosso muito obrigado pelo trabalho cuidadoso e dedicado. Também gostaríamos de mencionar a equipe da Editore Manole, que nos acompanhou com incentivo e profissionalismo exemplares.

Foi um prazer participar da construção coletiva desta obra, elaborada prioritariamente com foco na saúde integral de crianças e adolescentes, razão maior da nossa prática como pediatras. Esperamos que nossos colegas possam usufruir desta leitura e que estejamos unidos em prol da construção de uma pediatria fortalecida e reconhecida no esforço dedicado a cada etapa desta gratificante jornada.

Boa leitura!

Adriana Rocha Brito e Anna Tereza Miranda Soares de Moura
Organizadoras da Série SOPERJ

PREFÁCIO

A Cardiologia Pediátrica é uma especialidade clínica relativamente jovem, tendo surgido nos Estados Unidos na primeira metade do século XX. Desde então, evoluiu de forma impressionante com grande progresso nos métodos diagnósticos e na terapêutica das diferentes patologias.

O Comitê de Cardiologia da SOPERJ teve a oportunidade de elaborar um material que tem como desafio colaborar no cuidado e no atendimento de crianças e adolescentes cardiopatas, pois é cada vez mais comum que pediatras se deparem com esses pacientes, muitos dos quais já submetidos a algum tratamento clínico ou cirúrgico.

A Cardiologia Pediátrica requer uma equipe multiprofissional para o atendimento a seus pacientes e o pediatra desempenha papel fundamental nesse contexto. Assim, este livro tem como objetivo abordar as principais doenças cardíacas congênitas e adquiridas que acometem crianças e adolescentes, apresentando conteúdo atualizado para atender às necessidades cotidianas de especialistas e não especialistas.

Esperamos que a leitura desta obra seja agradável e útil a todos que procuram se informar a respeito desta especialidade tão instigante.

Boa leitura!

Talita Nolasco Loureiro e Anna Esther Araujo e Silva

SEÇÃO I

PRINCIPAIS QUEIXAS

1

SOPROS

Eliane Lucas
Flávia Gurgel
Talita Nolasco Loureiro

OBJETIVOS

✓ Definir sopros.
✓ Saber abordar inicialmente os sopros cardíacos.
✓ Saber avaliar clinicamente os principais sopros cardíacos.
✓ Caracterizar os sopros cardíacos.
✓ Saber quando encaminhar a criança com sopro ao especialista.

INTRODUÇÃO

Sopros cardíacos (SC) são ruídos produzidos pela passagem do fluxo de sangue através das estruturas do coração e dos vasos sanguíneos ou por *shunts* entre vasos ou cavidades cardíacas. Podem ser divididos em sopro inocente (SI), quando ocorre em um coração estrutural e funcionalmente normal; sopro funcional ou fisiológico se, embora na ausência de anomalia cardiovascular, existe uma alteração hemodinâmica que concorre para a alteração do fluxo sanguíneo (como as situações de anemia, hipertireoidismo, quadros febris e, em porcentagem significativa de crianças, após um esforço físico moderado a intenso); e sopro patológico, que decorre de anomalias estruturais do sistema cardiovascular.[1] O sopro é um dos principais motivos de encaminhamento para o cardiologista pediátrico.[2] A identificação e a avaliação das características são fundamentais para que o pediatra ou o médico de família defina a urgência do encaminhamento para a consulta especializada.

PREVALÊNCIA

As cardiopatias congênitas representam uma grande parcela das malformações, e vários estudos na literatura mostram a prevalência aproximada de 8 a 12/1.000 nascidos vivos. Salienta-se que, em algumas lesões cardíacas, a evidência do sopro ocorre somente após a queda da resistência vascular pulmonar nas primeiras semanas de vida, como a comunicação interventricular ou, ao contrário, lesões obstrutivas podem apresentar SC logo após o nascimento, como as estenoses das válvulas semilunares.

HISTÓRIA CLÍNICA

Deve-se sempre considerar as histórias gestacional e familiar que se associam à maior incidência de acometimento cardiovascular, assim como medicamentos como hidantoína, lítio, anfetaminas, progesterona e estrogênio, bem como o consumo de álcool e drogas. Pacientes com doenças genéticas, como as síndromes de Down, Edwards, Marfan, Turner e Noonan, e os distúrbios hereditários, como mucopolissacaridoses, distrofias musculares, neurofibromatose, esclerose tuberosa e anemia falciforme, devem ser submetidos à avaliação cardiovascular no momento da realização do diagnóstico.

AUSCULTA CARDÍACA

A primeira bulha (B1) (fechamento das valvas atrioventriculares no início da sístole ventricular) deve ser avaliada nos focos do ápice e a segunda bulha (B2) (fechamento das válvulas semilunares), nos focos da base. A detecção da terceira (B3) e da quarta bulhas (B4) (ritmo de galope) pode indicar descompensação cardíaca.

Outras alterações importantes na ausculta cardíaca são hiper ou hipofonese de bulhas, desdobramento fixo da 2ª bulha e ruídos acessórios, como cliques e estalidos.

CARACTERIZAÇÃO DOS SOPROS CARDÍACOS

Os sopros devem ser descritos quanto à intensidade (Tabela 1), localização, momento do ciclo cardíaco (sístole ou diástole), duração e irradiação para outras áreas do tórax.[2-4]

Tabela 1 Classificação do sopro segundo a intensidade

Grau I	Fracamente audível
Grau II	Suave, mas facilmente audível
Grau III	Intensidade moderada, mas sem frêmito
Grau IV	Intenso com frêmito
Grau V	Muito alto, sendo audível com apenas a borda do estetoscópio tocando o tórax
Grau VI	Tão alto que é audível com o estetoscópio afastado do tórax

Fonte: adaptada de Freedman e Levine.[4]

Sopros inocentes

São sopros que ocorrem na ausência de anormalidade anatômica e/ou funcional do sistema cardiovascular e resultam em padrão normal de fluxo sanguíneo através dos vasos e das cavidades cardíacas. Podem também ser chamados fisiológicos ou benignos, sendo identificados em aproximadamente 50% na infância e adolescência.[1]

Nesses casos, são pacientes assintomáticos e a identificação do SC foi um achado ocasional. Podem-se enumerar as seguintes características do SI: a maioria é sistólica, tem curta duração e baixa intensidade (Tabela 1) que se altera com a mudança da posição. Por ser de baixa intensidade nunca tem frêmitos. Outros ruídos acessórios, como estalidos, B3 ou B4, não estão presentes. São sopros restritos a uma localização, portanto sem irradiações.[2] Existe a exacerbação do SI nos estados hipercinéticos, como na anemia e nos quadros infecciosos. Os tipos mais frequentes de SI na criança são sopro vibratório de Still, ejeção pulmonar, ramos pulmonares, supraclavicular e zumbido venoso. A origem dos SI ainda é controversa.

O sopro de Still é o mais comum, podendo ser detectado em 75 a 85% das crianças entre 3 e 7 anos de idade. É bem audível na posição sentada, na borda esternal esquerda média. É protossistólico, ejetivo e de baixa intensidade. Geralmente diminui de intensidade com a manobra de Valsalva e na posição ereta. O diagnóstico diferencial deve ser feito com comunicação interventricular pequena, estenose pulmonar leve, cardiomiopatia hipertrófica e estenose subaórtica (Figura 1).

O sopro de ejeção pulmonar é geralmente protossistólico, ejetivo, de baixa intensidade, preferencialmente na borda esternal alta e mais bem audível na posição supina. É mais frequente em crianças, adolescentes e adultos jovens. Deve-se fazer diagnóstico diferencial com comunicação interatrial (CIA) e estenose pulmonar valvar (Figura 2).

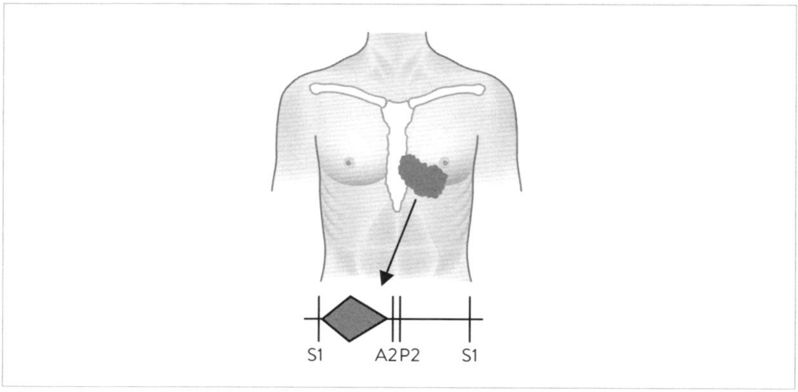

Figura 1 Sopro de Still.[5]

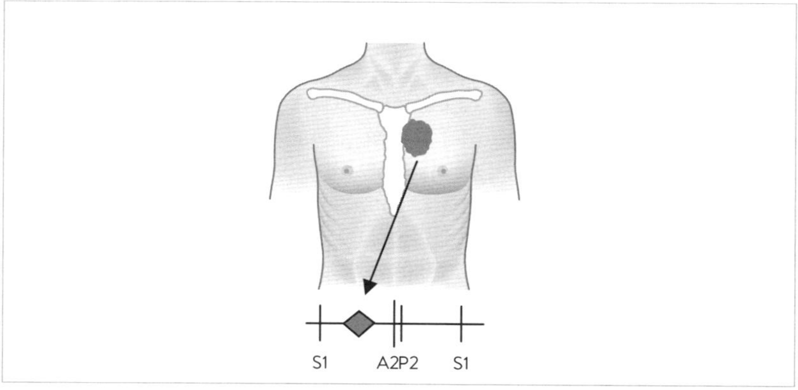

Figura 2 Sopro de ejeção pulmonar.[5]

O sopro carotídeo ou sistólico supraclavicular pode ser encontrado em qualquer faixa etária pediátrica, sendo bem audível nas regiões supraclaviculares ou unilateralmente no pescoço, sobre as artérias carótidas. Requer diagnóstico diferencial com estenose aórtica, valva aórtica bicúspide e estenose pulmonar (Figura 3).

O zumbido venoso é o único sopro inocente contínuo. Ocorre nas crianças de 3 a 6 anos de idade. Audível nas regiões supraclaviculares. Pode desaparecer ou modificar-se quando o paciente vira a cabeça para o lado oposto ao sopro ou após compressão digital sobre a veia jugular. Diagnóstico diferencial deve ser feito com fístula arteriovenosa cervical e persistência do canal arterial (Figura 4).

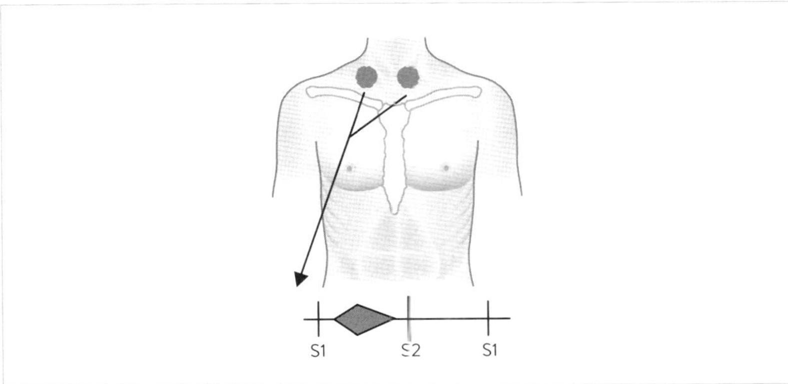

Figura 3 Sopro carotídeo.[5]

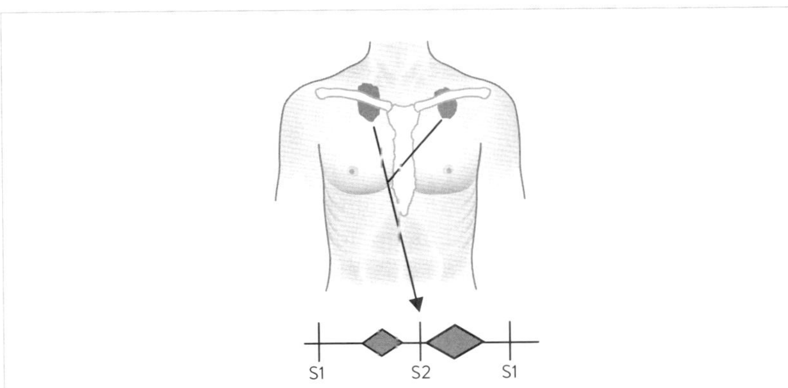

Figura 4 Zumbido venoso.[5]

O sopro de ramos pulmonares é bastante prevalente em recém-nascidos (RN), principalmente em prematuros e RN com baixo peso ao nascer. Origina-se da desproporção relativa entre o tronco pulmonar e os ramos, produzindo turbulência em função das angulações em ambas as origens. O sopro é sistólico tipo ejetivo, de baixa intensidade, audível na borda esternal esquerda superior e irradiado para ambos os lados do tórax, axilas e dorso. Ocorre o desaparecimento entre o 3º e o 6º mês, entretanto, se houver persistência do SC após essa fase, é indicativo de estenose patológica. É um diagnóstico que deve ser feito pelo cardiologista em razão da faixa etária acometida (Figura 5).

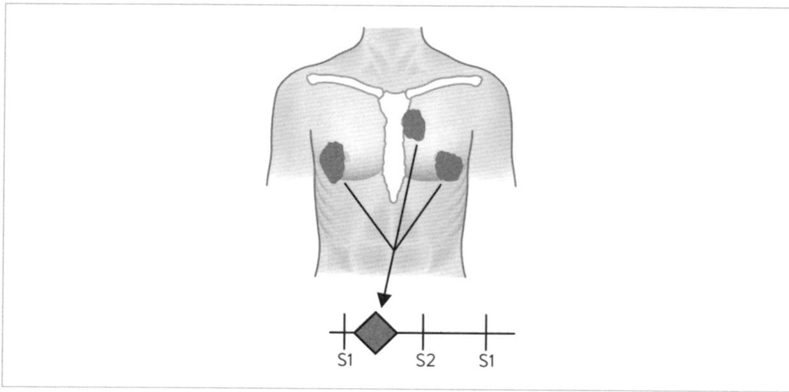

Figura 5 Sopro de ramos pulmonares.[5]

Sopros patológicos

São sopros cardíacos relacionados a defeitos estruturais[2] que podem ser congênitos ou adquiridos. As principais características são: a intensidade não se altera com a mudança de posição e os ruídos acessórios podem estar presentes (cliques, estalidos, B3 e B4). Os sopros patológicos (Tabela 2) geralmente têm alta intensidade, portanto, muitas vezes, o frêmito está presente. A ausculta não se restringe a apenas um local ou foco, sendo frequente ter irradiações. Nesses casos, o pediatra deve encaminhar sem demora o paciente ao especialista.

A realização de análise criteriosa de sopro patológico pode auxiliar na identificação da doença cardíaca. Os sopros sistólicos ejetivos possuem em geral um padrão em crescente e decrescente, poupando a 1ª e 2ª bulhas, que são audíveis. Geralmente são encontrados em lesões obstrutivas do ventrículo direito (VD) e esquerdo (VE). Os sopros sistólicos do tipo regurgitação possuem como característica a 1ª bulha abafada ou ausente e são sopros característicos das lesões de insuficiências das válvulas atrioventriculares.

Os sopros diastólicos podem ser proto, meso ou telediastólico, e quando ocupam toda a diástole são chamados holodiastólicos. São auscultados logo após a 2ª bulha e têm caráter aspirativo. Esse tipo de sopro sempre é patológico. Os sopros sistodiastólicos são mais raros, sendo audíveis em ambas as fases do ciclo cardíaco com a característica identificação da 2ª bulha (B2). Ao contrário, nos sopros contínuos não são observados intervalos entre a sístole e a diástole, nem identificada a B2. Classicamente é chamado "sopro em maquinária", pois aumenta de intensidade na fase meso-telessistólica.

Tabela 2 Tipos de sopros patológicos

Sistólico	Diastólico	Sistodiastólico	Contínuo
Ejetivo Origem VE Estenose aórtica • Valvar • Supravalvar • Subvalvar	Proto/holodiastólico Insuficiência aórtica Insuficiência pulmonar	*Truncus arteriosus* Agenesia pulmonar CIV associado à insuficiência aórtica	Canal arterial Fístulas arteriovenosas Janela aortopulmonar
Ejetivo Origem VD Estenose pulmonar • Valvar • Supravalvar • Infundibular • Estenose de ramos pumonares			
Regurgitação • Insuficiência tricúspide • Insuficiência mitral • Prolapso mitral	Mesodiastólico Estenose mitral		

Fonte: adaptada de Campos, Burns e Lopez.[6]

EXAMES COMPLEMENTARES

Uma vez que o diagnóstico de SI pode ser feito com base na própria história e no exame físico, desde que revelem as características de normalidade citadas, vários autores não apontam a necessidade de exames como eletrocardiograma, radiografia de tórax e ecocardiograma, uma vez que o diagnóstico de SI pode ser feito com base na própria história e no exame físico, desde que revelem as características de normalidade citadas.

A radiografia de tórax pode ser útil na avaliação da área cardíaca, considerando normal o índice cardiotorácico (ICT) ≤ 0,6 (ICT: relação entre o maior diâmetro transverso do coração e o maior diâmetro interno do tórax – Figura 6).

Alterações na silhueta cardíaca podem sugerir doenças: formato de bota sugere hipofluxo pulmonar (tetralogia de Fallot); forma de boneco de neve, drenagem anômala total de veias pulmonares; pedículo estreito com formato ovoide, transposição das grandes artérias; e marcas de erosão na borda inferior das costelas, coartação da aorta.

Algumas alterações, como duplo contorno cardíaco e elevação do brônquio-fonte esquerdo (sinal da bailarina), sugerem aumento do átrio esquerdo. A ponta do coração, quando se desvia para a esquerda e para baixo (mergulhando

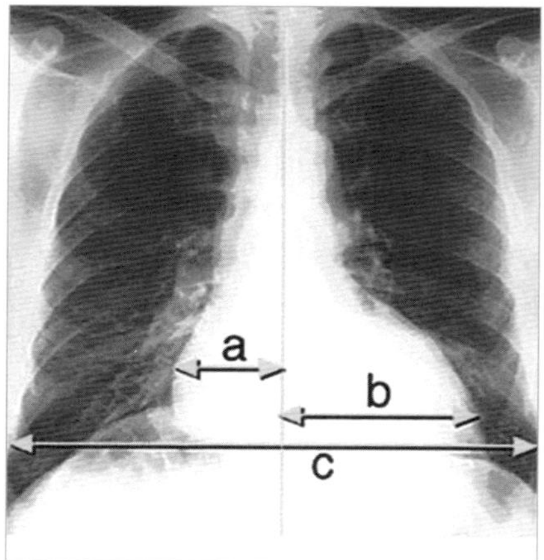

Figura 6 Índice cardiotorácico[5]: $ICT = \frac{a + b}{c} \times 10$

no diafragma), revela aumento do VE. O VD pode ser mais bem identificado no perfil, avaliando-se o espaço retroesternal.

ORIENTAÇÕES AOS PAIS

SC não é uma doença, e sim um sinal – um som que é audível durante uma consulta médica.

O SI em pediatria é uma condição benigna e as características clínicas são suficientes para diferenciação de uma condição potencialmente patológica.[7]

Algumas circunstâncias podem ocasionar alterações no fluxo sanguíneo, podendo causar turbulências. Essas condições são taquicardia, febre, anemia, hipertireoidismo, produzindo um sopro funcional. Esses são sopros benignos e não costumam ter outros sintomas.

Deve-se prestar atenção para alguns sinais e sintomas, como dificuldade de ganhar peso, respiração muito rápida, cansaço às mamadas, infecções respiratórias de repetição, sudorese excessiva, hipertensão arterial (principalmente em baixa idade) e diminuição da tolerância ao exercício, coração com ritmo acelerado (taquicardia) dores no peito, desmaios, fadiga, tontura, língua roxa, palpitações e dificuldades para respirar.

✓ CONCLUSÃO

Presença de sopro na infância e na adolescência é comum, sendo a maioria dos casos sopro inocente.

O sopro de Still é o sopro inocente mais prevalente.

Sopro patológico geralmente tem alta intensidade, podendo ser acompanhado de frêmito.

Os sopros diastólicos são sempre patológicos.

O ecocardiograma é o exame mais importante para diferenciar o sopro inocente do sopro patológico.

Devem-se sempre observar sinais clínicos que sugiram cardiopatia congênita e, nos casos positivos, encaminhar para avaliação por um especialista.

REFERÊNCIAS BIBLIOGRÁFICAS

1. Hoffman JE, Kaplan S. A incidência da doença cardíaca congênita. J Am Coll Cardiol. 2002;39(12):1890-900.
2. Frank JE, Jacob KM. Evaluation and management of heart murmurs in children. Am Fam Physician. 2011;85(7):793-800.
3. Park MK. Physical examination. In: Park's Pediatric Cardiology for Practitioners. 6.ed. Canadá: Elsevier; 2015.
4. Freedman AR, Levine AS. The clinical significance of systolic murmur. Ann Intern Med. 1933;6:1371.
5. Kobinger ME. Assessment of heart murmurs in childhood. J Pediatria. 2003;79(1):87-96.
6. Campos DJ, Burns DA, Lopez FA, editors. Tratado de Pediatria. Sociedade Brasileira de Pediatria. 3.ed. Barueri: Manole; 2014.
7. Oliveira R, Martins L, Andrade H, et al. Sopro cardíaco pediátrico: estudo de série de casos. Rev Port Med Geral Fam. 2013;(29):398-402.

2

DOR TORÁCICA

Márcia Fernanda da Costa Carvalho

OBJETIVOS

- ✓ Abordagem da etiologia da dor torácica.
- ✓ Investigação clínica da dor torácica.
- ✓ Diagnóstico diferencial da dor torácica.
- ✓ Tratamento da dor torácica.

INTRODUÇÃO

A dor torácica é a segunda causa de encaminhamento de crianças e adolescentes para o cardiologista pediátrico, depois do sopro cardíaco. Embora raramente esteja relacionada com problemas cardíacos nessa faixa etária, essa queixa gera extrema preocupação para os pais, o que faz com que o pediatra muitas vezes refira o paciente desnecessariamente ao especialista, submetendo-o a uma exaustiva rotina de exames.[1]

ETIOLOGIA

As causas mais comuns de dor torácica são as costocondrites e as afecções musculoesqueléticas, precipitadas por trauma ou estiramento muscular, as doenças respiratórias e, na maioria dos casos, não são encontradas causas orgânicas, quando então a dor é denominada idiopática, como se pode observar na Quadro 1.[1]

Quadro 1 Causas de dor torácica

Idiopática	10 a 45%
Costocondrite e musculoesqueléticas	10 a 40%
Respiratórias	15 a 20%
Psicogênicas	5 a 10%
Gastrointestinal	4 a 7%
Cardíacas	1 a 4%

Fonte: adaptada de Park.[2]

QUADRO CLÍNICO[1-3]

Dor idiopática

Apesar de extensa investigação clínica, não é encontrada uma causa para a dor torácica em 10 a 45% dos casos, principalmente naqueles com evolução crônica.

Causas não cardíacas de dor torácica

Costocondrite

A dor pode estar relacionada com atividade física ou infecção respiratória. Pode ser de leve a moderada, geralmente unilateral, piora com a movimentação e a respiração. Há dor à palpação da articulação condroesternal e condrocostal. A dor pode persistir por meses.

Musculoesquelética

Ocorre mais comumente por contusão na musculatura do dorso, peitoral e ombro após exercício ou trauma. Relaciona-se com a prática de esportes, lutas ou acidentes.

Respiratória

A dor é decorrente do uso excessivo da musculatura respiratória, como na asma e nas infecções respiratórias com tosse persistente. Irritação pleural causa dor à inspiração profunda, assim como pneumonia, derrame pleural e pneumotórax.

Gastrointestinal

Esofagite relaciona-se com dor retroesternal em queimação que piora em decúbito. A dor pode estar relacionada com aerofagia, constipação intestinal com distensão gasosa de alças intestinais e ingestão de corpo estranho por crianças pequenas. Assim, a anamnese é essencial para a elucidação diagnóstica.

Psicogênica

Mais comum em adolescentes. Frequentemente desencadeada por uma situação de estresse, como morte ou separação na família, fracasso escolar ou abuso sexual.

Outras causas orgânicas

- Mastalgia – crescimento de mamas em adolescentes (em ambos os sexos) pode causar dor na fase inicial.
- Pleurodinia – infecção por coxsackievírus, com episódios agudos de dor no tórax e no abdome.
- Infecção por herpes-zóster – inicialmente pode haver dor, sem aparecimento das lesões cutâneas.
- Embolia pulmonar – deve ser lembrada em meninas adolescentes que já usam contraceptivos orais ou fizeram abortos. Também em meninos adolescentes com trauma recente nos membros inferiores e crianças com hidrocefalia e derivação ventriculoatrial. Esses pacientes apresentam dor pleurítica, dispneia, febre, tosse e hemoptise.

Causas cardíacas

Geralmente relacionam-se com dor do tipo anginosa, em aperto, que é desencadeada por exercício, emoção, frio, excesso alimentar, localizada no precórdio ou na área subesternal, com irradiação para pescoço, mandíbula, braços, dorso ou abdome.

Cardiopatias congênitas

Algumas lesões obstrutivas graves, como estenose aórtica e estenose subaórtica, estenose pulmonar e doença obstrutiva vascular pulmonar, podem cursar com dor torácica pelo aumento da demanda miocárdica de oxigênio. Ao exame físico, o paciente apresenta sopro cardíaco que pode estar associado a frêmito. O eletrocardiograma (ECG) mostra hipertrofia ventricular e o ecocardiograma com Doppler elucida o diagnóstico.

Prolapso de valva mitral

Dor torácica tem sido relatada em até 20% dos pacientes. A dor é discreta, mais localizada na ponta, sem relação com atividade física ou emoção. Provavelmente resulta de isquemia endomiocárdica ou do músculo papilar. Pode haver também associação com taquiarritmias. No exame físico, ausculta-se um *click* mesossistólico, com ou sem sopro sistólico tardio. O eco-Dopplercardiograma é diagnóstico.

Cardiomiopatia

Cardiomiopatias hipertrófica e dilatada causam dor torácica por isquemia miocárdica ou por arritmias. Pode não haver alterações ao exame físico, mas o ECG e a radiografia de tórax estão alterados e o ecocardiograma com Doppler define o diagnóstico.

Doença coronariana

Causa rara na infância. Representada pela origem anômala de coronária (por exemplo: coronária esquerda se originando da artéria pulmonar), com sintomas precoces, no início da infância; fístulas de coronária; aneurismas ou estenoses de coronária como sequela de doença de Kawasaki ou insuficiência coronariana secundária à cirurgia cardíaca, com envolvimento de coronárias ou área vizinha. O exame físico pode ser normal ou apresentar sopro de regurgitação ou contínuo (fístulas). O ECG pode evidenciar supradesnivelamento do segmento ST por isquemia miocárdica. O ecocardiograma com Doppler pode ser muito esclarecedor, porém, muitas vezes, necessita-se do exame hemodinâmico para melhor definição diagnóstica.

Uso de cocaína

Deve ser suspeitado em adolescentes com agitação psicomotora. A cocaína bloqueia a recaptação de catecolaminas no sistema nervoso central (SNC) e nervos periféricos, aumentando o nível circulante de catecolaminas que causam vasoconstrição coronariana e aumentam a frequência cardíaca e pressão arterial, com consequente aumento do consumo miocárdico de oxigênio e anormalidades elétricas miocárdicas. Como resultado final, o usuário da droga pode apresentar dor anginosa, arritmias, infarto ou morte súbita.

Aneurisma ou dissecção aórtica

Causa rara em crianças. Os pacientes de risco são os portadores de síndromes genéticas: Marfan, Turner e Noonan.

Pericardite

Pode ocorrer por infecção viral, bacteriana ou doença reumatológica. A anamnese é importante, com investigação de quadro febril e sintomas associados. A dor é aguda, piora com a posição deitada, melhora com a posição sentada e reclinada para a frente ("prece maometana"). O ECG demonstra baixa voltagem e distúrbios de repolarização e a radiografia de tórax, cardiomegalia. Diagnóstico de derrame pericárdico pode ser feito pelo ecocardiograma.

Arritmias

Principalmente a taquicardia incessante pode causar isquemia miocárdica resultando em dor torácica. Mesmo sem isquemia, crianças pequenas podem considerar o desconforto causado pela palpitação como dor torácica. Quando o ECG basal não for esclarecedor, pode-se solicitar um Holter (ECG de 24 ou 48 horas) para melhor definição diagnóstica.

DIAGNÓSTICO

O diagnóstico baseia-se na boa anamnese direcionada para as três principais causas de dor torácica na população pediátrica (costocondrite, musculoesquelética e respiratória).

Deve-se questionar tipo de dor, sintomas associados (febre, tosse, síncope, zumbido, palpitação), fatores precipitantes, localização da dor (pedir à criança para apontar o local da dor), irradiação da dor, fatores agravantes, frequência e duração da dor, traumas ou exercícios, uso de medicamentos ou tratamentos realizados. A história patológica pregressa também é importante, como relato de cirurgia cardíaca, asma, infecção, uso de contraceptivos, morte recente ou cardiopatia na família, uso de cocaína ou outras drogas.

O exame físico deve ser minucioso, especialmente do tórax, com inspeção à procura de assimetria, evidências de traumatismo e palpação de articulações condroesternal e condrocostal para pesquisa de sensibilidade. À ausculta, devem-se pesquisar arritmias, sopros, atritos, sibilos e demais anormalidades.

Em alguns casos, quando não se consegue uma definição diagnóstica com a anamnese e o exame físico, para descartar causas cardíacas, pode-se solicitar radiografia de tórax e ECG para avaliação da área cardíaca, vascularização pulmonar e ritmo cardíaco.[4,5]

Na Figura 1, encontra-se um fluxograma que orienta a conduta do médico ao atender um paciente com queixa de dor torácica.

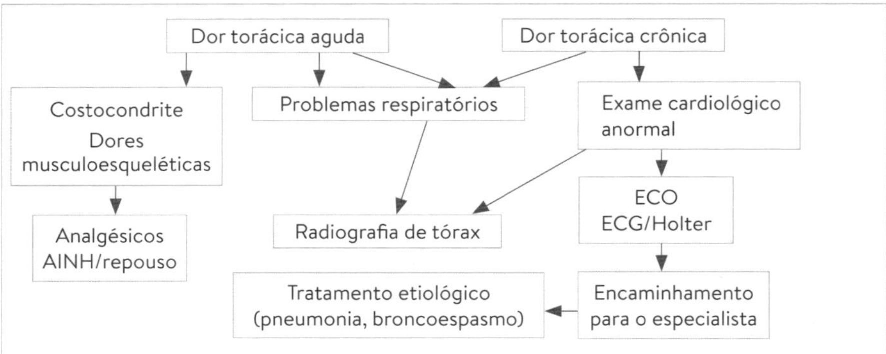

Figura 1 Fluxograma para conduta na investigação da dor torácica.

Quando não são encontradas anormalidades aos exames solicitados, fica-se com o diagnóstico de dor idiopática ou psicogênica. O médico deve tranquilizar a família, explicando o caráter benigno do quadro.

As indicações para encaminhamento ao especialista são limitadas e apresentadas no Quadro 2.

Quadro 2 Indicações para encaminhamento ao cardiopediatra[2]

Dor anginosa com exame cardiológico anormal (exame físico, radiografia de tórax ou ECG)
História familiar de cardiomiopatia hipertrófica, síndrome do QT longo ou outra doença cardíaca hereditária
Família muito ansiosa e paciente com dor crônica e recorrente

TRATAMENTO

O tratamento é direcionado à causa. Quando há costocondrite e lesão musculoesquelética, utilizam-se analgésicos e anti-inflamatórios não hormonais. Para as causas respiratórias, trata-se o broncoespasmo e os quadros infecciosos. O tratamento das causas cardíacas depende da doença de base, podendo ser medicamentoso (antiarrítmicos) ou cirúrgico.

DESAFIOS ATUAIS

O desafio sempre atual na abordagem da dor torácica é a identificação correta do pequeno grupo de portadores de etiologias potencialmente graves que necessitam de tratamento específico e imediato e a maioria que se apresenta com causas benignas de precordialgia.

ORIENTAÇÕES AOS PAIS

- A dor torácica geralmente é de natureza benigna, sendo raramente de origem cardiovascular.
- Os portadores de asma, síndrome de Marfan, com história de trauma recente ou presença de febre, devem procurar atendimento imediato com o pediatra.
- Pacientes com alterações como dor associada à atividade física, palpitações ou desmaios e história familiar positiva para cardiomiopatias ou morte súbita, passado de doença de Kawasaki ou cirurgia cardíaca devem ser submetidos à avaliação do cardiologista pediátrico.
- O mais importante é sempre manter a calma.

✓ CONCLUSÃO

A dor torácica na população pediátrica raramente relaciona-se com problemas cardíacos.

De 25 a 60% dos casos são causados por costocondrite, problemas musculoesqueléticos e respiratórios.

As causas cardiovasculares de dor torácica em crianças e adolescentes representam 1 a 4% dos casos. As principais são cardiopatias congênitas obstrutivas graves, prolapso de valva mitral, cardiomiopatia, anomalias congênitas de coronárias, aneurisma e estenose de coronária por sequela de doença de Kawasaki e uso de cocaína.

O tratamento é específico para a causa da dor torácica.

REFERÊNCIAS BIBLIOGRÁFICAS

1. Brenner JI, Ringel RE, Berman MA. Cardiologic perspectives of chest pain in childhood: a referral problem? To whom? The Pediatric Clinics of North America –Pediatric Cardiology-. Philadelphia: W. B. Saunders; 1984.
2. Park MK. Pediatric Cardiology. In: Child with Chest Pain. 4.ed. St. Louis: Mosby; 2002.
3. Bernstein D. The Cardiovascular System. In: Behrman RE, Kliegman RM, Arnn AM, editors. Nelson's Textbook of Pediatrics.15.ed. Philadelphia: W. B. Saunders; 1996.
4. Duster MC. Chest Pain. In: Garson A, Bricker JT, Fisher DJ, Neish SR, editors. The Science and Practice of Pediatric Cardiology. 2.ed. Baltimore: Williams & Wilkins; 1998.
5. Saleeb SF, Li WY, Warren SZ, Lock JE. Effectiveness of screening for life-threatening chest pain in children. Pediatrics. 2011;128(5)e1062-8.

3

SÍNCOPE

Anna Esther Araujo e Silva
Maria de Fátima Monteiro P. Leite

OBJETIVOS

- ✓ Definir síncope.
- ✓ Diferenciar entre síncope e pré-síncope.
- ✓ Diagnosticar os principais tipos de síncope na infância.
- ✓ Saber quais tipos de síncope devem ser encaminhados ao especialista e a qual especialista.
- ✓ Orientar as medidas iniciais de tratamento da síncope.

INTRODUÇÃO

Síncope é definida como a perda súbita e transitória da consciência e do tônus postural, secundários à diminuição da perfusão cerebral, seguida de completa e rápida recuperação.[1] Embora possa acontecer sem aviso prévio, a maioria dos casos de síncope é precedida por pródromos que duram 1 a 2 segundos. Náusea, desconforto epigástrico, visão embaçada ou escotomas cintilantes, palidez e palpitação são os pródromos mais comuns.[1] A duração do episódio é usualmente breve (não mais do que 20 segundos) e a recuperação é rápida e espontânea, sem deixar sequelas. A síncope não deve ser confundida com convulsão ou epilepsia, em que há desordem elétrica do cérebro. Importante diferenciar a síncope da pré-síncope, que é apenas a sensação de desmaio, que pode apresentar perda do tônus postural, mas sem perda de consciência, e da convulsão, que é um distúrbio transitório da função cerebral causada por descargas neuronais paroxísticas anormais.

Acredita-se que pelo menos 15% das crianças e adolescentes experimentam pelo menos 1 episódio de síncope até os 18 anos de idade.[2]

FISIOPATOLOGIA

A fisiopatologia da síncope parece seguir uma via comum entre os vários estímulos desencadeantes. Em linhas gerais, há comprometimento da perfusão cerebral em decorrência da redução do débito cardíaco secundária a alterações vasomotoras, arritmia cardíaca primária ou comprometimento do tônus vascular cerebral.

TIPOS DE SÍNCOPE

Síncope neurocardiogênica

Também conhecida como vasovagal, neurocardiogênica, neuralmente mediada, reflexa e desmaio comum, é o tipo mais comum de síncope em crianças de outro modo sadias. Esse tipo de síncope faz parte de um grupo heterogêneo de desordens autonômicas que podem levar à hipotensão, à intolerância ortostática e, por último, à síncope. Embora não ameace a vida, pode ser incapacitante.

Uma situação típica é aquela em que a criança está em posição ereta, tanto sentada quanto em pé, e surgem tontura, náusea e palidez antes da perda de consciência e tônus muscular. O acúmulo de sangue nos membros inferiores, quando se assume a posição em pé ou sentada, resulta em redução do retorno venoso para o coração. Isso leva à redução do débito cardíaco e da pressão arterial, que são sentidos por barorreceptores localizados no arco aórtico e seio carotídeo, com consequente aumento das catecolaminas e contração vigorosa de um ventrículo "esvaziado". Há, então, ativação de fibras não mielinizadas encontradas nos átrios, ventrículos e artéria pulmonar. Essas fibras projetam-se centralmente para o núcleo dorsal do vago no bulbo. Em resposta a esse impulso aferente, existe a subtração do tônus simpático periférico e aumento do tônus vagal. Logo no início do quadro há palidez, sudorese e taquicardia, seguidas de bradicardia, hipotensão e perda de consciência.[3]

Diversos outros estímulos ou situações bem descritos podem provocar esse tipo de síncope. Pode ser desencadeada por manutenção prolongada da posição ortostática, episódios de perda de fôlego, tosse, deglutição, micção, defecação ou compressão do seio carotídeo.[4]

Episódios de perda de fôlego são comuns e assustadores, representando um mecanismo comum de síncope em crianças com menos de 6 anos. Tipicamente as crianças são sobressaltadas ou agitadas, e um período de choro termina com uma expiração prolongada, cianose visível e colapso. Os episódios geram ansiedade intensa nos pais, que é amplificada quando a monitoração demonstra que o episódio é acompanhado, com frequência, de assistolia por 15 a 30 segundos. No entanto, a maioria dos estudos mostra que não há sequela neurológica permanente.[5]

A bradicardia vagal reflexa foi descrita em associação aos atos de pentear os cabelos, deglutir e espreguiçar-se, manobras ortodônticas, anomalias da coluna cervical e traumatismo dentário.

A síncope pós-tosse provavelmente está associada à manutenção da pressão intratorácica alta, diminuição do retorno venoso e, subsequentemente, do débito cardíaco. Tem habitualmente um histórico familiar positivo, que deve ser sempre investigado

Síncope cardíaca

Na infância e na adolescência, causas cardíacas de síncope são raras. Entretanto, embora incomuns, podem predizer morte cardíaca súbita. A síncope sem alerta ou durante o exercício indica uma causa cardíaca primária (doença estrutural ou arritmia), com morbimortalidade potencialmente bem mais elevada. As arritmias tendem a ser a causa mais comum de síncope cardíaca.[4,6]

A taquicardia supraventricular e o bloqueio atrioventricular são as causas frequentes de síncope cardíaca e podem ser primárias ou resultar de medicamentos, drogas ilícitas ou cirurgia cardíaca.[1]

As arritmias por bloqueio atrioventricular (BAV) congênito ou adquirido (especialmente pós-operatório), que causam síncope, encerram altas taxas de mortalidade. Uma das causas mais comuns de BAV congênito é a síndrome de lúpus neonatal, associada à presença de anticorpos anti-Ro maternos. O BAV adquirido geralmente está associado à doença de Lyme, e quando evoluem para BAV completo ou total pode exigir o uso definitivo de marca-passo para manter o débito cardíaco.[7]

A síncope que acontece após ruído alto, medo ou estresse emocional extremo sugere a possibilidade de síndrome do QT longo (Figura 1), caracterizada eletrocardiograficamente por um intervalo QT prolongado (QTc > 460 ms) e arritmias ventriculares polimórficas (*torsades de pointes*).[8]

A síndrome do QT longo divide-se nas formas idiopática (congênita) e adquirida. A forma idiopática é uma alteração familiar, que pode ser acompanhada de surdez neurossensorial (síndrome de Jervell e Lange-Nielsen, herança autossômica recessiva) ou em pessoas com audição normal (síndrome de Romano-Ward, herança autossômica dominante). A forma não familiar em pessoas com audição normal é chamada forma esporádica. A forma adquirida é aquela que possui intervalo QT longo induzido por diferentes fármacos (quinidina, procainamida, amiodarona, fenotiazinas, antidepressivos tricíclicos e outras), distúrbios metabólicos (hipocalemia, hipomagnesemia), distúrbios nutricionais (anorexia, dieta líquida), lesões do sistema nervoso central, bradicardia grave, prolapso da valva mitral e ganglionite cardíaca.[2]

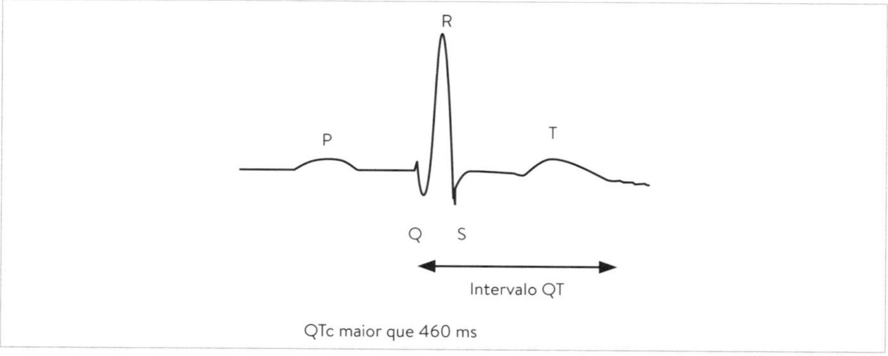

Figura 1 Intervalo QT.

Síncope e pré-síncope são sintomas comumente associados à cardiomiopatia hipertrófica, precipitadas por um fenômeno de baixo débito cardíaco súbito que costuma ocorrer durante o esforço físico. Especialmente nas crianças e adolescentes, esses sintomas são fatores premonitórios de morte súbita. A síncope da estenose aórtica normalmente é desencadeada pelo esforço físico, e este sintoma associa-se à morte súbita em 8 a 34% dos casos.[4]

Os episódios de síncope cardíaca podem ser acompanhados de atividade convulsiva tônica ou clônica breve, conhecida como síndrome de Stokes-Adams. A atividade convulsiva ocorre 10 a 20 segundos após o início da assistolia e geralmente é de curta duração, sem fase pós-ictal subsequente. Não é de surpreender que crianças com síncope cardíaca sejam atendidas por neurologistas antes dos cardiologistas.[9]

Síncope de causa não cardíaca

Desordens metabólicas, psicológicas, neurológicas e hipóxia podem causar síncope em crianças e adolescentes.

A hipoglicemia sempre é incluída como causa possível de síncope, mas é raríssima em crianças e adolescentes, exceto em pacientes com diabetes insulino-dependente e com outras doenças metabólicas.[10] Contudo, a história do evento geralmente sugere o diagnóstico. O início é gradual e o paciente permanece hemodinamicamente estável.

Pacientes com história de ataque de pânico ou personalidade histriônica podem desenvolver síncope secundária à hiperventilação. A história do episódio é crucial, e testemunhas são especialmente importantes nesses casos.

DIAGNÓSTICO E INVESTIGAÇÃO

Na maioria das vezes, a investigação de síncope na criança é normal e a chave para o diagnóstico é uma história detalhada, sempre que possível obtida com alguém que tenha presenciado o episódio. Quando uma história cuidadosa é realizada, torna-se frequentemente possível classificar o tipo de síncope que o paciente apresenta (Tabela 1). Os principais dados a serem investigados na história estão no Quadro 1. Além desses, o uso de drogas ilícitas deve ser sistematicamente investigado. Deve-se também estar atento à presença de sinais de alerta na história que orientem para uma causa mais séria de síncope, com risco de morte súbita. História familiar de morte súbita em pessoas jovens sugere a possibilidade de síndrome do QT longo, cardiomiopatia hipertrófica e síndrome de Marfan.[11]

Tabela 1 Principais diagnósticos diferenciais de síncope[4]

Diagnóstico	História	Sintomas	Descrição	Duração	Após	Recorrência
Neurocadiogênica/outras vagais						
Vasodepressora	Em repouso, postura ereta	Palidez, náuseas, alterações visuais	Breve convulsão	< 1 min	Palidez residual, calor, sudorese, pode recorrer se permanecer em pé	Comum
Vasovagal	Picada de agulha Visão de sangue	Palidez, náuseas	Breve, convulsões raras	< 1 min	Palidez residual, calor, sudorese, pode recorrer se permanecer em pé	Situacional
Miccional	Após micção	Palidez, náuseas	Breve convulsão	< 1 min	Fadiga ou basal em todos	Sim em todos os casos
Pós-tosse (deglutição)	Tosse paroxística	Tosse	Início abrupto	< 5 min		
Compressão de seio carotídeo	Colarinho apertado Giro de cabeça	Vago, alterações visuais	Início súbito Palidez	< 5 min		

(continua)

Tabela 1 Principais diagnósticos diferenciais de síncope[4] (*continuação*)

Diagnóstico	História	Sintomas	Descrição	Duração	Após	Recorrência
Metabólica						
Hipoglicemia	Jejum, uso de insulina	Fome gradual, fraqueza, sudorese	Palidez, sudorese PDC rara	Variável	Aliviada apenas por alimentação	Sim, frequência depende da causa da hipoglicemia
Neuropsiquiátrica						
Hiperventilação	Ansiedade	Dispneia, medo, claustrofobia	Agitado, hiperpneia	< 5 min	Fadiga ou basal	Sim em todos os casos
Enxaqueca com síncope	Cefaleia	Aura, enxaqueca	Palidez	< 10 min	Cefaleia com frequência occipital	
Distúrbio convulsivo	Qualquer momento	± aura	Convulsão, incontinência	Variável	Letargia pós-ictal com ou sem convulsão	
Histeria	Há sempre uma "plateia"	Sofrimento psicológico	Desfalecimento delicado e gracioso	Variável	Basal normal	Sim em todos os casos
Perda de fôlego	Agitação ou lesão	Choro	Cianose, convulsão	< 10 min	Fadiga, palidez residual	
Cardíaca						
Obstrução do TSVE	Exercício	Dor torácica	Abruptos, após esforço, palidez	Qualquer	Fadiga, palidez, duração residual e sudorese	Sim em todos os casos
Hipertensão pulmonar	Qualquer momento, especialmente ao exercício	Dispneia, palpitações	Cianose e palidez	Qualquer	Fadiga e cianose	
Miocardite	Pós-viral, após esforço	Dispneia, dor torácica, palpitações	Palidez	Qualquer	Fadiga	
Tumores ou massa	Em decúbito, paroxística	Dispneia, ± dor torácica	Palidez	Qualquer	Basal	
Artéria coronária	Ao exercício	Dispneia, + dor torácica	Palidez	Qualquer	Fadiga ou dor torácica	

(*continua*)

Tabela 1 Principais diagnósticos diferenciais de síncope[4] (*continuação*)

Diagnóstico	História	Sintomas	Descrição	Duração	Após	Recorrência
Cardíaca						
Arritmia	Qualquer momento	Palpitações + dor torácica + dispneia	Palidez	Qualquer duração, em geral < 10 min	Fadiga e basal	Sim em todos os casos

PDC: perda da consciência; TSVE: trato de saída do ventrículo esquerdo; ± = com ou sem.

Quadro 1 Dados importantes na coleta da anamnese[4]

Perguntas sobre as circunstâncias antes da síncope
- Posição (supina, sentado, em pé)
- Atividade (em repouso, mudança de postura, durante ou após exercício, durante ou imediatamente após urinar, defecar, tossir ou engolir)
- Fatores predisponentes (multidão, lugares quentes, em pé por tempo prolongado, pós-prandial) e fatores precipitantes (medo, dor intensa, movimento do pescoço)

Perguntas sobre o início do episódio
- Náuseas, vômito, desconforto abdominal, sensação de frio, suor, aura, dor no pescoço ou ombros, visão embaçada

Perguntas sobre o episódio (testemunha)
- Tipo de queda (perda total do tônus, queda sobre os joelhos), cor da pele (palidez, cianose, *flushing*), duração da perda de consciência, padrão respiratório (roncos), movimentos (tônicos, clônicos, tônico-clônico ou mioclônico mínimo, automatismo) e a duração, início dos movimentos em relação à queda, mordida de língua

Perguntas sobre o final do episódio
- Náuseas, vômito, sudorese, sensação de frio, confusão mental, mialgia, cor da pele, ferimentos, dor no peito, palpitações, incontinência urinária e fecal

Perguntas a respeito da história pregressa
- História familiar de morte súbita, doenças cardíacas arrítmicas congênitas, desmaios
- Doença cardiológica prévia
- História neurológica (Parkinson, epilepsia, narcolepsia)
- Distúrbios metabólicos (diabetes etc.)
- Medicação (anti-hipertensivos, antianginosos, agentes antidepressivos, antiarrítmicos, diuréticos e agentes prolongados do QT)
- No caso de síncopes recorrentes: coletar informações desde o primeiro episódio e o número de acessos

Exame físico

Apesar de a maioria dos pacientes com síncope apresentar exame físico normal, alguns mostram alterações neurológicas ou cardiovasculares, como sopros, principalmente os do trato de saída do ventrículo esquerdo com irradiação para o pescoço, que assinalam a possibilidade de lesões obstrutivas como a estenose aórtica. Arritmias cardíacas também devem ser pesquisadas durante a ausculta cardíaca.[12]

Exames laboratoriais

A realização de eletrocardiograma (ECG) de 12 derivações é fundamental, principalmente para excluir a síndrome do QT longo.[8] A avaliação dos intervalos PR, QRS, QT e QTc também reflete outras anormalidades da condução ou eletrolítica subjacente. Além disso, alterações do ritmo (bradicardia, ritmos não sinusais) e hipertrofia podem ser diagnosticadas. O ECG permite, portanto, a triagem para arritmias, bloqueio atrioventricular, síndrome do QT longo, cardiomiopatia hipertrófica e miocardite. O ecocardiograma bidimensional com Doppler e fluxo em cores é indicado para pacientes com história familiar de morte súbita e especialmente para aqueles com alterações ao exame físico. Para pacientes com palpitação, pode-se utilizar Holter 24 horas, porém, muitas vezes, os sintomas não ocorrem no período de avaliação de 24 a 48 horas, neste caso, o monitor de eventos com gravação em espiral permite um período prolongado de avaliação. Quando a síncope está associada ao exercício, deve-se obter teste ergométrico com monitoração plena do ECG e pressão arterial. Indivíduos com episódios graves e frequentes ou naqueles em que a história não é totalmente elucidativa, o exame de mesa inclinada (*tilt test*) é provavelmente o mais elucidativo.[1-3]

TRATAMENTO

Deve ser direcionado à causa da síncope.[2] Arritmias cardíacas primárias que se manifestam com síncope podem ser tratadas com medicação, desfibrilação ou eletrocardioversão agudamente. Após o evento agudo, o paciente dever ser medicado com antiarrítmicos e, se necessário, submetido à terapia de ablação por radiofrequência por cateterismo cardíaco.

Nos casos de síncope de origem neurocardiogênica, na fase aguda, deve-se manter o paciente em decúbito até que esteja totalmente recuperado e, aos poucos, retorná-lo à posição ereta. Fora das crises, geralmente medidas não farmacológicas, como mudanças comportamentais, são suficientes para o controle dos episódios: hidratação vigorosa, uso de meia elástica, treinamento postural passivo, ingestão de sal, entre outros. Recomenda-se ao paciente que beba líquido o bastante para manter a urina sempre com aspecto claro e evite bebidas com cafeína. A ingestão diária de sal deve ser ao menos normal, evitando-se dietas hipossódicas.[2] A terapia medicamentosa deve ser instituída somente quando houver falha nas medidas descritas. Em geral, são utilizados betabloqueadores (atenolol e metoprolol), mineralocorticoides e alfa-agonistas (pseudoepinefrina ou efedrina + teofilina).[2] Em pacientes com síncope refratária, o uso de agonistas de serotonina também é descrito.[12] Nos casos muito graves, em que ocorre assistolia por tempo prolongado, o marca-passo também pode ser recomendado.[2,12]

Para pacientes com perda do fôlego, o tratamento deve incluir a suplementação de ferro, que parece ser eficaz inclusive para os que não apresentam anemia.[13]

ORIENTAÇÕES AOS PAIS

A etiologia mais comum da síncope na infância e na adolescência é a neurocardiogênica, que é benigna e raramente precisa de tratamento. Na presença de síncope recorrente ou perda do choro, os pais devem ser orientados quanto à benignidade do quadro e a manter a criança deitada, se possível, com as pernas elevadas acima do tronco e não tentar levantá-la rapidamente, pelo risco de recorrência. Medidas de prevenção também devem ser disponibilizadas, como evitar longos períodos em pé, principalmente em dias muito quentes. Manter hidratação e alimentação adequadas.

✓ CONCLUSÃO

A síncope não é um evento raro na infância e na adolescência. Na maioria das vezes é benigna e uma boa história e exame físico são capazes de diagnosticar a maioria das causas. No entanto, como algumas causas cardíacas graves podem se manifestar como síncope, um ECG está indicado na avaliação inicial. Devem ser tomados como alertas de gravidade a ocorrência de síncope durante ou logo após a atividade física, à ausência de sinais premonitórios.

REFERÊNCIAS BIBLIOGRÁFICAS

1. Moodley M. Clinical approachto syncopein children. Semin Pediatr Neurol. 2013;20(1): 12-7.
2. Kanjwal K, Calkins H. Syncope in children and adolescents. Cardiol Clin. 2015;33(3): 397-409.
3. Krongrad E. Syncope and sudden death. In: Emmanouilides GC, Allen HD, Riemenschneider TA, Gutgesell HP, editors. Heart Disease in Infants, Children, and Adolescents: Including the Fetus and Young Adults. Baltimore: Williams & Wilkins. 1995.
4. Chicralla PC, Guedes CQ, Carvalho Jr M, Silva EJC, Leite MFMP. Síncope no paciente pediátrico. Rev Ped Soperj. 2005;6(1);4-9.
5. Calik M, Sen Dokumaci D, Sarikaya S, Demir M, Isik I, Kazanasmaz H, et al. Brain metabolite values in children with breath-holding spells. Neuropsychiatr Dis Treat. 2017;13: 1655-60.

6. Ikiz MA, Çetin II, Ekici F, Güven A, Degerliyurt A, Köse G. Pediatric syncope is detailed medical history the key point for differential diagnosis? Pediatr Emer Care. 2014;30(5): 331-4.
7. Baruteau AE, Perry JC, Sanatani S, Horie M, Dubin AM. Evaluation and management of bradycardia in neonates and children. Eur J Pediatr. 2016;175(2):151-61.
8. McLeod KA. Dizziness and syncope in adolescence. Heart. 2001;86(3):350-4.
9. Sigurd B, Sandoe E. Management of Stokes-Adams Syndrome. Cardiology. 1990;77(3): 195-208.
10. Service FJ. Hypoglycemic disorders. N Engl J Med. 1995;332(17):1144-52.
11. Dalal A, Czosek RJ, Kovach J, von Alvensleben JC, Valdes S, Etheridge SP, et al. Clinical presentation of pediatric patients at risk for sudden cardiac arrest. J Pediatr. 2016;177:191-6.
12. Kenny RA, McNicholas T. The management of vasovagal syncope. QJM. 2016;109(12): 767-73.
13. Jain R, Omanakuttan D, Singh A, Jajoo M. Effect of iron supplementation in children with breath holding spells. J Paediatr Child Health. 2017;53(8):749-53.

SEÇÃO II

SÍNDROMES CARDIOVASCULARES

4

INSUFICIÊNCIA CARDÍACA

Aurea Lúcia Alves de Azevedo Grippa de Souza
Talita Nolasco Loureiro

OBJETIVOS

- ✓ Conceituar e caracterizar a síndrome clínica.
- ✓ Conhecer as principais etiologias de acordo com as faixas etárias.
- ✓ Entender os mecanismos fisiopatológicos implicados.
- ✓ Sistematizar o diagnóstico etiológico.
- ✓ Correlacionar a terapêutica à etiologia.
- ✓ Discriminar as principais drogas e aplicações.

INTRODUÇÃO

A insuficiência cardíaca (IC) é uma síndrome clínica de elevada morbimortalidade em qualquer faixa etária. A despeito do pequeno número de pacientes pediátricos acometidos, apresenta grande importância em razão dos diferentes mecanismos fisiopatológicos, à terapêutica atual que gera maior sobrevida determinando um maior número de adultos para tratamento e ao elevado custo em saúde. Até 2030, mais de 8 milhões de pessoas nos Estados Unidos (1 em cada 33) terão IC, e as estimativas de custo projetadas para o tratamento são de 160 bilhões de dólares em custos diretos, conforme previsto pela American Heart Association (AHA).[1]

Embora não haja dados atualizados sobre o custo da atenção pediátrica em IC, é relatado no banco de dados de internação do Health Care Cost and Project Project Kids que, de 2000 a 2009, houve aumento de quase 2 vezes encargos de hospitalização por IC pediátrica.[2] Definir, caracterizar e tratar adequadamente as doenças de base que levam a essa síndrome constituem objetivos principais para minimizar as complicações e melhorar a qualidade de vida desses indivíduos.

CONCEITO

Pode-se conceituar a IC como uma síndrome clínica complexa resultante da desordem cardíaca estrutural ou funcional que implica incapacidade de o sistema cardiovascular atender às necessidades metabólicas do organismo. De acordo com a força-tarefa da American College of Cardiology (ACC)/AHA sobre Diretrizes de prática publicadas em 2005, o termo insuficiência cardíaca é preferível ao termo mais antigo insuficiência cardíaca congestiva.[3]

ASPECTOS EPIDEMIOLÓGICOS

A etiologia da IC em crianças desempenha um papel fundamental no curso clínico e no desfecho. As duas causas mais comuns de IC pediátrica são cardiopatias (congênitas e adquirida) e cardiomiopatias.[4] Na população pediátrica, a febre reumática foi a causa mais comum de IC em crianças nos EUA, na década de 1950, e continua sendo uma causa comum de IC pediátrica em países em desenvolvimento.[4]

A verdadeira incidência global e a prevalência de IC em crianças são difíceis de estimar pela falta de definição padrão usada para IC. O fenótipo da IC também difere em cardiopatias congênitas (CHD) e cardiomiopatias. A incidência relatada de IC em crianças é de 0,97 a 7,4 por 100.000.[5] O número de crianças com IC crônica é difícil de determinar, em parte pela natureza diversificada de doenças que podem levar à IC. Há muitos pacientes com risco de IC em razão de vários distúrbios, incluindo doença cardíaca congênita, miocardite, cardiomiopatia, distúrbios metabólicos e efeitos de medicamentos (p. ex., antraciclinas). No entanto, nem todos os pacientes com risco desenvolvem IC.[6] Claramente, mais estudos são necessários para entender a incidência mundial e a prevalência de IC para entender a verdadeira carga da doença e o impacto na sociedade.[1]

FISIOPATOLOGIA[1,7-9]

Apesar da diversidade de causas pediátricas, podem ser resumidas em 5 mecanismos básicos:

1. Cardiopatias congênitas obstrutivas ou com *shunts* que levam à sobrecarga volumétrica na presença ou na ausência de cianose e/ou sobrecarga pressóri-

ca (comunicação interventricular, persistência do canal arterial, coarctação da aorta, atresia tricúspide).
2. Valvopatias adquiridas (insuficiência ou estenose mitral, insuficiência ou estenose aórtica).
3. Cardiomiopatias congênitas ou adquiridas (cardiomiopatia hipertrófica familiar, erros inatos do metabolismo, distrofias musculares, miocardites infecciosas, doença de Kawasaki e toxicidade medicamentosa).
4. Disfunção miocárdica após correção de defeitos cardíacos.
5. Causas extracardíacas de sobrecarga volumétrica, com ou sem disfunção ventricular associada (glomerulonefrite difusa aguda, insuficiência renal, sepse).

A Tabela 1 apresenta os defeitos congênitos mais comuns, o mecanismo e o período da apresentação da IC. A forma de instalação dos sinais e sintomas, abrupta ou gradual, também apresenta importante correlação com a idade da manifestação e a etiologia, como se pode observar na Figura 1. Em recém-nascidos e lactentes jovens, a IC se apresenta mais comumente como quadro de choque cardiogênico.

Tabela 1 Correlação entre a idade de apresentação com os principais diagnósticos clínicos e o mecanismo de instalação

Mecanismo	Cardiopatia	Idade à apresentação
Sobrecarga de volume	Comunicação interventricular	Após 4 a 6 semanas de vida
	Defeito do septo atrioventricular	Após a 4ª semana de vida
	Persistência do canal arterial	Após a primeira semana de vida*
Obstrução esquerda	Coarctação da aorta	Após 72 h (fechamento do canal arterial)**
	Estenose aórtica crítica	Desde *in utero* até as primeiras 72 h de vida
	Estenose mitral congênita	Após 4 a 6 semanas de vida
Mistura com cianose	Anomalia de Ebstein	Ao nascimento
	Drenagem anômala total das veias pulmonares	Ao nascimento
	Atresia tricúspide	Ao nascimento

* Pode ser mais precoce em prematuros e mais tardia nas crianças a termo.
** Nas formas mais leves, pode se manifestar mais tardiamente ao longo da infância.
Fonte: adaptada de Simmonds, Franklin e Burch.[9]

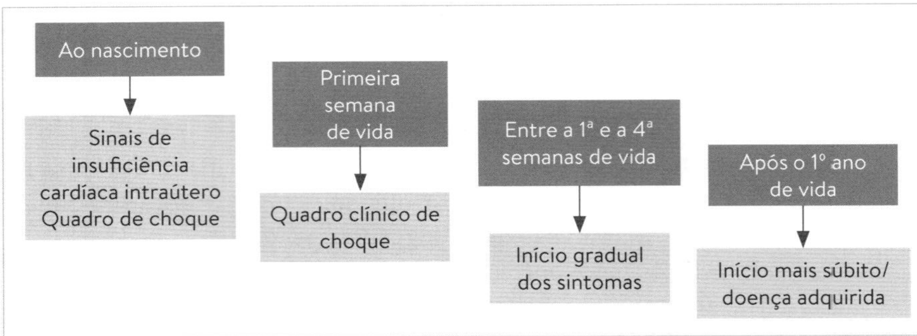

Figura 1 Correlação entre a idade de apresentação e a instalação dos sintomas.
Fonte: adaptada de Simmonds, Franklin e Burch[9].

Mecanismos hemodinâmicos e neuro-hormonais da IC

O entendimento dos mecanismos envolvidos na IC possibilita a escolha da melhor terapêutica considerando cada etiologia. Pode-se observar que a compensação hemodinâmica inicial desencadeará uma cascata de fenômenos neuro-hormonais que levarão à adequação dos volumes cárdicos inicialmente, porém submetendo as fibras ao estresse aumentado, levando a fenômenos isquêmicos e disfucionais nas fibras. Assim, conclui-se que o processo de compensação é limitado e, na ausência de intervenção terapêutica tempestiva, determina disfunção ventricular irrecuperável.[1]

A seguir, é apresentada uma linha para estudar a síntese das ações dos mecanismos de compensação.[9]

Por ativação do sistema nervoso autônomo e liberação de catecolaminas

- Ação cardíaca:
  - Inotropismo e cronotropismo positivos.
  - Aumento da velocidade de relaxamento.
- Ação na circulação periférica e microcirculação:
  - Vasoconstrição arterial – elevação da pós-carga.
  - Vasoconstrição venosa – elevação da pré-carga.

Por ação renal: ativação do sistema renina-angiotensina-aldosterona

- Vasoconstrição arterial (elevação da pós-carga).
- Retenção de sódio e água (elevação da pós e pré-cargas).
- Aumento da contratilidade miocárdica.

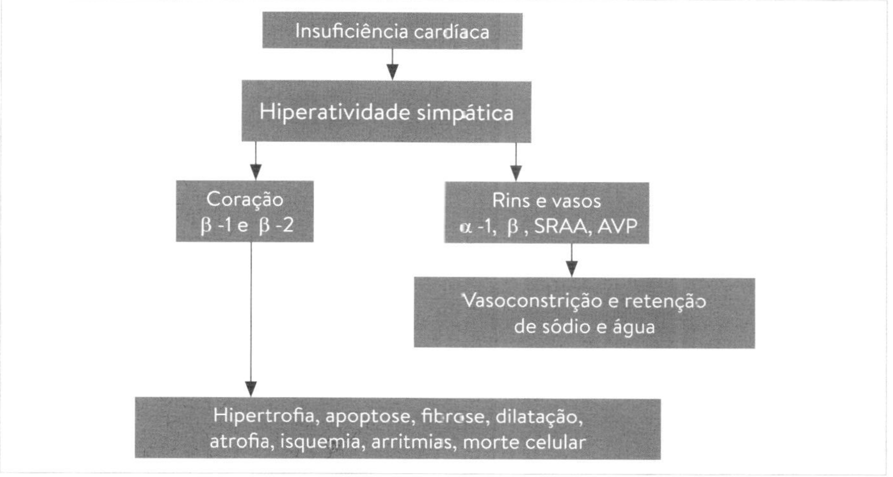

Figura 2 Lesões resultantes da hiperatividade simpática que podem acarretar grandes áreas ventriculares sem capacidade contrátil

Fonte: adaptada de Simmonds, Franklin e Burch[9].

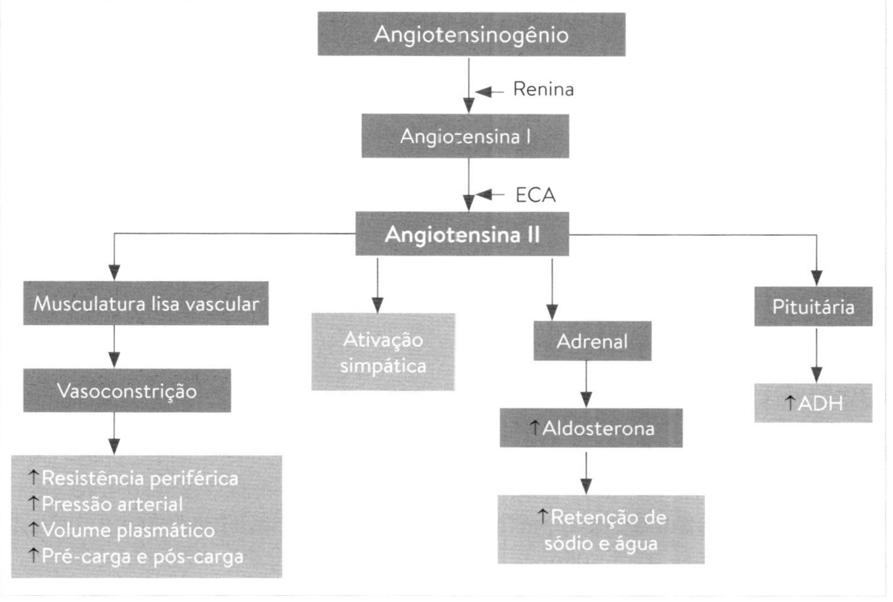

Figura 3 A ativação do sistema renina-angiotensina-aldosterona, que acarreta comprometimento dos vasos (constrição) e efeito antidiurético (por aumento da aldosterona e do ADH), resulta em maior volume circulante com maior dificuldade de distribuição no leito vascular.

Fonte: adaptada de Simmonds, Franklin e Burch[9].

Compensação pela Lei de Frank-Starling

Aumento do comprimento da fibra e da pressão e do volume diastólicos finais (elevação da pré-carga).

Resposta da fibra ao estresse contínuo

Hipertrofia

Esgotamento da capacidade de compensação do sistema

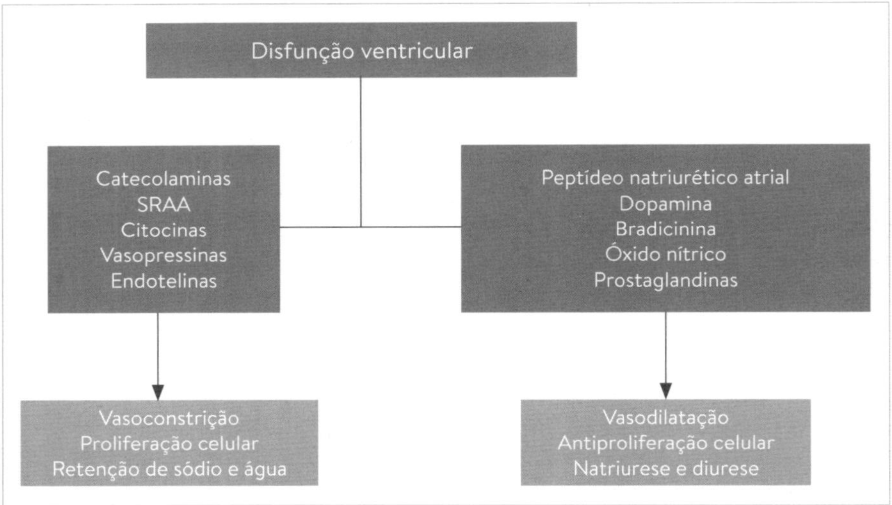

Figura 4 Ativação de mediadores inflamatórios capazes de promover lesão das células miocárdicas e da musculatura lisa dos vasos, levando a uma lesão irreversível trazida pela disfunção ventricular.
Fonte: adaptada de Simmonds, Franklin e Burch[9].

QUADRO CLÍNICO

As manifestações clínicas na infância estão diretamente relacionadas com o tipo de mecanismo da IC e a idade da criança.[9] No entanto, a detecção de sinais e sintomas é factível desde o período neonatal, possibilitando a instituição do tratamento precoce mais adequado.

Na Tabela 2, apresenta-se a classificação clínica da IC adaptada para lactentes e crianças proposta por Ross.[10]

Tabela 2 Classificação da insuficiência cardíaca

Classe	Interpretação
I	Assintomático
II	Taquipneia ou desconforto leve com a alimentação. Dispneia ao exercício (crianças maiores) ou desconforto grave com a alimentação
III	Aumento do tempo de alimentação com déficit de crescimento decorrente da IC. Dispneia grave ao exercício (crianças maiores)
IV	Sintomas como taquipneia, retrações, gemência ou desconforto em repouso

Fonte: adaptada de Ross[10].

Considerando a ativação de cada sistema regulador, podem-se correlacionar as manifestações clínicas e os mecanismos compensatórios implicados, evidenciando que algumas características se tornam predominantes em cada faixa etária e em cada etiologia (Tabela 3).

Tabela 3 Ativação hemodinâmica e neuro-hormonal e repercussões clínicas

Congestão venosa sistêmica	Congestão venosa pulmonar
Hepatomegalia	Dispneia de esforço
Ingurgitamento jugular	Taquipneia ou taquidispneia
Edema	Pausas às mamadas
Ganho rápido de peso	Ortopneia (maior conforto no colo)
Ascite	Tosse, roncos, sibilos
Terceira bulha (VD)	Broncoespasmo
	Terceira bulha (VE)
	Gemido expiratório
	Crepitações teleinspiratórias
	Edema agudo de pulmão
Ação adrenérgica	**Baixo débito e choque**
Irritabilidade	Apatia e fadiga
Agitação	Membros frios
Distúrbios do sono	Cianose periférica
Taquicardia	Pulsos finos
Baixo ganho de peso	Enchimento capilar lento
Palidez cutânea	Hipotensão
Sudorese fria e cefálica	Pressão arterial convergente
Nervosismo, ansiedade	Oligúria
Palpitações	Precórdio hipoativo

Fonte: adaptada de Ross[10].

PROPEDÊUTICA

Exames complementares[8,10]

À apresentação da IC, a necessidade de estabelecer um diagnóstico etiológico orientará os principais exames iniciais. A anamnese e o exame físico criteriosos proporcionam os dados iniciais para direcionar as possíveis causas. A descompensação da IC já em acompanhamento tem forte relação com a ocorrência de eventos agudos (infecções, sobrecargas hídricas, ingestão inadequada das medicações de controle), que podem ser pesquisados com solicitação de alguns exames listados na Tabela 4.

Tabela 4 Exames complementares úteis e principais achados

Exame	Achado
Hemograma completo	Anemia Infecção
Bioquímica sanguínea	Distúrbios eletrolíticos Elevação das escórias renais Acidose metabólica
Radiografia de tórax	Cardiomegalia Aumento da trama vascular pulmonar Infiltrados pulmonares (pneumonia) Derrames pleural e pericárdico
Eletrocardiograma	Sobrecarga de cavidades Distúrbios do ritmo Padrão isquêmico (em alguns casos) Intoxicação medicamentosa (digital)
Ecocardiograma bidimensional com Doppler fluxometria	Detecção de defeito estrutural Sobrecarga de cavidades Déficit de contratilidade (disfunção ventricular) Derrame pericárdico

Fonte: adaptada de Hinton e Ware[4].

TRATAMENTO[1,8]

Compreende um conjunto de medidas gerais e específicas que favorecem o débito sistólico com menor trabalho miocárdico.

Medidas gerais

- Cabeceira elevada a 45°.
- Deve-se oferecer oxigênio com cuidado, considerando a ação vasodilatadora pulmonar prejudicial nas cardiopatias com *shunt* esquerdo-direita.

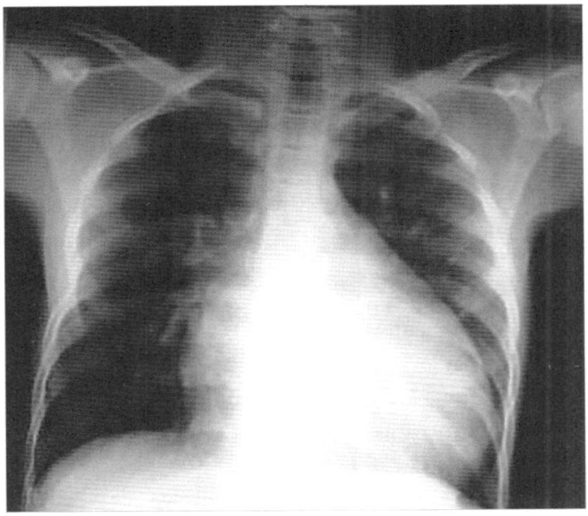

Figura 5 Radiografia posteroanterior de tórax mostrando aumento do ventrículo esquerdo em paciente de 8 anos portador de comunicação interventricular.

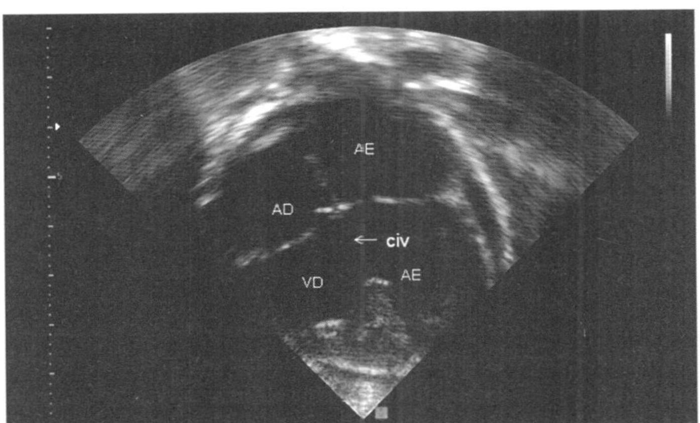

Figura 6 Ecocardiograma bidimensional (corte em 4 câmaras) de paciente de 2 anos, portador da síndrome de Down, mostra comunicação interventricular ampla (CIV).

- Sedação leve recomendável nos pacientes agitados e hipoxêmicos.
- Controle hídrico rigoroso.
- Controle térmico.
- Dieta hipossódica moderada é recomendada para as crianças maiores.
- Correção de fatores predisponentes (anemia, infecção).
- Tratamento da causa (defeito estrutural), quando possível ou em caso de refratariedade à terapêutica otimizada.

Digoxina

Os efeitos benéficos descritos na literatura são pequenos, porém não há estudos randomizados ou duplo-cegos. Evidências do aumento da atividade parassimpática cardíaca e dos barorreceptores, com diminuição da atividade simpática central, sustentam a utilização. Além disso, o baixo custo e a apresentação oral pediátrica favorecem o manuseio ambulatorial, porém deve-se ter em mente a possibilidade de intoxicação e efeitos adversos.

Diuréticos

Apresentam benefícios clínicos documentados, principalmente a furosemida e os tiazídicos. A espironolactona tem sido utilizada com segurança em pacientes de qualquer faixa etária, inclusive recém-nascidos prematuros, e apresenta ação diurética eficaz sem impacto na mortalidade, auxiliando principalmente na regulação iônica e neuro-hormonal junto aos inibidores da enzima conversora da angiotensina II (iECA).

Inibidores da angiotensina II

Apresenta efeito benéfico na estabilização e na melhora clínica de lactentes portadores de IC secundária a cardiopatias congênita com *shunt* esquerdo-direita, inclusive com estudos mostrando redução dos marcadores neuro-hormonais. Em crianças portadoras de cardiomiopatia dilatada, recente estudo retrospectivo mostrou redução da mortalidade naquelas tratadas com iECA quando comparadas ao tratamento com digoxina associada a diuréticos.

Betabloqueadores

O uso de betabloqueadores tem mostrado melhora da função ventricular. Estudos não randomizados revelam melhora da função ventricular, da tolerância ao exercício e diminuição da necessidade de transplante cardíaco. O mecanismo de ação dos agentes betabloqueadores na IC não está completamente entendido. Acredita-se que possam prevenir e reverter a disfunção ventricular e a remodelação ventricular mediada por mecanismos adrenérgicos intrínsecos. O carvedilol, além dessas propriedades, apresenta capacidade de bloqueio alfa-adrenérgico, atividade antioxidante e antiendotelina, sendo capaz de atenuar os efeitos adversos do sistema nervoso simpático na circulação.[8,9]

Inotrópicos intravenosos

Dopamina

Inotrópico de ações alfa, beta e dopaminérgica, promovendo inotropismo e cronotropismo positivos, além de vasoconstrição renal e periférica. Em razão do aumento de pós-carga gerado pela vasoconstrição, a dopamina está contraindicada nas obstruções à via de saída do ventrículo esquerdo.

Dobutamina

Beta-agonista não seletivo com principal ação beta-1 e grande valor inotrópico positivo, porém, em altas doses, apresenta efeito beta-2 e alfa-adrenérgico. A despeito do aumento do consumo miocárdico, a dobutamina favorece o enchimento coronariano compensando esse efeito, portanto é a primeira escolha nas situações de baixo débito por disfunção miocárdica.

Adrenalina

Reservada às situações de disfunção grave e choque refratário em decorrência de sepse ou choque cardiogênico refratário à dopamina. Principais efeitos adversos são vasoconstrição, isquemia, acidose, taquicardia e arritmias ventriculares.

Milrinona

Pertencente à classe das bipiridinas, a ação baseia-se na inibição seletiva da fosfodiesterase tipo III, resultando no acumulo de AMPc no miocárdio. Funciona como inotrópico e vasodilatador arteriolar. Dessa forma, o AMPc aumenta a força de contração, a frequência e a extensão do relaxamento do miocárdio.

Drogas promissoras

Nesiritida

Apesar de ainda não ser utilizado em larga escala, estudos mostram que o peptídeo natriurético exógeno (BNP humano recombinante) é capaz de promover vasodilatação capilar pulmonar, diurese, natriurese, ações anti-inflamatória, antifibrótica e antimitogênica.

Levosimendan

Inibidor dos receptores de endotelina que melhora a resposta dos miofilamentos ao cálcio, aumentando a força de contração. Ademais, atua na vasculatura muscular lisa promovendo vasodilatação. Alguns estudos mostram que o levosimendan também é capaz de aumentar a sobrevida quando comparado às terapêuticas convencionais.[8,9]

DESAFIOS ATUAIS

A prevalência de cardiopatias congênitas (CC) está entre 8 e 10 crianças por 1.000 nascidos vivos.[1,5] Dessa forma, estimam-se o surgimento de novos casos de CC no Brasil por ano. Em torno de 20% dos casos, a cura é espontânea, estando relacionada a defeitos menos complexos e de repercussão hemodinâmica discreta. No entanto, existem grupos que evoluem para IC e necessitam correção cirúrgica. Há, também, aqueles com valvulopatias adquiridas decorrentes da febre reumática. Contudo, a necessidade média de cirurgias cardiovasculares pediátricas no Brasil hoje ainda está aquém da média das reais necessidades. Utilizando as novas tecnologias, as cirurgias cardíacas estão avançando sempre. Os desafios enfrentados no Brasil fazem parte de um desafio global maior na área da saúde, que precisa de ações políticas combinadas para dar subsídios para a seleção apropriada de novos programas e ações em saúde pública que facilitem o diagnóstico desde o pré-natal até a resolução das cardiopatias que cursam com IC na infância.

ORIENTAÇÕES AOS PAIS

Observar os possíveis sintomas em crianças com IC:[1]

- Em bebês:
  - Ponta dos dedos e/ou lábios roxos.
  - Cansaço excessivo durante as mamadas.
  - Respiração acelerada mesmo durante o sono.
  - Dificuldade de ganhar peso.
  - Irritabilidade, choro sem consolo.
  - Sonolência excessiva, criança molinha, largada (hipoativa).
- Em crianças maiores:
  - Cansaço excessivo em atividades físicas e dificuldade de acompanhar o ritmo de outras crianças.
  - Crescimento e ganho de peso de forma não adequada.
  - Infecções pulmonares repetitivas.
  - Mãos e pés frios, palidez ou cor arroxeada da pele.

- Coração com ritmo acelerado (taquicardia).
- Respiração muito rápida.

CONCLUSÃO

A IC é uma síndrome clínica complexa que, na criança, pode ser decorrente principalmente de defeitos anatômicos congênitos do coração.

A etiologia varia conforme as faixas etárias, sendo as adquiridas mais comuns nas crianças mais velhas e as congênitas nas mais jovens.

Envolve mecanismos fisiopatológicos neuro-hormonais, tissulares, vasculares e anatômicos, com liberação de mediadores químicos inflamatórios capazes de promover lesão muscular irreversível na ausência de tratamento adequado e tempestivo.

A sintomatologia depende do mecanismo predominantemente envolvido e da faixa etária de instalação, sendo mais grave em recém-nascidos e lactentes jovens quando da apresentação por choque cardiogênico.

O tratamento deve sempre ser individualizado conforme a etiologia e a faixa etária, depois de compreendido o mecanismo fisiopatológico implicado. Diuréticos, vasodilatadores e inotrópicos são utilizados individualmente ou em associação, conforme o momento e a forma de instalação da doença.

REFERÊNCIAS BIBLIOGRÁFICAS

1. Das BB. Current State of Pediatric Heart Failure. Children (Basel). 2018;5(7):88.
2. Deipanjan N, Lin K, O'Connor M, Elci OU, Kim JJ, Decker JA, et al. Hospital charges for pediatric heart failure related hospitalizations admissions in the United States from 2000 to 2009. J Heart Lung Transpl. 2014;33(2):S307-8.
3. Hunt SA, Abraham WT, Chin MH, Feldman AM, Francis GS, Ganiats TG, et al. ACC/AHA 2005 Guideline Update for the Diagnosis and Management of Chronic Heart failure in the Adult-Summary Article. J Am Coll Cardiol. 2005;46:1116-43.
4. Hinton RB, Ware SM. Heart failure in pediatric patients with congenital heart disease. Circ Res. 2017;120(6):978-94.
5. Rossano JW, Kim JJ, Decker JA, Price JF, Zafar F, Graves DE, et al. Prevalence, morbidity, and mortality of heart failure-related hospitalization in the United States: A population based study. J Card Fail. 2012;18(6):459-70.
6. Rossano JW, Jang GY. Pediatric heart failure: current state and future possibilities. Korean Circ J. 2015;45(1):1-8.
7. Azeka E, Jatene MB, Jatene IB, Horowitz ES, Branco KC, Souza Neto JD, et al.; Sociedade Brasileira de Cardiologia. I Guidelines of heart failure and heart transplantation in the fetus, in children and adults with congenital cardiopathy, The Brazilian Society of Cardiology. Arq Bras Cardiol. 2014;103(6 Suppl 2):1-126. Erratum in: Arq Bras Cardiol. 2016;106(3):267.

8. Hsu DT, Pearson GD. Heart failure in children: part ii: diagnosis, treatment, and future directions. Circ Heart Fail. 2009;2(5):490-8.
9. Simmonds J, Franklin O, Burch M. Understanding the pathophysiology of paediatric heart failure and its treatment. Curr Paediatrics. 2006;16:398-405.
10. Ross RD. The Ross classification for heart failure in children after 25 years: A review and an age-stratified revision. Pediatr Cardiol. 2012;33(8):1295-300.

5

HIPERTENSÃO ARTERIAL SISTÊMICA E EMERGÊNCIA HIPERTENSIVA

Alan Eduardo da Silva

OBJETIVOS

- ✓ Conhecer os mecanismos da hipertensão arterial sistêmica (HAS) na infância e adolescência.
- ✓ Compreender a forma correta de aferir a pressão arterial (PA) nas diversas faixas etárias.
- ✓ Conhecer as consequências dos níveis de PA elevados em curto e longo prazos.
- ✓ Conhecer as formas de prevenção e tratamento da HAS.
- ✓ Conhecer as principais drogas utilizadas para o tratamento na faixa etária pediátrica.

INTRODUÇÃO

Até há cerca de 30 anos, o conhecimento sobre hipertensão arterial sistêmica (HAS) na infância era muito limitado. A forma secundária, com níveis tensionais muito elevados, era considerada predominante e a forma primária, tida como muito rara nessa faixa etária.[1] A aferição da pressão arterial (PA) não fazia parte da rotina básica nos consultórios de pediatria, ocorrendo apenas quando a anamnese apontava essa hipótese diagnóstica. Até o ano de 1977, quando foram dados os primeiros passos para a normatização de parâmetros, por meio de publicações sobre o tema, não havia referências consistentes às quais o pediatra pudesse recorrer como guia para o diagnóstico e a classificação da HAS.[1,2] Então o interesse nessa área se intensificou, estimulando a elaboração de trabalhos científicos que serviram de base para as revisões e atualizações publicadas nos anos subsequentes. Fator relevante foi o reconhecimento pela comunidade científica de que a hipertensão arterial no adulto, que é predominantemente primária, tem origem na infância.[2,3]

O crescente interesse no controle da HAS no adulto, em consequência dos efeitos deletérios, estimulou a pesquisa de sua origem e prevenção, pois sendo uma condição crônica multifatorial, é fator de risco para várias comorbidades e gera elevadas taxas de internações e óbitos, tanto no Brasil quanto no mundo. Acomete hoje mais de 1 bilhão de pessoas e é a maior causa de infarto agudo do miocárdio, acidente vascular cerebral (AVC) e doença renal crônica no adulto. Estima-se que a HAS seja causa de morte de 9 milhões de pessoas anualmente. O custo financeiro anual estimado para o tratamento da HAS no sistema de saúde é bastante elevado, sem falar no custo social e humano que não tem preço.

DADOS EPIDEMIOLÓGICOS

A prevalência estimada de HA na infância e na adolescência é de cerca de 3 a 5%.

Em adultos, o aumento de 5 mmHg na pressão diastólica eleva em 20% o risco de coronariopatia e em 35% o risco de AVC, o risco de doença renal aumenta 2,8 vezes nos indivíduos acometidos por HA e a mortalidade por doença cardiovascular (DCV) aumenta progressivamente com a elevação da PA acima de 115 × 75 mmHg.[4-6]

FATORES ENVOLVIDOS NA GÊNESE DA HAS PRIMÁRIA

Fator genético

A participação do componente genético tem sido evidenciada pela comprovação da alta concordância familiar em estudos populacionais. Demonstrou-se incidência familiar de 20%, chegando a 60% em irmãos gêmeos.

Fatores ambientais

Estão associados ao fator genético e são essenciais na gênese da hipertensão primária.[1] Os fatores mais relevantes são: (1) geografia; (2) alimentação; (3) desenvolvimento intrauterino e complicações durante a gestação; (4) ingestão de sódio, potássio, cálcio, outros macro e micronutrientes; (5) sedentarismo; (6) nível de estresse; (7) condição socioeconômica; (8) ingestão de álcool; (9) fumo; e (10) estilo de vida.[5]

O papel do sódio

Há inúmeras evidências de que o aumento da ingestão de sódio está associado à elevação dos níveis de PA. Vários estudos demonstraram o efeito hipotensor da dieta hipossódica em pacientes hipertensos e em pessoas com PA normal.[1]

Entretanto, a resposta ao sódio não é uniforme, havendo grupos que respondem pouco ao seu teor na dieta, e esta característica provavelmente está relacionada a variações genéticas individuais.[7] Uma das possibilidades é a de que pessoas mais sensíveis ao sódio apresentem número menor de néfrons, o que é geneticamente determinado. Os recém-nascidos pequenos para a idade gestacional (PIG) apresentam menor densidade de néfrons nos rins e têm maior probabilidade de apresentar hipertensão na idade adulta.

Em relação ao sódio, atenção deve ser dada ao fato de que as famílias têm consumido cada vez mais alimentos industrializados, com grande quantidade deste nutriente como conservante.

O papel da obesidade

Vários estudos demonstram associação entre HAS e obesidade, havendo paralelo entre a epidemia mundial de obesidade e o aumento da prevalência de HAS primária na infância e na adolescência, e esta associação se mantém na idade adulta.[8]

O aumento do índice de massa corporal (IMC), principalmente com obesidade central, em concordância com outros índices implica maior prevalência de hipertensão.

A obesidade pode causar HAS pelos seguintes mecanismos: (1) ativação do sistema nervoso simpático (SNS), levando à retenção de sódio e água; (2) hiperleptinemia; (3) hiperinsulinemia; (4) resistência à insulina; (5) aumento da produção de angiotensina II (AII) e aldosterona; (6) função endotelial anormal; (7) síndrome da apneia no sono; e (8) ação de citocinas inflamatórias a nível endotelial.[8]

O papel do ácido úrico

Hiperuricemia é frequentemente encontrada em hipertensos. Persiste discussão se há relação de causa e efeito, e de que forma ela interfere na PA.

O aumento do ácido úrico é um fator preditivo independente de rigidez arterial.

Os mecanismos propostos abrangem disfunção endotelial, indução à sensibilidade ao sódio, estimulação do sistema renina-angiotensina-aldosterona (SRAA) e de marcadores pró-inflamatórios, proliferação da musculatura vascular lisa e alterações oxidativas na parede vascular

O papel da inflamação

Há evidências crescentes de que a HAS seja um estado pró-inflamatório.

De todos os marcadores plasmáticos de inflamação vascular, a proteína C-reativa (PCR) tem sido a mais estudada em crianças. Esses marcadores estão elevados em crianças obesas, e em níveis ainda mais altos em crianças obesas hipertensas.

FISIOPATOLOGIA DA HAS PRIMÁRIA[6]

Não há ainda uma hipótese unificadora que explique a gênese da HAS primária. Contudo, alguns conceitos se fortaleceram com os estudos epidemiológicos e com o avanço das pesquisas em nível celular e bioquímico nas últimas décadas.

A atuação dos genes e a interação com o ambiente exercem um papel fundamental na gênese da HAS. O SNS, o SRAA e o sistema renal (principalmente no controle do sódio) estão implicados na maioria das teorias sobre a origem da HAS primária. Alguns fatores bioquímicos como endotelina, óxido nítrico e calicreína também estão envolvidos.[6]

Na hipótese de Johnson, bastante aceita, haveria duas fases:

1. Primeira fase: um SNS hiperativo (por estresse, mecanismo genético, obesidade), com aumento da liberação de noradrenalina, produziria HAS por vasoconstrição arterial em nível sistêmico e arteriolar renal, com aumento da liberação de renina e consequente incremento da geração de angiotensina II (AII). Tanto a noradrenalina quanto a AII têm efeito vasoconstritor e aumentam a reabsorção do sódio, elevando ainda mais a PA. Nessa fase, a hipertensão tende a ser intermitente, uma vez que a hiperatividade do SNS está submetida a estímulos que não são permanentes. A isquemia renal também é intermitente. Ademais, os mecanismos renais da homeostase ainda estão intactos e tendem a responder à hipertensão com aumento do fluxo sanguíneo renal e natriurese, levando à diminuição dos níveis de PA. Muitos pacientes podem, portanto, apresentar inicialmente PA elevada (anteriormente denominados pré-hipertensos). Esse fenômeno tende a se repetir de modo intermitente, de acordo com estímulos externos (fatores ambientais). Em consequência, a PA tende a oscilar, havendo períodos em que os níveis tensionais estão elevados e outros em que o indivíduo é normotenso ou tem PA elevada.
2. Segunda fase: um SNS frequentemente hiperativo leva à lesão renal intermitente e à ativação frequente do SRAA. Normalmente, o rim responde ao aumento da PA por meio de constrição da arteríola aferente e das artérias interlobulares

como um mecanismo de proteção (para não permitir a transmissão da pressão elevada ao glomérulo e capilares peritubulares). Com a repetição desse fenômeno, ocorre esclerose da arteríola aferente (arterioloesclerose), levando ao estreitamento permanente, criando assim um mecanismo de autoperpetuação da HAS, uma vez que a perfusão distal do glomérulo ocorrerá somente de forma adequada com níveis mais elevados de PA sistêmica e da artéria renal, desencadeados pela ativação do SRAA pela obstrução arteriolar aferente. A resposta vasoconstritora também induz arteriolopatia pré-glomerular, que é mediada por AII, perda de óxido nítrico (ON) local e ação do ácido úrico.[9]

Uma vez estabelecida a lesão, cria-se a condição para a redução persistente da filtração do sódio e aumento da reabsorção e da retenção, com elevação da PA. Em alguns pacientes, o mecanismo de vasoconstrição da arteríola aferente, para proteção glomerular, pode ser defeituoso, permitindo a transmissão da pressão arteriolar aumentada ao nível dos glomérulos, com lesão glomerular e peritubular (glomeruloesclerose e lesão tubulointersticial). Nesses pacientes, observa-se redução do número de néfrons.

HIPERTENSÃO SECUNDÁRIA[6]

A hipertensão arterial secundária é a mais comum nas faixas etárias mais precoces, mais frequentes no período neonatal e no lactente. A partir de 6 anos de idade torna-se pouco frequente.

Principais causas de HAS secundária[6,9]

Várias doenças listadas como causas de HAS na infância e na adolescência compõem um extenso quadro, que poderá vir a ser consultado na investigação diagnóstica. Sabe-se que a maioria dos casos na infância e na adolescência se deve a doenças renais (parênquimatosa ou vascular) e a doenças vasculares não renais, correspondendo a cerca de 90% das causas.

Outro grupo de menor incidência, contudo representando uma parcela importante, são os tumores e doenças endócrinas e algumas drogas de uso corrente em pediatria.

Principais causas renais

Doenças renais podem causar HA por dois mecanismos distintos: (1) disfunção renal com retenção hídrica e/ou retenção de sódio; e (2) obstrução de grandes ou pequenas artérias, levando ao aumento de produção de renina.

Causas renais não vasculares

São elas glomerulonefrites agudas e crônicas, síndrome nefrótica, insuficiência renal aguda e crônica, hipoplasia renal, rim policístico, rim multicístico, pielonefrite crônica, uropatia obstrutiva, nefrite intersticial, nefropatia secundária (diabetes melito, anemia falciforme), síndrome hemolítico-urêmica, púrpura de Henoch-Schönlein, síndrome de Alport, necrose cortical ou medular renal, trauma e hematoma renal, pós-transplante renal.

Causas renais vasculares

Estenose de artéria renal, displasia fibromuscular de artéria renal, pós-transplante (rejeição) como parte de arterite de Takayasu, aterosclerose, trombose de artéria renal, trombose de veia renal, compressão de artéria renal por massas (tumor, hematoma, cistos).

Causas vasculares

Pan-arterite nodosa, coarctação de aorta, arterite de Takayasu.

Causas endócrinas e tumores

Nestas doenças, dois mecanismos são os principais responsáveis pela produção da hipertensão: (1) a produção em excesso de substâncias que aumentam a PA; e (2) a compressão de estruturas vasculares, diminuindo o fluxo renal (ativação do SRAA).

Síndrome de Cushing (excesso de corticosteroides), feocromocitoma (excesso de catecolaminas), hipertireoidismo (excesso de tiroxina), hiperaldosteronismo primário (excesso de aldosterona), hiperplasia suprarrenal congênita, tumor de Wilms (compressão de artérias renais), neuroblastoma (excesso de catecolaminas).

Outras causas importantes

Uso crônico de corticosteroide, hipertensão intracraniana, cirurgia do trato urinário, hipervolemia, hipercalcemia.

NORMATIZAÇÕES[6]

As normas hoje preconizadas para o diagnóstico de HA na infância e na adolescência tiveram início no ano de 1977 com a publicação, nos EUA, das recomendações para o diagnóstico e o tratamento da HAS nessas faixas etárias, atualizadas em 1987, revisadas em 1996 e novamente atualizadas em 2004. Em 2009, a Sociedade Europeia de Hipertensão publicou Diretrizes importantes.

No Brasil, a 7ª Diretriz Brasileira de Hipertensão da Sociedade Brasileira de Cardiologia (SBC) publicada em 2016[1] segue as recomendações da American Academy of Pediatrics de 2004,[6] até então utilizadas como referência para o diagnóstico correto.

Em 2017, foi publicado a mais recente Diretriz[6] que corresponde à atualização do Fourth Report on the Diagnosis, Evaluation, and Treatment of High Blood Pressure Adolescents de 2004.[9] Nesse período, foram revisados importantes artigos publicados entre janeiro de 2004 e setembro de 2017,[1,4] levando a algumas modificações em relação à publicação anterior.

Resumidamente, as mais significativas são:

- Utilização do termo pressão arterial elevada, em substituição a pré-hipertensão.
- Mudança de valores de PA nas tabelas, que se baseiam apenas em crianças e adolescentes com peso normal.
- A inserção de uma tabela adicional simplificada, para ser utilizada como triagem.
- Uma classificação simplificada para adolescentes com 13 anos ou mais.

Outras modificações podem ser consultadas na Diretriz.

Definições de HAS na infância e na adolescência

Quando há elevação apenas do componente sistólico, é denominada hipertensão sistólica. Quando há elevação apenas do componente diastólico, hipertensão diastólica. O termo HAS é utilizado quando ambos os componentes estão elevados.

Síndrome do jaleco branco (SJB) é a situação em que a PA tem valor igual ou acima do percentil 95 durante uma consulta, mas os níveis são normais durante a avaliação com monitoração ambulatorial da pressão arterial (MAPA) ou em medidas realizadas fora do ambiente hospitalar ou consultório médico.

Hipertensão mascarada caracteriza-se por valores da PA normais no consultório, porém elevados durante a MAPA.

Quem deve ter a pressão arterial aferida

A aferição da PA faz parte do exame físico de todo paciente, contudo crianças com menos de 3 anos muitas vezes não são cooperativas e não permitem a aferição adequada pelo método auscultatório. Mesmo assim, podem-se buscar condições ideais como durante sono, mamada, colo dos pais etc. Caso não seja possível a aferição, a Diretriz de 2017,[6] e mesmo as Diretrizes anteriores, recomenda a aferição obrigatória de crianças com mais de 3 anos, e menos pertencentes ao grupos de risco.[6] (Tabela 1).

Toda criança com mais de 3 anos deve ser avaliada em cada consulta de rotina. As crianças com mais de 3 anos de idade em geral são cooperativas, permitindo aferição adequada pelo método auscultatório. Crianças menores de 3 anos que pertencem ao grupo de risco devem ter sua pressão arterial aferida (Tabela 1).

Tabela 1 Crianças com menos de 3 anos pertencentes a grupo de risco para HAS[6]

Recém-nascidos	História de prematuridade
	Pequeno para idade gestacional (PIG)
	Complicações neonatais em UTI
Doença congênita	Cardiopatias
	Doença renal
	Doença das vias urinárias
Infecções de repetição	Renal
	Vias urinárias
Exames laboratoriais	Hematúria
	Proteinúria
Transplante	Órgão sólido
	Medula óssea
Doenças sistêmicas	Colagenoses

Recomendações para a medição da PA em crianças e adolescentes

- Repouso por pelo menos 5 minutos antes da aferição.
- Realizar 3 medidas da PA na mesma consulta e repetir em 2 outras ocasiões.
- O método auscultatório é preferido. O método oscilatório, que utiliza aparelhos semiautomáticos de braço, pode servir de referência para a medida da PA, desde que se utilizem aparelhos validados.
- Posição da criança – preferencialmente deve estar sentada, com o dorso e pés apoiados.
- O manguito deve ser posicionado no braço direito, equidistante ao acrômio e à fossa cubital. Quanto à largura, a bolsa (a parte de borracha) do manguito deve corresponder a pelo menos 40% da circunferência do braço, e o comprimento deve corresponder a pelo menos 80% da circunferência do braço. Se não houver um manguito que se ajuste perfeitamente ao braço direito da

criança, é preferível utilizar um manguito com medidas maiores que as indicadas (Tabela 2).

Tabela 2 Dimensões de manguitos

Idade	Largura (cm)	Comprimento (cm)	Circunferência máxima do braço (cm)
Recém-nascido	4	8	10
Lactente	6	12	15
Criança	9	18	22
Adulto pequeno	10	24	26
Adulto	13	30	34
Adulto grande	16	38	44
Coxa	20	42	52

Fonte: adaptada de Flynn et al.[6]

- Posição do estetoscópio – deve ser posicionado na fossa cubital, sobre a artéria braquial, cerca de 2 cm acima da linha que une o braço ao antebraço. Deve estar logo abaixo da borda inferior do manguito.

Valores de referência da PA utilizados na faixa etária pediátrica

A Diretriz publicada em 2017 estabelece mudanças em relação à de 2004, baseada em trabalhos publicados entre 2005 e 2015.

As tabelas com pressões referenciais, utilizando idade, sexo e altura, publicada na Diretriz de 2017, são mostradas a seguir (Tabelas 3 e 4).[6]

Tabela 3 Valores de PA – Masculino -Idade (anos) – Percentil de estatura

Idade (y)	Percentil PA	PA sistólica (mmHg)							PA sistólica (mmHg)						
		Percentil de altura							Percentil de altura						
		5%	10%	25%	50%	75%	90%	95%	5%	10%	25%	50%	75%	90%	95%
1	Altura (in)	30.4	30.8	31.6	32.4	33.3	34.1	34.6	30.4	30.8	31.6	32.4	33.3	34.1	34.6
	Altura (cm)	77.2	78.3	80.2	82.4	84.6	86.7	87.9	77.2	78.3	80.2	82.4	84.6	86.7	87.9
	50th	85	85	86	86	87	88	88	40	40	40	41	41	42	42
	90th	98	99	99	100	100	101	101	52	52	53	53	54	54	54
	95th	102	102	103	103	104	105	105	54	54	55	55	56	57	57
	95th + 12 mm Hg	114	114	115	115	116	117	117	66	66	67	67	68	69	69
2	Altura (in)	33.9	34.4	35.3	36.3	37.3	38.2	38.8	33.9	34.4	35.3	36.3	37.3	38.2	38.8
	Altura (cm)	86.1	87.4	89.6	92.1	94.7	97.1	98.5	86.1	87.4	89.6	92.1	94.7	97.1	98.5
	50th	87	87	88	89	89	90	91	43	43	44	44	45	46	46
	90th	100	100	101	102	103	103	104	55	55	56	56	57	58	58
	95th	104	105	105	106	107	107	108	57	58	58	59	60	61	61
	95th + 12 mm Hg	116	117	117	118	119	119	120	69	70	70	71	72	73	73

(continua)

Tabela 3 Valores de PA – Masculino -Idade (anos) – Percentil de estatura (*continuação*)

Idade (y)	Percentil PA	PA sistólica (mmHg)							PA sistólica (mmHg)						
		Percentil de altura							Percentil de altura						
		5%	10%	25%	50%	75%	90%	95%	5%	10%	25%	50%	75%	90%	95%
3	Altura (in)	36.4	37	37.9	39	40.1	41.1	41.7	36.4	37	37.9	39	40.1	41.1	41.7
	Altura (cm)	92.5	93.9	96.3	99	101.8	104.3	105.8	92.5	93.9	96.3	99	101.8	104.3	105.8
	50th	88	89	89	90	91	92	92	45	46	46	47	48	49	49
	90th	101	102	102	103	104	105	105	58	58	59	59	60	61	61
	95th	106	106	107	107	108	109	109	60	61	61	62	63	64	64
	95th + 12 mm Hg	118	118	119	119	120	121	121	72	73	73	74	75	76	76
4	Altura (in)	38.8	39.4	40.5	41.7	42.9	43.9	44.5	38.8	39.4	40.5	41.7	42.9	43.9	44.5
	Altura (cm)	98.5	100.2	102.9	105.9	108.9	111.5	113.2	98.5	100.2	102.9	105.9	108.9	111.5	113.2
	50th	90	90	91	92	93	94	94	48	49	49	50	51	52	52
	90th	102	103	104	105	105	106	107	60	61	62	62	63	64	64
	95th	107	107	108	108	109	110	110	63	64	65	66	67	67	68
	95th + 12 mm Hg	119	119	120	120	121	122	122	75	76	77	78	79	79	80
5	Altura (in)	41.1	41.8	43.0	44.3	45.5	46.7	47.4	41.1	41.8	43.0	44.3	45.5	46.7	47.4
	Altura (cm)	104.4	106.2	109.1	112.4	115.7	118.6	120.3	104.4	106.2	109.1	112.4	115.7	118.6	120.3
	50th	91	92	93	94	95	96	96	51	51	52	53	54	55	55
	90th	103	104	105	106	107	108	108	63	64	65	65	66	67	67
	95th	107	108	109	109	110	111	112	66	67	68	69	70	70	71
	95th + 12 mm Hg	119	120	121	121	122	123	124	78	79	80	81	82	82	83
6	Altura (in)	43.4	44.2	45.4	46.8	48.2	49.4	50.2	43.4	44.2	45.4	46.8	48.2	49.4	50.2
	Altura (cm)	110.3	112.2	115.3	118.9	122.4	125.6	127.5	110.3	112.2	115.3	118.9	122.4	125.6	127.5
	50th	93	93	94	95	96	97	98	54	54	55	56	57	57	58
	90th	105	105	106	107	109	110	110	66	66	67	68	68	69	69
	95th	108	109	110	111	112	113	114	69	70	70	71	72	72	73
	95th + 12 mm Hg	120	121	122	123	124	125	126	81	82	82	83	84	84	85
7	Altura (in)	45.7	46.5	47.8	49.3	50.8	52.1	52.9	45.7	46.5	47.8	49.3	50.8	52.1	52.9
	Altura (cm)	116.1	118	121.4	125.1	128.9	132.4	134.5	116.1	118	121.4	125.1	128.9	132.4	134.5
	50th	94	94	95	97	98	98	99	56	56	57	58	58	59	59
	90th	106	107	108	109	110	111	111	68	68	69	70	70	71	71
	95th	110	110	111	112	114	115	116	71	71	72	73	73	74	74
	95th + 12 mm Hg	122	122	123	124	126	127	128	83	83	84	85	85	86	86
8	Altura (in)	47.8	48.6	50	51.6	53.2	54.6	55.5	47.8	48.6	50	51.6	53.2	54.6	55.5
	Altura (cm)	121.4	123.5	127	131	135.1	138.8	141	121.4	123.5	127	131	135.1	138.8	141
	50th	95	96	97	98	99	99	100	57	57	58	59	59	60	60
	90th	107	108	109	110	111	112	112	69	70	70	71	72	72	73
	95th	111	112	112	114	115	116	117	72	73	73	74	75	75	75
	95th + 12 mm Hg	123	124	124	126	127	128	129	84	85	85	86	87	87	87
9	Altura (in)	49.6	50.5	52	53.7	55.4	56.9	57.9	49.6	50.5	52	53.7	55.4	56.9	57.9
	Altura (cm)	126	128.3	132.1	136.3	140.7	144.7	147.1	126	128.3	132.1	136.3	140.7	144.7	147.1
	50th	96	97	98	99	100	101	101	57	58	59	60	61	62	62
	90th	107	108	109	110	112	113	114	70	71	72	73	74	74	74
	95th	112	112	113	115	116	118	119	74	74	75	76	76	77	77
	95th + 12 mm Hg	124	124	125	127	128	130	131	86	86	87	88	88	89	89
10	Altura (in)	51.3	52.2	53.8	55.6	57.4	59.1	60.1	51.3	52.2	53.8	55.6	57.4	59.1	60.1
	Altura (cm)	130.2	132.7	136.7	141.3	145.9	150.1	152.7	130.2	132.7	136.7	141.3	145.9	150.1	152.7
	50th	97	98	99	100	101	102	103	59	60	61	62	63	63	64

(*continua*)

Tabela 3 Valores de PA – Masculino -Idade (anos) – Percentil de estatura (*continuação*)

Idade (y)	Percentil PA	PA sistólica (mmHg) Percentil de altura							PA sistólica (mmHg) Percentil de altura						
		5%	10%	25%	50%	75%	90%	95%	5%	10%	25%	50%	75%	90%	95%
10	90th	108	109	111	112	113	115	116	72	73	74	74	75	75	76
	95th	112	113	114	116	118	120	121	76	76	77	77	78	78	78
	95th + 12 mm Hg	124	125	126	128	130	132	133	88	88	89	89	90	90	90
11	Altura (in)	53	54	55.7	57.6	59.6	61.3	62.4	53	54	55.7	57.6	59.6	61.3	62.4
	Altura (cm)	134.7	137.3	141.5	146.4	151.3	155.3	158.6	134.7	137.3	141.5	146.4	151.3	155.8	158.6
	50th	99	99	101	102	103	104	106	61	61	62	63	63	63	63
	90th	110	111	112	114	116	117	118	74	74	75	75	75	76	76
	95th	114	114	116	118	120	123	124	77	78	78	78	78	78	78
	95th + 12 mm Hg	126	126	128	130	132	135	136	89	90	90	90	90	90	90
12	Altura (in)	55.2	56.3	58.1	60.1	62.2	64	65.2	55.2	56.3	58.1	60.1	62.2	64	65.2
	Altura (cm)	140.3	143	147.5	152.7	157.9	162.6	165.5	140.3	143	147.5	152.7	157.9	162.6	165.5
	50th	101	101	102	104	106	108	109	61	62	62	62	62	63	63
	90th	113	114	115	117	119	121	122	75	75	75	75	75	76	76
	95th	116	117	118	121	124	126	128	78	78	78	78	78	79	79
	95th + 12 mm Hg	128	129	130	133	136	138	140	90	90	90	90	90	91	91
13	Altura (in)	57.9	59.1	61	63.1	65.2	67.1	68.3	57.9	59.1	61	63.1	65.2	67.1	68.3
	Altura (cm)	147	150	154.9	160.3	165.7	170.5	173.4	147	150	154.9	160.3	165.7	170.5	173.4
	50th	103	104	105	108	110	111	112	61	60	61	62	63	64	65
	90th	115	116	118	121	124	126	126	74	74	74	75	76	77	77
	95th	119	120	122	125	128	130	131	78	78	78	78	80	81	81
	95th and 12 mm Hg	131	132	134	137	140	142	143	90	90	90	90	92	93	93
14	Altura (in)	60.6	61.8	63.8	65.9	68.0	69.8	70.9	60.6	61.8	63.8	65.9	68.0	69.8	70.9
	Altura (cm)	153.8	156.9	162	167.5	172.7	177.4	180.1	153.8	156.9	162	167.5	172.7	177.4	180.1
	50th	105	106	109	111	112	113	113	60	60	62	64	65	66	67
	90th	119	120	123	126	127	128	129	74	74	75	77	78	79	80
	95th	123	125	127	130	132	133	134	77	78	79	81	82	83	84
	95th and 12 mm Hg	135	137	139	142	144	145	146	89	90	91	93	94	95	96
15	Altura (in)	62.6	63.8	65.7	67.8	69.8	71.5	72.5	62.6	63.8	65.7	67.8	69.8	71.5	72.5
	Altura (cm)	159	162	166.9	172.2	177.2	181.6	184.2	159	162	166.9	172.2	177.2	181.6	184.2
	50th	108	110	112	113	114	114	114	61	62	64	65	66	67	68
	90th	123	124	126	128	129	130	130	75	76	78	79	80	81	81
	95th	127	129	131	132	134	135	135	78	79	81	83	84	85	85
	95th and 12 mm Hg	139	141	143	144	146	147	147	90	91	93	95	96	97	97
16	Altura (in)	63.8	64.9	66.8	68.8	70.7	72.4	73.4	63.8	64.9	66.8	68.8	70.7	72.4	73.4
	Altura (cm)	162.1	165	169.6	174.6	179.5	183.8	186.4	162.1	165	169.6	174.6	179.5	183.8	186.4
	50th	111	112	114	115	115	116	116	63	64	66	67	68	69	69
	90th	126	127	128	129	131	131	132	77	78	79	80	81	82	82
	95th	130	131	133	134	135	136	137	80	81	83	84	85	86	86
	95th and 12 mm Hg	142	143	145	146	147	148	149	92	93	95	96	97	98	98
17	Altura (in)	64.5	65.5	67.3	69.2	71.1	72.8	73.8	64.5	65.5	67.3	69.2	71.1	72.8	73.8
	Altura (cm)	163.8	166.5	170.9	175.8	180.7	184.9	187.5	163.8	166.5	170.9	175.8	180.7	184.9	187.5
	50th	114	115	116	117	117	118	118	65	66	67	68	69	70	70
	90th	128	129	130	131	132	133	134	78	79	80	81	82	82	83
	95th	132	133	134	135	137	138	138	81	82	84	85	86	86	87
	95th and 12 mm Hg	144	145	146	147	149	150	150	93	94	96	97	98	98	99

Tabela 4 Valores de PA – Feminino-Idade (anos) – Percentil de estatura

Idade (y)	Percentil PA	PA sistólica (mmHg)							PA sistólica (mmHg)						
		Percentil de altura							Percentil de altura						
		5%	10%	25%	50%	75%	90%	95%	5%	10%	25%	50%	75%	90%	95%
1	Altura (in)	29.7	30.2	30.9	31.8	32.7	33.4	33.9	29.7	30.2	30.9	31.8	32.7	33.4	33.9
	Altura (cm)	75.4	76.6	78.6	80.8	83	84.9	86.1	75.4	76.6	78.6	80.8	83	84.9	86.1
	50th	84	85	86	86	87	88	88	41	42	42	43	44	45	46
	90th	98	99	99	100	101	102	102	54	55	56	56	57	58	58
	95th	101	102	102	103	104	105	105	59	59	60	60	61	62	62
	95th + 12 mm Hg	113	114	114	115	116	117	117	71	71	72	72	73	74	74
2	Altura (in)	33.4	34	34.9	35.9	36.9	37.8	38.4	33.4	34	34.9	35.9	36.9	37.8	38.4
	Altura (cm)	84.9	86.3	88.6	91.1	93.7	96	97.4	84.9	86.3	88.6	91.1	93.7	96	97.4
	50th	87	87	88	89	90	91	91	45	46	47	48	49	50	51
	90th	101	101	102	103	104	105	106	58	58	59	60	61	62	62
	95th	104	105	106	106	107	108	109	62	63	63	64	65	66	66
	95th + 12 mm Hg	116	117	118	118	119	120	121	74	75	75	76	77	78	78
3	Altura (in)	35.8	36.4	37.3	38.4	39.6	40.6	41.2	35.8	36.4	37.3	38.4	39.6	40.6	41.2
	Altura (cm)	91	92.4	94.9	97.6	100.5	103.1	104.6	91	92.4	94.9	97.6	100.5	103.1	104.6
	50th	88	89	89	90	91	92	93	48	48	49	50	51	53	53
	90th	102	103	104	104	105	106	107	60	61	61	62	63	64	65
	95th	106	106	107	108	109	110	110	64	65	65	66	67	68	69
	95th + 12 mm Hg	118	118	119	120	121	122	122	76	77	77	78	79	80	81
4	Altura (in)	38.3	38.9	39.9	41.1	42.4	43.5	44.2	38.3	38.9	39.9	41.1	42.4	43.5	44.2
	Altura (cm)	97.2	98.8	101.4	104.5	107.6	110.5	112.2	97.2	98.8	101.4	104.5	107.6	110.5	112.2
	50th	89	90	91	92	93	94	94	50	51	51	53	54	55	55
	90th	103	104	105	106	107	108	108	62	63	64	65	66	67	67
	95th	107	108	109	109	110	111	112	66	67	68	69	70	70	71
	95th + 12 mm Hg	119	120	121	121	122	123	124	78	79	80	81	82	82	83
5	Altura (in)	40.8	41.5	42.6	43.9	45.2	46.5	47.3	40.8	41.5	42.6	43.9	45.2	46.5	47.3
	Altura (cm)	103.6	105.3	108.2	111.5	114.9	118.1	120	103.6	105.3	108.2	111.5	114.9	118.1	120
	50th	90	91	92	93	94	95	96	52	52	53	55	56	57	57
	90th	104	105	106	107	108	109	110	64	65	66	67	68	69	70
	95th	108	109	109	110	111	112	113	68	69	70	71	72	73	73
	95th + 12 mm Hg	120	121	121	122	123	124	125	80	81	82	83	84	85	85
6	Altura (in)	43.3	44	45.2	46.6	48.1	49.4	50.3	43.3	44	45.2	46.6	48.1	49.4	50.3
	Altura (cm)	110	111.8	114.9	118.4	122.1	125.6	127.7	110	111.8	114.9	118.4	122.1	125.6	127.7
	50th	92	92	93	94	96	97	97	54	54	55	56	57	58	59
	90th	105	106	107	108	109	110	111	67	67	68	69	70	71	71
	95th	109	109	110	111	112	113	114	70	71	72	72	73	74	74
	95th + 12 mm Hg	121	121	122	123	124	125	126	82	83	84	84	85	86	86
7	Altura (in)	45.6	46.4	47.7	49.2	50.7	52.1	53	45.6	46.4	47.7	49.2	50.7	52.1	53
	Altura (cm)	115.9	117.8	121.1	124.9	128.8	132.5	134.7	115.9	117.8	121.1	124.9	128.8	132.5	134.7
	50th	92	93	94	95	97	98	99	55	55	56	57	58	59	60
	90th	106	106	107	109	110	111	112	68	68	69	70	71	72	72
	95th	109	110	111	112	113	114	115	72	72	73	73	74	74	75
	95th + 12 mm Hg	121	122	123	124	125	126	127	84	84	85	85	86	86	87
8	Altura (in)	47.6	48.4	49.8	51.4	53	54.5	55.5	47.6	48.4	49.8	51.4	53	54.5	55.5
	Altura (cm)	121	123	126.5	130.6	134.7	138.5	140.9	121	123	126.5	130.6	134.7	138.5	140.9
	50th	93	94	95	97	98	99	100	56	56	57	59	60	61	61
	90th	107	107	108	110	111	112	113	69	70	71	72	72	73	73
	95th	110	111	112	113	115	116	117	72	73	74	74	75	75	75
	95th + 12 mm Hg	122	123	124	125	127	128	129	84	85	86	86	87	87	87

(continua)

Tabela 4 Valores de PA – Feminino-Idade (anos) – Percentil de estatura (*continuação*)

Idade (y)	Percentil PA	PA sistólica (mmHg)							PA sistólica (mmHg)						
		Percentil de altura							Percentil de altura						
		5%	10%	25%	50%	75%	90%	95%	5%	10%	25%	50%	75%	90%	95%
9	Altura (in)	49.3	50.2	51.7	53.4	55.1	56.7	57.7	49.3	50.2	51.7	53.4	55.1	56.7	57.7
	Altura (cm)	125.3	127.6	131.3	135.6	140.1	144.1	146.6	125.3	127.6	131.3	135.6	140.1	144.1	146.6
	50th	95	95	97	98	99	100	101	57	58	59	60	60	61	61
	90th	108	108	109	111	112	113	114	71	71	72	73	73	73	73
	95th	112	112	113	114	116	117	118	74	74	75	75	75	75	75
	95th + 12 mm Hg	124	124	125	126	128	129	130	86	86	87	87	87	87	87
10	Altura (in)	51.1	52	53.7	55.5	57.4	59.1	60.2	51.1	52	53.7	55.5	57.4	59.1	60.2
	Altura (cm)	129.7	132.2	136.3	141	145.8	150.2	152.8	129.7	132.2	136.3	141	145.8	150.2	152.8
	50th	96	97	98	99	101	102	103	58	59	59	60	61	61	62
	90th	109	110	111	112	113	115	116	72	73	73	73	73	73	73
	95th	113	114	114	116	117	119	120	75	75	76	76	76	76	76
	95th + 12 mm Hg	125	126	126	128	129	131	132	87	87	88	88	88	88	88
11	Altura (in)	53.4	54.5	56.2	58.2	60.2	61.9	63	53.4	54.5	56.2	58.2	60.2	61.9	63
	Altura (cm)	135.6	138.3	142.8	147.8	152.8	157.3	160	135.6	138.3	142.8	147.8	152.8	157.3	160
	50th	98	99	101	102	104	105	106	60	60	60	61	62	63	64
	90th	111	112	113	114	116	118	120	74	74	74	74	74	75	75
	95th	115	116	117	118	120	123	124	76	77	77	77	77	77	77
	95th + 12 mm Hg	127	128	129	130	132	135	136	88	89	89	89	89	89	89
12	Altura (in)	56.2	57.3	59	60.9	62.8	64.5	65.5	56.2	57.3	59	60.9	62.8	64.5	65.5
	Altura (cm)	142.8	145.5	149.9	154.8	159.6	163.8	166.4	142.8	145.5	149.9	154.8	159.6	163.8	166.4
	50th	102	102	104	105	107	108	108	61	61	61	62	64	65	65
	90th	114	115	116	118	120	122	122	75	75	75	75	76	76	76
	95th	118	119	120	122	124	125	126	78	78	78	78	79	79	79
	95th and 12 mm Hg	130	131	132	134	136	137	138	90	90	90	90	91	91	91
13	Altura (in)	58.3	59.3	60.9	62.7	64.5	66.1	67	58.3	59.3	60.9	62.7	64.5	66.1	67
	Altura (cm)	148.1	150.6	154.7	159.2	163.7	167.8	170.2	148.1	150.6	154.7	159.2	163.7	167.8	170.2
	50th	104	105	106	107	108	108	109	62	62	63	64	65	65	66
	90th	116	117	119	121	122	123	123	75	75	75	76	76	76	76
	95th	121	122	123	124	126	126	127	79	79	79	79	80	80	81
	95th + 12 mm Hg	133	134	135	136	138	138	139	91	91	91	91	92	92	93
14	Altura (in)	59.3	60.2	61.8	63.5	65.2	66.8	67.7	59.3	60.2	61.8	63.5	65.2	66.8	67.7
	Altura (cm)	150.6	153	156.9	161.3	165.7	169.7	172.1	150.6	153	156.9	161.3	165.7	169.7	172.1
	50th	105	106	107	108	109	109	109	63	63	64	65	66	66	66
	90th	118	118	120	122	123	123	123	76	76	76	76	77	77	77
	95th	123	123	124	125	126	127	127	80	80	80	80	81	81	82
	95th + 12 mm Hg	135	135	136	137	138	139	139	92	92	92	92	93	93	94
15	Altura (in)	59.7	60.6	62.2	63.9	65.6	67.2	68.1	59.7	60.6	62.2	63.9	65.6	67.2	68.1
	Altura (cm)	151.7	154	157.9	162.3	166.7	170.6	173	151.7	154	157.9	162.3	166.7	170.6	173
	50th	105	106	107	108	109	109	109	64	64	64	65	66	67	67
	90th	118	119	121	122	123	123	124	76	76	76	77	77	78	78
	95th	124	124	125	126	127	127	128	80	80	80	81	82	82	82
	95th + 12 mm Hg	136	136	137	138	139	139	140	92	92	92	93	94	94	94
16	Altura (in)	59.9	60.8	62.4	64.1	65.8	67.3	68.3	59.9	60.8	62.4	64.1	65.8	67.3	68.3
	Altura (cm)	152.1	154.5	158.4	162.8	167.1	171.1	173.4	152.1	154.5	158.4	162.8	167.1	171.1	173.4
	50th	106	107	108	109	109	110	110	64	64	65	66	66	67	67
	90th	119	120	122	123	124	124	124	76	76	76	77	78	78	78
	95th	124	125	125	127	127	128	128	80	80	80	81	82	82	82
	95th + 12 mm Hg	136	137	137	139	139	140	140	92	92	92	93	94	94	94

(*continua*)

Tabela 4 Valores de PA – Feminino-Idade (anos) – Percentil de estatura (*continuação*)

Idade (y)	Percentil PA	PA sistólica (mmHg)							PA sistólica (mmHg)						
		Percentil de altura							Percentil de altura						
		5%	10%	25%	50%	75%	90%	95%	5%	10%	25%	50%	75%	90%	95%
17	Altura (in)	60.0	60.9	62.5	64.2	65.9	67.4	68.4	60.0	60.9	62.5	64.2	65.9	67.4	68.4
	Altura (cm)	152.4	154.7	158.7	163.0	167.4	171.3	173.7	152.4	154.7	158.7	163.0	167.4	171.3	173.7
	50th	107	108	109	110	110	110	111	64	64	65	66	66	66	67
	90th	120	121	123	124	124	125	125	76	76	77	77	78	78	78
	95th	125	125	126	127	128	128	128	80	80	80	81	82	82	82
	95th + 12 mm Hg	137	137	138	139	140	140	140	92	92	92	93	94	94	94

A utilização da tabela simplificada propõe uma triagem do paciente que deve ser checado de maneira mais apurada quanto à possibilidade de hipertensão sistêmica (Tabela 5).

Tabela 5 Simplificada – Triagem de pressão arterial na infância

Idade	Masculino		Feminino	
	Sistólica	Diastólica	Sistólica	Diastólica
1	98	52	98	54
2	100	55	101	58
3	101	58	102	60
4	102	60	103	62
5	103	63	104	64
6	105	66	105	67
7	106	68	106	68
8	107	69	107	69
9	107	70	108	71
10	108	72	109	72
11	110	74	111	74
12	113	75	114	75
≥ 13	120	80	120	80

Classificação da HAS de acordo com a gravidade

- Pressão arterial normal: idade abaixo de 13 anos, valores da PA abaixo do percentil 90. Igual ou acima dos 13 anos, PA menor que 120 × 80 mmHg.
- Pressão arterial elevada (antes denominada pré-hipertensão): idade abaixo de 13 anos, valores da PA maiores ou iguais ao percentil 90 e abaixo do percentil 95, ou PA maior ou igual a 120 × 80 mmHg até abaixo do percentil 95. Igual ou acima dos 13 anos, PA de 120 × < 80 a 129 × < 80 mmHg.
- Hipertensão arterial estágio I: idade abaixo de 13 anos, valores da PA maiores ou iguais ao percentil 95 até percentil 95 + 12 mmHg, ou PA igual a 130 × 80

mmHg até 139 × 89 mmHg (o que for menor). Igual ou acima dos 13 anos, PA de 130 × 80 a 139 × < 89 mmHg.

- Hipertensão arterial estágio II: idade abaixo de 13 anos, valores da PA maiores ou iguais ao percentil 95 + 12 mmHg ou maior ou igual a 140 × 90 mmHg (o que for menor). Igual ou acima dos 13 anos, PA maior ou igual a 140 × 90 mmHg.

DIAGNÓSTICO

O objetivo é primeiramente confirmar a HAS. Uma vez caracterizada, é importante classificar a gravidade (qual estágio). O passo seguinte é caracterizá-la como primária ou secundária, e na segunda hipótese, definir a doença subjacente que a originou.

Anamnese

Por meio da anamnese, podem-se obter indicações se a criança pertence ao grupo de risco para HAS, e também sugerir alguma causa específica.

Queixas como cefaleia, epistaxe, náusea e irritabilidade são inespecíficos e podem ocorrer em todas as formas de hipertensão.

Retardo de crescimento intrauterino eleva o risco de HA primária. Edema, infecções urinárias de repetição e oligúria apontam para causas renais (HA secundária).

Relatos de episódios de cefaleia intensa, com sudorese e taquicardia são comuns em pacientes com feocromocitoma.

História familiar positiva para HAS, alimentação desregrada e consumo excessivo de sal apontam hipertensão primária.

História de diabetes tipo 2 é comum acompanhar-se de hipertensão primária, enquanto o tipo 1 sugere lesão renal.

Exame clínico

No exame clínico, o médico deve pesquisar sinais que orientem para a doença subjacente causadora da HAS (Tabela 6).

Tabela 6 Achados no exame físico e diagnóstico provável[6]

Achados no exame clínico	Diagnóstico provável
Pulsos diminuídos em membros inferiores, pressão arterial nos membros superiores maior que nos inferiores, sopro na região interescapulovertebral esquerda e membros inferiores hipodesenvolvidos	Coarctação de aorta

(continua)

Tabela 6 Achados no exame físico e diagnóstico provável[6] (*continuação*)

Achados no exame clínico	Diagnóstico provável
Sopro na região abdominal	Estenose de artérias renais
Hirsutismo, acne, estrias e acúmulo de gordura na região do tronco	Doença de Cushing
Ausência de pulsos nos membros	Doença de Takayasu
Presença de edema	Causa renal
Obesidade	Hipertensão primária
Hipercromia com aspecto em asa de borboleta na face	Lúpus eritematcso sistêmico
Massa palpável no abdome	Tumores
Genitália ambígua ou virilização	Hiperplasia de suprarrenal

Exames laboratoriais

Os exames laboratoriais e radiológicos devem ser solicitados de forma hierárquica e baseados na anamnese e no exame clínico. Hemograma, EAS, eletrólitos, ureia e creatinina e perfil lipídico são solicitados na abordagem inicial. Nos pacientes com menos de 6 anos deve ser solicitada ultrassonografia abdominal total.

Em pacientes obesos, devem ser solicitados hemoglobina glicada, glicemia de jejum, painel lipídico e transaminases (aspartato e alanina).

Alguns exames avaliam a lesão de órgãos-alvo. Outros são específicos e compõem uma segunda fase da investigação e devem ser solicitados progressivamente, de acordo com dados de anamnese, exame clínico e os resultados dos exames iniciais. Os mais comuns, dependendo da etiologia mais provável, são medição das catecolaminas urinárias, aldosterona, renina plasmática, cortisol plasmático, Doppler de artérias renais, urografia excretora, cintilografia renal, arteriografia renal (com medição da renina na veia renal), tomografia toracoabdominal, angiorressonância magnética da aorta e artérias renais e biópsia renal (indicada por nefrologista).

Exames solicitados em situações especiais

MAPA[6]

Deve ser solicitada para crianças cooperativas, pois sabe-se que movimentações dos membros, contrações musculares e continuar deambulando durante a inflação do manguito são atitudes que influenciam na medida de PA, levando ao erro. Embora não haja trabalhos que mostrem a idade ideal para se iniciar a utilização da MAPA, a realização por crianças com menos de 9 anos de idade pode levar a resultados não confiáveis e interpretações errôneas. São úteis quando há dúvidas em relação à SJB e para acompanhar resposta terapêutica nos casos de difícil controle da PA.[10] Contudo, deve ser analisado com cautela, pois muitas crianças e adolescentes não se adaptam, relatando desconforto, o que pode influenciar no resultado, elevando falsamente os valores encontrados.

Avaliação dos órgãos-alvo

A HAS estabelecida e não controlada leva frequentemente ao dano progressivo, acometendo sobretudo coração, rins, cérebro e retina. São os chamados órgãos-alvo que devem ser avaliados em todas as crianças hipertensas, por exames clínico e complementares. São eles:

- Coração – ecocardiograma Doppler (mais recomendado) e eletrocardiograma (menos recomendado).
- Rins – EAS, ureia e creatinina.
- Cérebro e retina – exame oftalmológico de fundoscopia.

PREVENÇÃO

A confirmação de que a HAS primária do adulto tem origem na infância aumenta a importância do diagnóstico e do controle da doença nessa fase da vida.

- Medidas profiláticas: aferição da PA anualmente em toda criança a partir dos 3 anos e identificação das crianças sob risco mais alto (medida de PA a cada consulta, mesmo antes de 3 anos), combate à obesidade, combate ao sedentarismo, estímulo à alimentação saudável, combate ao hábito de fumar e combate ao consumo excessivo de álcool.

TRATAMENTO

Pressão arterial elevada (anteriormente pré-hipertensão)

Estímulo a mudanças no estilo de vida que incluem: hábito alimentar saudável, atividade física regular,[11] desestímulo ao sedentarismo, redução da ingestão de sódio e aumento da ingestão de potássio, manutenção do peso adequado, não fumar e parar ou diminuir a ingestão de álcool.

Caso o paciente se mantenha em níveis de pressão arterial elevada, não está indicado o uso de medicação anti-hipertensiva. Deve-se verificar se está havendo adesão às medidas propostas e aumentar o rigor no controle. Pode ser necessária a atuação de uma equipe multidisciplinar para se obter melhor resultado.[12,13]

A medicação é oportuna para pacientes com pressão arterial elevada com doença renal crônica, diabetes melito, insuficiência cardíaca ou hipertrofia de ventrículo esquerdo (HVE).

Hipertensão estágio I

Inicialmente, as medidas não farmacológicas devem ser aplicadas com rigor, a menos que o paciente esteja sintomático e, neste caso, deve receber medicação. Será reavaliado em cerca de 2 semanas e caso a HAS persista, devem-se intensificar as medidas não farmacológicas.

Após cerca de 3 meses o paciente deve ser reavaliado. Caso persista HAS, instituir o tratamento farmacológico.

Deve ser incentivada a atividade física regular, realizada pelo menos 4 vezes na semana, por 30 a 60 minutos. Os trabalhos publicados têm mostrado que o exercício físico regular diminui a PA por meio de vários mecanismos, como redução da resistência à insulina, redução do tono simpático, redução da rigidez arterial e melhora da função endotelial.

A medicação anti-hipertensiva será indicada sem muitas delongas nas seguintes situações: (1) doença renal crônica; (2) insuficiência cardíaca; (3) hipertensão sintomática; (4) hipertensão secundária; (5) lesão de órgão-alvo; (6) diabetes tipos 1 e 2; e (7) hipertensão persistente apesar das medidas não farmacológicas.

Devem ser considerados a MAPA (dependendo da idade) e o encaminhamento ao especialista.

Hipertensão estágio II

As medidas não farmacológicas para pacientes assintomáticos devem ser iniciadas mais precocemente. O paciente deve ser reavaliado em uma semana e, no caso de má resposta, inicia-se a medicação.

O paciente deve ser encaminhado a um centro de referência se tiver hipertensão de difícil controle ou hipertensão secundária.

Mesmo nesse grupo de paciente, a atividade física aeróbica é recomendada, tomando algumas precauções. Publicação da American Academy of Pediatrics, em 2010, orienta as atividades físicas e esportivas para esse grupo de pacientes.

Hipertensão resistente

É definida como hipertensão cuja terapêutica utilizada não reduziu a PA a níveis desejados, incluindo medidas não farmacológicas e ao menos três drogas, sendo uma delas um diurético em doses adequadas.

Em crianças e adolescentes, o diagnóstico de hipertensão resistente necessita de confirmação com MAPA e eliminação das seguintes situações:[6]

- Hipertensão secundária.
- Baixa adesão ao tratamento.
- Ganho de peso.
- Uso continuado de drogas que elevam a PA.
- Apneia do sono gravemente obstrutiva.
- Sobrecarga de volume persistente.

Utilização de drogas anti-hipertensivas na infância e na adolescência

Até recentemente não havia drogas anti-hipertensivas licenciadas para crianças. Foi somente na década de 2010 que movimentos de entidades médicas, nos EUA e na Europa, resultaram em alterações na legislação desses países, que incentivaram a realização de estudos para avaliação de drogas anti-hipertensivas para a faixa etária pediátrica.[13,14] Contudo, a maioria das recomendações para utilização dessas drogas na infância e na adolescência ainda se baseia na vasta literatura e na experiência do uso em adultos.[15]

É importante que o pediatra conheça a medicação mais adequada à etiologia da hipertensão, bem como as contraindicações do fármaco utilizado (Tabela 7).

Tabela 7 Estudos de drogas anti-hipertensivas em crianças[6]

ACC	Entre os ACC, a droga mais estudada é o anlodipino Em um estudo multicêntrico que incluiu 268 crianças na faixa etária de 6 a 16 anos, o anlodipino foi eficaz na redução da PA sistólica quando comparado com placebo
iECA	Entre os iECA, o captopril é o mais bem estudado e com maior experiência no uso na faixa pediátrica. Também ensaios com o enalapril e lisinopril têm estabelecido a eficácia e doses adequadas
BRA II	Entre os BRA II, estudos com losartan, ibesartan e candesartan têm mostrado a eficácia em pacientes pediátricos
Diuréticos	Os diuréticos mais utilizados por crianças são a hidroclorotiazida e a clortalidona, entretanto, o uso se baseia na experiência com adultos, havendo escassos e inconsistentes estudos nesta faixa etária

ACC: antagonistas dos canais do cálcio; iECA: inibidor da enzima conversora da angiotensina; BRA II: bloqueadores dos receptores da angiotensina II.

Tabela 8 Recomendações e contraindicações a anti-hipertensivos específicos

Classe		Recomendação	Contraindicação
Diurético	Poupador de K+	Hiperaldosteronismo	IRC
Diuréticos	Furosemida Hidroclorotiazida Clortalidona	IRC, IC, HAS grave	
Betabloqueador	Em geral	Coarctação de aorta IC	Asma brônquica DM insulino-dependente Evitar associar com HCTZ
ACC	Em geral	HAS grave, ICC	Insuficiência hepática Gravidez
iECA	Em geral	IRC proteinúria Diabetes melito IC HAS grave	Gravidez Estenose BAR Rim único com BAR Hiperpotassemia
BRA II	Em geral	IRC proteinúria Diabetes melito IC	Gravidez Estenose BAR Rim único com BAR Hiperpotassemia
Vasodilatador			Retenção hídrica Taquicardia reflexa

ACC: antagonistas dos canais do cálcio; iECA: inibidor da enzima conversora da angiotensina; BRA II: bloqueadores dos receptores da angiotensina II; IRC: insuficiência renal crônica; BAR: bilateral de artérias renais; HCTZ: hidroclorotiazida; IC: insuficiência cardíaca.

Algumas drogas disponíveis nos EUA e Europa não estão à disposição do pediatra no Brasil. Assim como para adultos, as drogas mais frequentemente usadas em crianças incluem:[6]

- Inibidores da enzima conversora da angiotensina (iECA).
- Antagonistas dos receptores da angiotensina, AT1 (BRA II).
- Antagonistas dos canais de cálcio (ACC).
- Betabloqueadores (menos recomendados para crianças).
- Diuréticos.

Metanálises recentes indicam que apesar de eficazes no tratamento da hipertensão, os betabloqueadores têm menor efeito na redução da morbimortalidade quando comparado com os demais anti-hipertensivos.

Em uma importante e recente revisão de 27 estudos pediátricos, a queda da pressão arterial com o uso de iECA, BRA II e ACC foi semelhante (Tabela 9).

Na Diretriz de 2017, a recomendação é a da utilização dos iECA, AT1 e ACC em detrimento dos betabloqueadores, na faixa etária pediátrica.

Tabela 9 Principais drogas anti-hipertensivas (uso oral liberados pela Anvisa)

Classe	Medicação	Dose inicial	Dose total máxima por dia	Intervalo
Diurético	Hidroclorotiazida	0,5 a 1 mg/kg/dia	3	24 h
	Clortalidona	0,3 mg/kg/dia	2	24 h
	Furosemida	0,5 a 2 mg/kg/dose	6	12 a 24 h
	Espironolactona	1 mg/kg/dia	3,3	12 a 24 h
	Amilorida	5 a 10 mg/dia	20	24 h
iECA	Captopril	0,3 a 0,5 mg/kg/dose	6	8 a 12 h
	Enalapril	0,08 mg/kg/dia	0,6	12 a 24 h
	Lisinopril	0,07 mg/kg/dose	0,6	24 h
	Fosinopril	5 a 10 mg/dia	40	24 h
	Benazepril	0,2 mg/kg/dose	0,6	24 h
BRA II	Losartana	0,7 mg/kg/dia	1,4	24 h
	Irbesartana	6 a 12 anos 75 mg/dia	150	24 h
		> 13 anos 75 mg/dia	300	
	Valsartana	1,3 mg/kg/dia	2,7	24 h
	Candesartana	1 a 6 anos 0,2 mg/kg/dia	0,4	12 ou 24h
		6 a 17 anos < 50 kg de peso 4 mg/dia	16	
		> 17 anos > 50 kg de peso 8 mg/dia	32	
Betabloqueador	Propranolol	1 a 2 mg/kg/dia	4	8 a 12 h
	Atenolol	0,5 a 1 mg/kg/dia	2	12 a 24 h
	Metoprolol	1 a 2 mg/kg/dia	6	12 h
Bloqueador dos canais de cálcio	Anlodipino	0,03 a 0,6 mg/kg/dia	3	24 h
	NifedipinoR	0,25 a 0,5 mg/kg/dia	120	12 a 24 h
Alfa-bloqueador periférico	Prazosina	0,05 a 0,1 mg/kg/dia	0,5	8 h
	Terazosina	1 mg/dia	20	24 h
Vasodilatador	Doxazosina	1 mg/dia	4	24 h
	Hidralazina	0,75 mg/kg/dia	7,5	24 h
	Minoxidil	< 12 anos 0,2 mg/kg/dia	50	8 a 24 h
		≥ 12 anos 5 mg/dia	100	

Anvisa: Agência Nacional de Vigilância Sanitária; iECA: inibidor da enzima conversora da angiotensina; BRA II: bloqueador dos receptores da angiotensina II; R: liberação prolongada.

EMERGÊNCIA E URGÊNCIA HIPERTENSIVA

Emergência hipertensiva é definida como uma situação de hipertensão grave, associada à disfunção de um órgão-alvo, sendo mais frequentemente coração, sistema nervoso ou rins.

Urgência hipertensiva é definida como uma situação de hipertensão grave, sem disfunção de órgão-alvo.

Nas situações de emergência e urgência hipertensivas, o tratamento deve ser imediato, com drogas venosas (Tabela 10), cuidando para a PA não baixar muito rapidamente, para não comprometer a perfusão de órgãos nobres. A diminuição da PA não deve ser maior que 25 a 30% nas primeiras 6 a 8 horas, seguida por redução gradual nas próximas 24 a 48 horas.

Tabela 10 Principais drogas utilizadas nas crises hipertensivas

Droga	Dose	Via	Início de ação	Anvisa
Nitroprussiato de sódio	0,5 a 8 mcg/kg/min	IV*	Segundos	Sim
Furosemida	0,5 a 5 mg/kg	IV**	Minutos	Sim
Nifedipino	0,25 mg/dose	Oral	20 a 30 minutos	Sim
Captopril	0,1 a 0,2 mg/kg/dose	Oral	10 a 20 minutos	Sim
Esmolol	100 a 500 mcg/kg/min	IV*	Segundos	Sim
Clonidina	2 a 6 mcg/kg/dose	IV**	10 minutos	Sim
Hidralazina	0,2 a 0,6 mg/kg/dose	IV**	10 a 30 minutos	Sim
Diazóxido	1 a 3 mg/kg, pode repetir 5 a 15 min	IV**	1 minuto	Sim

Anvisa: * infusão contínua; ** em bolo.

DESAFIOS ATUAIS

A reversão desse cenário depende da atuação em diversos níveis:

- Atuação de cada profissional de saúde (sobretudo pediatras) na prevenção, no diagnóstico e no tratamento dos casos de hipertensão.
- Atuação das entidades de saúde promovendo ações voltadas à prevenção da moléstia, esclarecimento à população e interferência junto a instituições como escolas e poder público.
- Atuação da sociedade pressionando o poder público na criação e na aplicação de leis que regulamentem a atuação da indústria alimentícia, estimulando as pesquisas científicas junto às universidades e indústria farmacêutica e as ações voltadas para a promoção da saúde em instituições como escolas e empresas.

Grandes estudos de acompanhamento populacional com foco na avaliação do desenvolvimento de doenças cardiovasculares de crianças hipertensas podem preencher lacunas que ainda persistem. Estudos comparativos, avaliando a eficácia terapêutica e a resposta em longo prazo das drogas anti-hipertensivas, ainda estão por serem feitos. A identificação genética dos predispostos, bem como a terapia genética, é um campo que certamente, no futuro, trará contribuição relevante no tratamento e na prevenção da hipertensão arterial iniciada na infância, e seu estabelecimento na idade adulta.

ORIENTAÇÕES AOS PAIS

É de extrema importância conscientizar a família e o paciente da necessidade de uma mudança de estilo de vida, uma vez que essas medidas podem representar redução relevante nos níveis de pressão arterial.

Essas medidas são:

- Manter a alimentação saudável. Os alimentos ricos em sódio e gorduras saturadas devem ser evitados, ao passo que aqueles ricos em potássio e fibras podem ser utilizados. A dieta do estudo DASH[6] (*Dietary Approach to Stop Hypertension*) mostrou benefícios no controle da pressão arterial, inclusive para indivíduos em uso de anti-hipertensivos. Enfatiza o consumo de frutas, verduras, alimentos integrais, leites desnatados e derivados; quantidades reduzidas de produtos saturados e colesterol; maiores quantidades de fibras, potássio, cálcio e magnésio.
- Redução do consumo de sal. É indicado que o consumo de menos de 2 g de sódio (ou 5 g/dia de sal, correspondente a 4 colheres de café, 4 g, rasas) deve ser ajustado para meninos e meninas de 2 a 15 anos de idade.
- Para os adolescentes, desencorajar o consumo de bebidas alcoólicas e do cigarro.
- Controle do peso. Combate à obesidade e ao sedentarismo:
  - Exercício físico – a prática de atividade física regular está indicada para todos os indivíduos. Antes de iniciar programas regulares de atividade física, os hipertensos devem ser submetidos à avaliação clínica especializada, avaliação pré-participação e recomendações médicas associadas ao exercício.
- Controle do estresse psicoemocional.

✓ CONCLUSÃO

A HA contribui enormemente para a redução da expectativa e da qualidade de vida da população. Observa-se a tendência mundial para o aumento da prevalência da HAS na infância e na adolescência, associada principalmente à obesidade e ao consumo de alimentos multiprocessados, ricos em conservantes à base de sódio. A normatização por meio de Diretrizes publicadas nos EUA e na Europa foi fundamental para a conscientização da categoria médica, em particular pediatras e entidades médicas.

A prevenção e o tratamento da obesidade tornaram-se questões fundamentais para o combate à hipertensão e diminuição do risco cardiovascular na criança e no adolescente.

O avanço no conhecimento científico sobre os benefícios da atividade física regular reforçou a importância dessa forma de tratamento e prevenção da HA. Entretanto, a situação ainda é preocupante em relação ao nível de conscientização da população em geral e autoridades de saúde e governamentais.

REFERÊNCIAS BIBLIOGRÁFICAS

1. Sociedade Brasileira de Cardiologia (SBC); Sociedade Brasileira de Hipertensão (SBH); Sociedade Brasileira de Nefrologia (SBN). V Diretrizes Brasileiras de Hipertensão Arterial. Arq Bras Cardiol. 2007;89(3):e24-79.
2. Sociedade Brasileira de Cardiologia. 7ª Diretriz Brasileiras de Hipertensão. Arq Bras Cardiol. 2016;107(3 Suppl 3):53-62.
3. Alessi A, Brandão AA, Pierin A, Feitosa AM, Machado CA, de Moraes Forjaz CL, et al.; Sociedade Brasileira de Cardiologia; Sociedade Brasileira de Hipertensão; Sociedade Brasileira de Nefrologia. IV Diretriz para uso da Monitorização Ambulatorial da Pressão arterial - II Diretriz para uso da Monitorização Residencial da Pressão arterial IV MAPA / II MRPA. Arq Bras Cardiol. 2005;85(Suppl 2):1-18.
4. Ferreira JS, Aydos RD. Prevalência de hipertensão arterial em crianças e adolescentes obesos. Cienc Saúde Coletiva. 2010;15(1):97-104.
5. Sociedade Brasileira de Cardiologia; Sociedade Brasileira de Hipertensao; Sociedade Brasileira de Nefrologia. VI Diretrizes Brasileiras de Hipertensão. Arq Bras Cardiol. 2010;95(1 Suppl 1):1-51.
6. Flynn JT, Kaelber DC, Baker-Smith CM, Blowey D, Carroll AE, Daniels SR, et al.; Subcommittee on Screening and Management of High Blood Pressure in Children. Clinical Pratice Guideline for Screening and Management of High Blood Pressure in Children and Adolescents. Pediatrics. 2017;140(3).
7. Latrino R, Manunta P, Zagato L. Salt sensitivity: challenging and controversial phenotype of primary hypertension. Curr Hypertens Rep. 2016;18(9):70.
8. Kelly RK, Magnussen CG, Sabin MA, Cheung M, Juonala M. Development of hypertension in overweight adolescents: a review. Adolesc Health Med Ther. 2015;6:171-87.
9. National High Blood Pressure Education Program Working Group on High Blood Pressure in Children and Adolescents. Fourth Report on the Diagnosis, Evaluation, and Treatment of High Blood Pressure in Children and Adolescents National High Blood Pressure Education Program Working Group on High Blood Pressure in Children and Adolescents. Pediatrics. 2004;114(2 Suppl):555-76.
10. Strambi M, Giussani M, Ambruzzi MA, Brambilla P, Corrado C, Giordano U, et al. Novelty in hypertension in children and adolescents: focus on hypertension during The first year of life, use and interpretation of ambulatory blood pressur emonitoring, role of physical activity in prevention and treatment, simple carbohydrates and uric acid as risk factors. Ital J Pediatr. 2016;42(1):69.
11. McCambridge TM, Benjamin HJ, Brenner JS, Cappetta CT, Demorest RA, Gregory AJ, et al.; Council on Sports Medicine and Fitness. Athletic participation by children and adolescents who have systemic hypertension. Pediatrics. 2010;125(6):1287-94.

12. Lurbe E, Cifkovac R, Cruickshankd JK, Dillone MJ, Ferreira I, Invittig C, et al.; European Society of Hypertension. Management of high blood pressure in children and adolescents: recommendations of the European Society of Hypertension. J Hypertension. 2009;27(9):1719-42.
13. Rao G. Diagnosis, epidemiology, and management of hypertension in children. Pediatrics. 2016;138(2):e20153616.
14. Dhull RS, Baracco R, Jain A. Pharmacologic treatment of pediatric hypertension. Curr Hypertens Rep. 2016;18:32.
15. James P, Oparil S, Carter B, Cushman W, Dennison-Himmelfarb C, Handler J, et al. 2014 evidence-based guideline for the management of high blood pressure in adults: report from the panel members appointed to the Eighth Joint National Committee. JAMA. 2014;311(5):507-20.

SEÇÃO III

EXAMES COMPLEMENTARES

6

ELETROCARDIOGRAMA

Maria Eulália Thebit Pfeiffer

OBJETIVOS

✓ Apresentar o eletrocardiograma por meio de análise sintética da atividade elétrica do coração, dos elementos anatômicos envolvidos e das técnicas de registro.

✓ Demonstrar as principais características encontradas em exames normais e patológicos na criança.

INTRODUÇÃO

O eletrocardiograma (ECG) é a representação gráfica da atividade elétrica do coração, que compreende a sequência dos eventos básicos do ciclo cardíaco alternados em repouso e ação, sucessivamente. Essa atividade se manifesta no traçado do ECG sob a forma de ondas específicas, para cada parte do coração envolvida no mecanismo do batimento cardíaco.

É um exame complementar de grande importância para o cardiopediatra, pois, junto à história e ao exame físico, constitui ferramenta fundamental para o diagnóstico clínico. Além disso, o baixo custo operacional e fácil manuseio o torna um parceiro atraente e de grande ajuda no atendimento cardiológico primário.

Será mostrada, a seguir, para melhor compreensão do estudo do ECG, uma síntese dos eventos mais importantes do ciclo cardíaco, a representação gráfica e a sistematização para a interpretação.

SISTEMA DE CONDUÇÃO

O sistema de condução do coração é composto de vários elementos, sendo o nódulo sinusal, os feixes internodais, o nódulo atrioventricular (AV), feixe de His e ramos, e a rede de Purkinje, que serão abordados a seguir. A sequência da atividade cardíaca é apresentada sob a forma de ondas específicas de cada local e função, que serão registradas no traçado eletrocardiográfico (Figura 1).[1,2]

Nó sinusal

Localizado no átrio direito (AD), próximo à entrada da veia cava superior e do apêndice atrial direito, possui células automáticas que geram estímulos para o funcionamento cardíaco e por isso são chamadas células marca-passo.

Feixes internodais

São fibras que ligam o nódulo sinusal ao nódulo AV e possuem celularidade diversa, não sendo visíveis a olho nu.

Nódulo AV

Próximo ao ósteo do seio coronariano no AD, localiza-se o nódulo AV, que recebe fibras do miocárdio atrial e continua para baixo formando o feixe de His. Promove um alentecimento da condução do estímulo na junção AV.

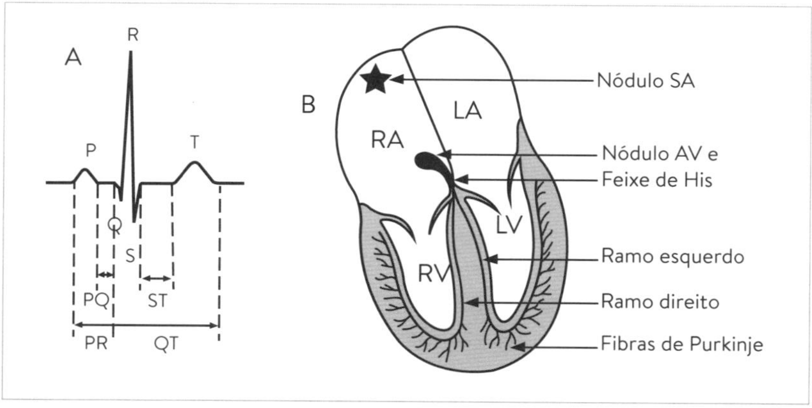

Figura 1 Ondas do traçado eletrocardiográfico (A) e sistema de condução (B).
Fonte: adaptada de Park e Guntheroth[1].

Sistema His-Purkinje

O feixe de His se origina do nódulo AV como um feixe de fibras que se dirige para a frente e para baixo, bifurcando-se em ramos direito e esquerdo, para os respectivos ventrículos, onde dão origem à rede de fibras de Purkinje que entra na região subendocárdica.

Há ainda um grupo de feixes chamados feixes anômalos ou vias acessórias, que podem fazer o estímulo se desviar do trajeto normal, levando ao aparecimento das arritmias cardíacas, que serão estudadas em capítulo à parte.

ATIVIDADE ELÉTRICA DO CORAÇÃO

A atividade elétrica do coração compreende dois eventos sucessivos principais: o potencial de repouso e o potencial de ação. A célula em repouso é chamada polarizada. O estímulo surge, em condições normais, no nó sinusal, iniciando assim a despolarização. Para que esse evento ocorra é necessária a movimentação de alguns íons, principalmente Na, K e Ca, que se encontram no interior e no exterior da célula, levando à maior positividade ou negatividade desses espaços. Ocorre alteração da membrana celular, que, ao ficar mais ou menos permeável, promove o transporte iônico, o qual é responsável pelo processo da despolarização, condução do estímulo e depois repolarização, sucessivamente (Figura 2A).[1-3]

Ocorre inicialmente a despolarização do AD, depois do átrio esquerdo (AE). O estímulo segue para o nódulo AV, feixe de His e ramos e finalmente para a rede de Purkinje, ocorrendo a despolarização dos ventrículos, que aqui começa no septo interventricular, região média, depois baixa, então às paredes ventriculares e porções basais. Durante esses eventos, ocorre a formação de vetores representativos da direção e sentido da despolarização atrial e ventricular. Os vetores surgem da formação dos dipolos, que representam a negatividade e a positividade das regiões consideradas, e se orientam da região negativa para a positiva, mostrando o sentido da despolarização e depois repolarização do coração (Figura 2B).

Átrios

O estímulo cardíaco normal origina-se do nó sinusal e despolariza inicialmente o AD, depois o AE. Ocorre a formação de 2 vetores que resultam em 1 vetor que se orienta para baixo e para a esquerda, e é perpendicular ao plano frontal. Daí se forma a onda P (Figura 3).[2]

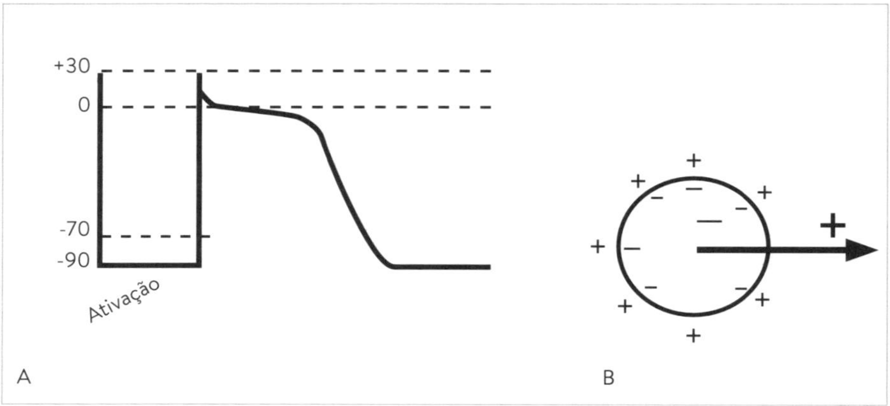

Figura 2 Processo de despolarização e repolarização do coração.
Fonte: adaptada de Park e Guntheroth[1]; Carneiro[2].

O estímulo é então conduzido para os ventrículos, passando pelo nódulo AV, onde sofre alentecimento. Surge então o segmento PR. O conjunto da onda P e do segmento PR forma o intervalo PR. A repolarização atrial ocorre simultaneamente com o segmento PR, por isso não aparece no traçado.

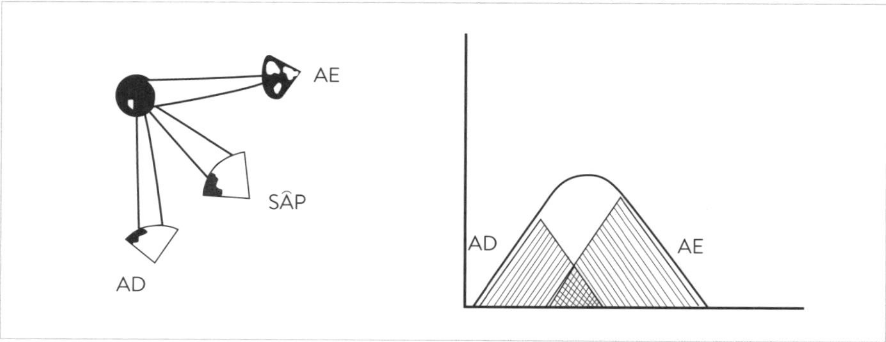

Figura 3 Representação da atividade elétrica atrial.
Fonte: adaptada de Park e Guntheroth[1].

Ventrículos

O estímulo, passando pelo nó AV, atinge o feixe de His e através de seus ramos vai despolarizar os ventrículos direito (VD) e esquerdo (VE). Ocorre a formação de 4 vetores e dá origem ao complexo QRS. O vetor resultante vai determinar o eixo elétrico do coração, que está para baixo, para a esquerda e um pouco para trás. Finda a despolarização, dá-se início à repolarização ventricular, ocorrendo então a onda T (Figura 4).[1,2]

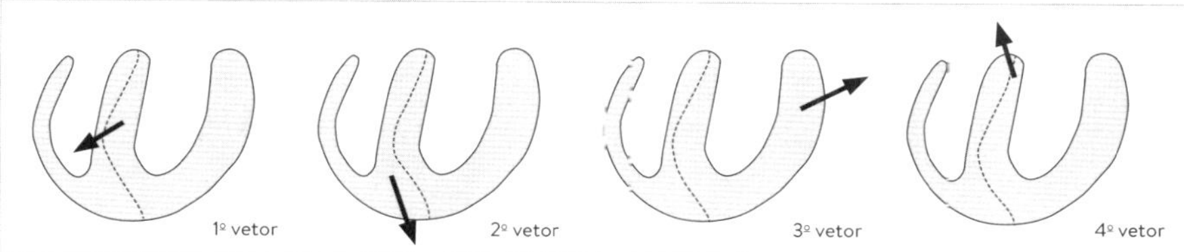

Figura 4 Representação da atividade elétrica ventricular.
Fonte: adaptada de Park e Guntheroth[1].

O ELETROCARDIÓGRAFO E AS DERIVAÇÕES

O eletrocardiógrafo é um aparelho utilizado para fazer o registro da atividade elétrica do coração. Foi idealizado por Eithoven et al. no início do século XX, tendo sofrido progressivos aperfeiçoamentos até os tempos atuais. Esse aparelho recolhe, por meio de eletródios colocados em determinados pontos do corpo humano, as diferenças de potencial resultantes da atividade elétrica cardíaca. Esses eletródios formam as derivações bipolares chamadas D1, D2 e D3, e as unipolares, aVR, aVL e aVF; e as regiões utilizadas para medidas são os dois braços e a perna esquerda (Figura 5).[2,3]

Os eletródios formam entre si um triângulo equilátero, do qual surgem as derivações bipolares, e destas são formadas as derivações unipolares. Esse sistema é chamado hexa-axial e constitui o plano frontal. Todas as derivações passam pelo centro e possuem um lado positivo e outro negativo, sendo (Figura 5B):

- D1: positivo à esquerda.
- D2 e D3: positivos na metade inferior.
- aVR, aVL e aVF: positivos na origem.

Os ângulos formados entre as derivações são de 30º, sendo na metade superior negativos (de 0º a -180º) e na metade inferior positivos (Figura 5).[1-3]

Por meio do sistema hexa-axial pode-se determinar o que é esquerda, direita, superior e inferior. Para determinar o que é anterior e posterior, utiliza-se outro plano, chamado plano horizontal. Daí, novas derivações são formadas, sendo: V1, V2, V3, V4, V5 e V6. As informações são colhidas pela utilização de eletródios colocados no precórdio em espaços predeterminados. Podem surgir paralelamente outras derivações de acordo com a necessidade e/ou o tipo de paciente, como: V3R, V4R, V7 e V8, além de outras (Figura 6).

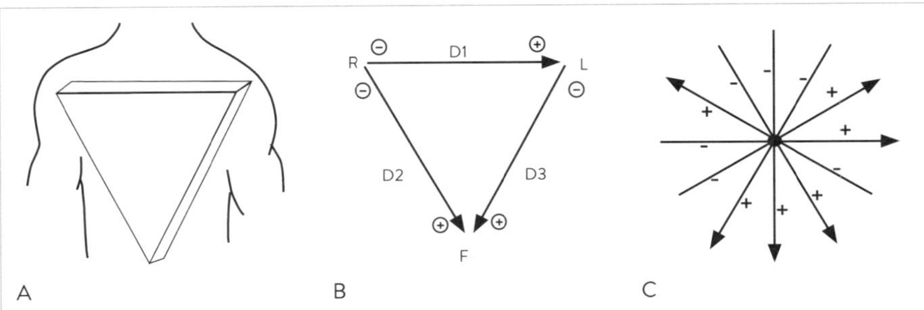

Figura 5 Triângulo de Eithoven e derivações do plano frontal.
Fonte: adaptada de Park e Guntheroth[1].

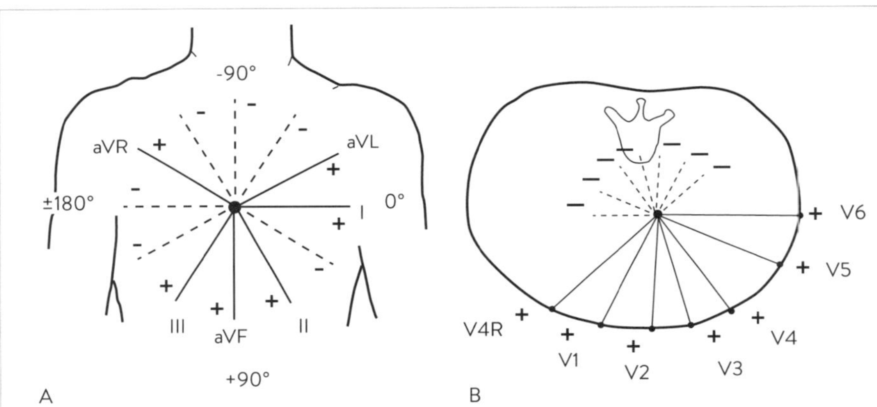

Figura 6 Projeção do sistema de derivações dos planos frontal (A) e horizontal (B).
Fonte: adaptada de Park e Guntheroth[1].

As informações colhidas pelos eletródios são então registradas pelo eletrocardiógrafo, sob forma de ondas específicas em um papel apropriado e tem-se, então, o ECG.

O ELETROCARDIOGRAMA NORMAL

O registro do eletrocardiograma

Há 12 derivações clássicas: D1, D2, D3, aVR, aVL e aVF (plano frontal) e V1, V2, V3, V4, V5 e V6 (plano horizontal). Podem-se acrescentar derivações à direita no plano horizontal, mais utilizadas para crianças, e à esquerda, para adultos (Figura 6B).

O papel para registro do ECG é quadriculado, sendo 1 mm a distância entre 2 traços horizontais ou verticais. A cada 5 linhas há uma linha mais forte, tanto na horizontal quanto na vertical. A velocidade de registro é de 25 mm/segundo, portanto, em 60 segundos percorrem-se 1.500 mm. Isso significa também que cada 1 mm vai ser igual a 0,04 segundo. Na vertical, faz-se a padronização da amplitude para o registro, de 10 mm ou 1 mv(N). Esses critérios podem ser modificados de acordo com o ritmo do paciente, podendo-se utilizar a velocidade de 50 mm, como também amplitude de 2N ou N/2 (Figura 7).[1-3]

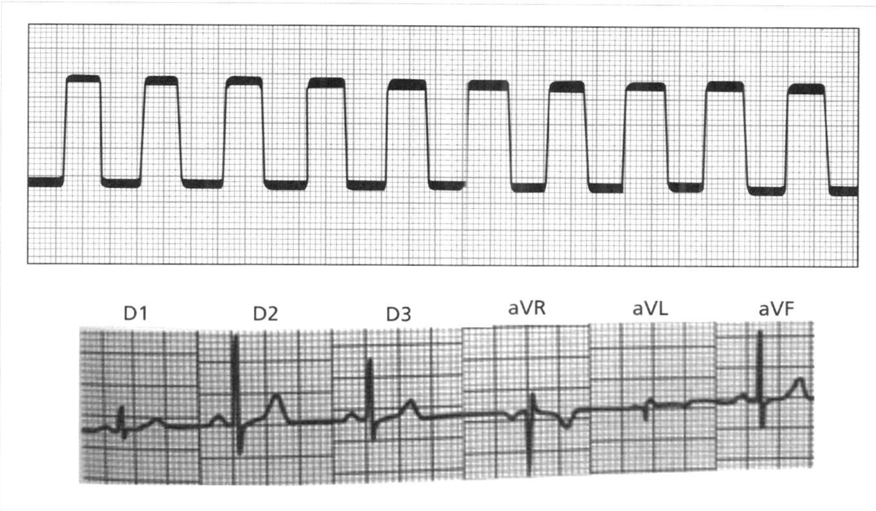

Figura 7 O papel e o traçado eletrocardiográfico. (A) papel quadriculado. Calibração normal = N = 1 mv; (B) traçado normal – derivações do plano frontal.
Fonte: adaptada de Park e Guntheroth[1].

Análise do eletrocardiograma

Para facilitar o diagnóstico, deve-se sistematizar a leitura do ECG seguindo as etapas (Figura 8):

1. FC.
2. Ritmo cardíaco.
3. Onda P.
4. Intervalo PR.
5. Complexo QRS.

6. Segmento ST.
7. Onda T.
8. Intervalo QT.

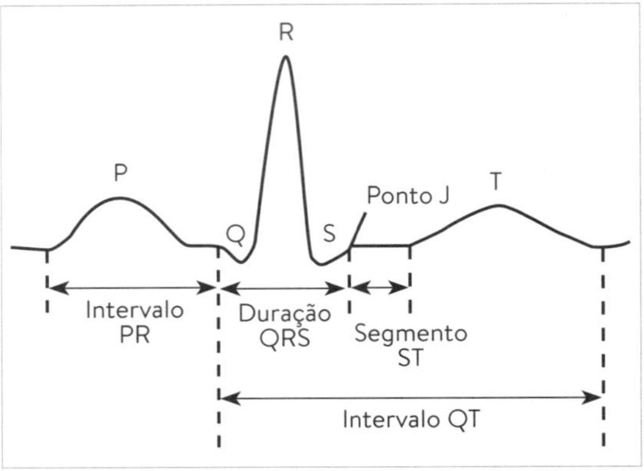

Figura 8 Ondas do traçado do eletrocardiograma.
Fonte: adaptada de Park e Guntheroth[1].

Frequência cardíaca

Calcula-se a frequência cardíaca (FC) pela divisão do número 1.500 (distância percorrida em 60 segundos) pelo número de quadrados pequenos entre dois complexos QRS (RR). Para facilitar, utiliza-se uma regra básica: partindo de uma onda R coincidente com uma linha grossa e observa-se onde vai cair o próximo R (Figura 9):

- Se cair em 5 mm, FC = 300.
- Se cair em 10 mm, FC = 150.
- Se cair em 15 mm, FC = 100.
- Se cair em 20 mm, FC = 75.
- Se cair em 25 mm, FC = 60.
- Se cair em 30 mm, FC = 50.

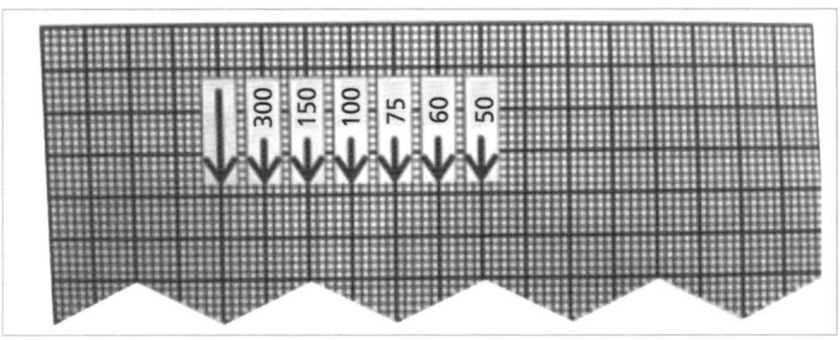

Figura 9 Como calcular a FC no traçado.
Fonte: adaptada de Park e Guntheroth[1].

A FC varia de acordo com a idade da criança. Se abaixo da média, considera-se bradicardia, e se acima, taquicardia, para a faixa etária específica (Tabela 1).

Tabela 1 Frequência cardíaca conforme a idade

Recém-nascido	110-150 bpm
2 anos	85-125 bpm
4 anos	75-115 bpm
6 anos	65-100 bpm
Acima de 6 anos	60-100 bpm

Fonte: adaptada de Park e Guntheroth[1].

Ritmo cardíaco

O ritmo cardíaco normal é chamado ritmo sinusal, e para isso deve-se observar a onda P, que deve ser positiva em D1, D2 e a VF (Figura 7B).

Onda P

A onda P representa a despolarização atrial que inicia no AD e depois AE. O eixo médio de P é para a esquerda e para baixo, em torno de +60° (entre 0° e 90°). Deve-se medir, por isso, na derivação D2, pois é onde a onda P vai ter maior inscrição (ver Figura 8):

- Amplitude até 2,5 mm.
- Duração até 0,10 mm.

Intervalo PR

É o tempo medido desde a despolarização atrial, início de P até o início do QRS. Varia com a idade e a FC da criança é considerada normal de 0,08 segundo até 0,20 segundo. Abaixo de 0,08 segundo considera-se como PR curto, que ocorre em arritmias cardíacas. Acima de 0,20 segundo, considera-se como bloqueio AV do 1° grau. Este último pode ser encontrado em: miocardites, intoxicação digitálica, febre reumática, arritmias, entre outros (ver Figura 8).

Complexo QRS

O complexo QRS representa a despolarização ventricular, sendo Q a primeira onda negativa, R a primeira onda positiva e S a primeira onda negativa após R.

Pelo QRS, pode-se avaliar o eixo elétrico do coração que, em média, situa-se entre 0° e +90°, sendo, na criança menor, até +120°. A duração média do QRS é variável com a FC, sendo em média 0,06 a 0,10 segundo e deve ser medido nas derivações do plano frontal (ver Figura 8).

Em relação à amplitude, deve-se considerar como baixa voltagem:

- No plano frontal, QRS < 5 mm.
- No plano horizontal, QRS < 8 mm.

Quanto à alta voltagem, não há critérios determinados, mas valoriza-se o somatório das amplitudes quando são avaliadas as hipertrofias ventriculares.[2]

O eixo do QRS, como já colocado, normalmente vai se situar entre 0º e 90º, sendo na criança menor até 120º, por predomínio do VD. O eixo além de +120º deve ser considerado como hemibloqueio posterior direito, e além de -30º, pode-se considerar hemibloqueio anterior esquerdo. Para localizar o eixo, usa-se uma regra básica (Figuras 10 e 11 e Tabela 2):

- Localiza-se o quadrante no sistema hexa-axial analisando D1 e aVF.
- Procura-se a derivação em que o QRS se encontra com menor amplitude ou isodifásico (fase positiva da mesma amplitude da fase negativa). O eixo do QRS vai estar perpendicular a esta derivação, em que terá maior inscrição, sendo que:
  - D1 é perpendicular a aVF.
  - D2 perpendicular a aVL.
  - D3 perpendicular a aVR.

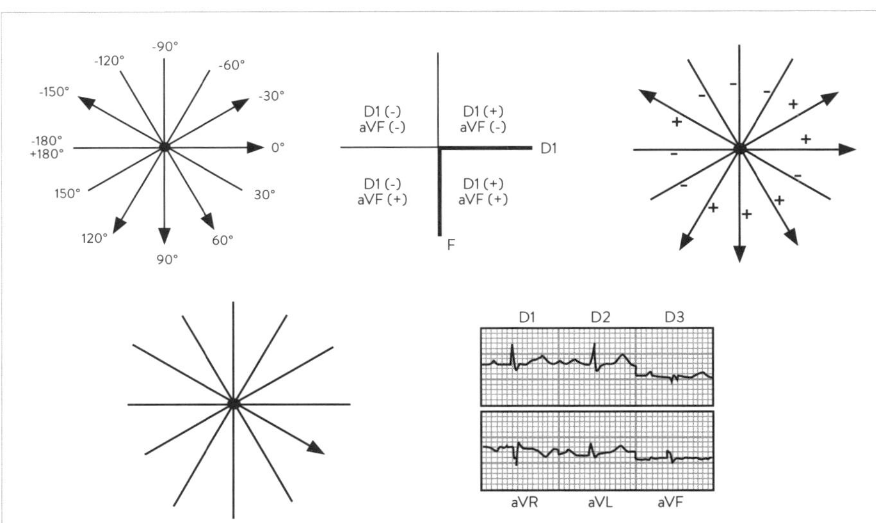

Figura 10 Exemplo de localização de eixo do QRS. Observar QRS positivo em D1 e AVF; menor amplitude em D3, portanto, a derivação perpendicular a D3 = aVR. Portanto: eixo do QRS a + 30°.

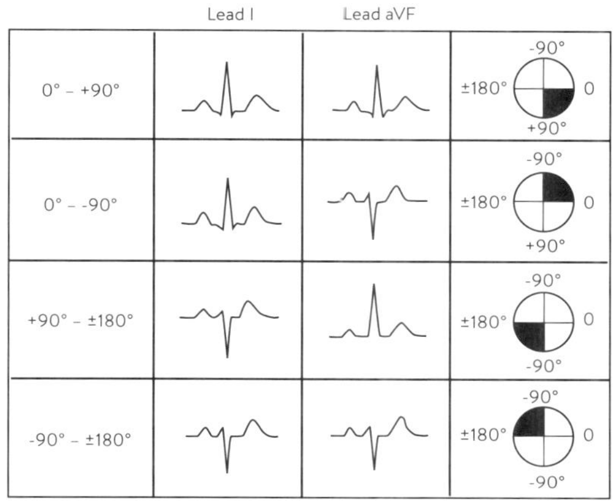

Figura 11 Localização do quadrante do QRS.
Fonte: adaptada de Park e Guntheroth[1].

Tabela 2 Eixo do QRS de acordo com a faixa etária

1 semana-1 mês	+110° (+30° a -130°)
1-3 meses	+70° (+10° a +125°)
3 meses-3 anos	+60° (+10 a +110°)
> 3 anos	+60° (+20 a +120°)
Adultos	+50° (-30° a +105°)

Quando o QRS está isodifásico em 2 derivações ou mais, diz-se que o eixo vai estar perpendicular ao plano frontal.

Segmento ST

O segmento ST vem após o complexo QRS. É a linha que une o QRS à onda T e representa o início da repolarização ventricular. Pequenos desníveis para cima ou para baixo da linha de base podem ocorrer normalmente (até 1,5 mm). Quando ocorrem maiores desníveis, devem ser avaliadas condições patológicas, como pericardite, miocardite, isquemia miocárdica, distúrbios eletrolíticos, entre outros (Figura 12).

Onda T

A onda T representa a repolarização ventricular. É mais bem avaliada nas derivações precordiais. A forma normal é arredondada e assimétrica, com a fase ascendente mais lenta e a fase descendente mais rápida. A amplitude é variável, sendo menor que o QRS (Figura 13).[1,2]

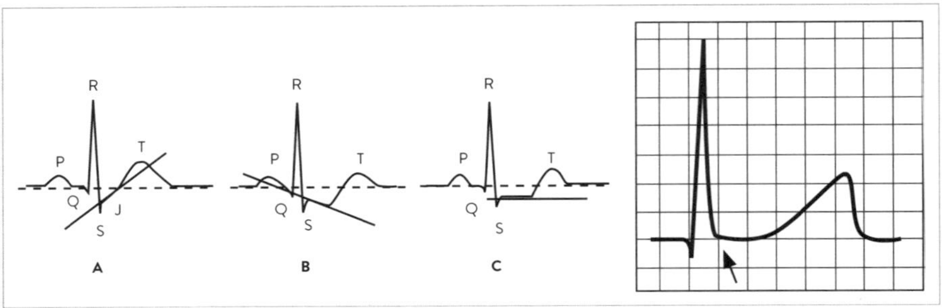

Figura 12 Representação do segmento ST. À direita: início do segmento.
Fonte: adaptada de Park e Guntheroth[1].

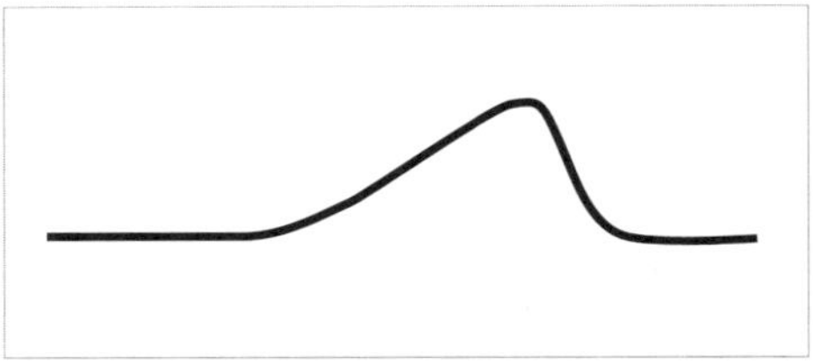

Figura 13 Onda T.

Na criança, a onda T é negativa de V1 a V4, sendo positiva em V1 nas primeiras 72 horas de vida. Após, deve ser negativa. A permanência de T positiva em V1 deve ser considerada como patológica, podendo ser por hipertensão pulmonar ou sobrecarga do VD. A onda T vai positivando com o crescimento da criança de V4 para V1, sendo que em V1 pode permanecer negativa até a idade adulta. Em V5 e V6, é positiva e a negatividade então vai significar doença, geralmente isquemia ou hipertrofia do VE.

Intervalo QT

Corresponde ao intervalo medido entre o início do QRS e o final de T e representa a sístole ventricular. Varia com a FC sendo menor na FC mais rápida e vice-versa, e por isso, utiliza-se na criança o QTc (corrigido pela FC), que pode ser calculado pela seguinte fórmula (Figura 14):[2]

QTc = QT / raiz quadrada de RR.

O QT é normal até 0,44 segundo.

QT longo pode ocorrer em:

- Diminuição do nível sérico de cálcio.
- Miocardites.
- Síndrome genética do QT longo que pode causar arritmias e morte súbita.

QT curto pode ocorrer em:

- Aumento do nível sérico de cálcio.
- Efeito digitálico.

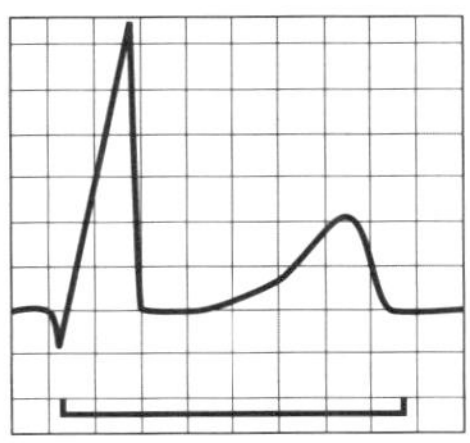

Intervalo QT

$$QTc = \frac{QT}{\sqrt{\text{Intervalo RR}}}$$

Fórmula de Bazzet

Figura 14 Intervalo QT e fórmula para cálculo do QTc.[2]

Considerações gerais

As características do traçado eletrocardiográfico na criança devem ser consideradas de acordo com a idade. Para isso devem ser consultadas tabelas em que esses valores estejam relacionados. Com o crescimento, diversas alterações ocorrem e devem ser consideradas quando da análise do ECG.[3,4]

O ECG do recém-nascido reflete as repercussões hemodinâmicas sobre o VD na vida intrauterina, diferentemente do adulto, em que o predomínio é de VE:

- A FC no período neonatal é em torno de 130 a 140 bpm, variando com sono, vigília, febre e choro. Vai diminuindo com a idade, progressivamente, tendendo à média do adulto entre 60 e 100 bpm após os 6 anos de idade.
- As medidas de P, PR, QRS são dependentes da idade e da FC e tendem a aumentar com o crescimento.
- O eixo médio do QRS, que após o nascimento está em torno de +120°, vai se aproximando da média de +60° na fase escolar, pois a predominância do VD vai diminuindo e aumentando a do VE.
- A presença da onda Q em V1 é considerada patológica, mas ocorre na maioria das crianças em V5 e V6.

- A onda T é positiva em V1 até as primeiras 72 horas de vida, devendo negativar após este período. A persistência da positividade de T em V1 significa hipertensão pulmonar ou hipertrofia do VD.

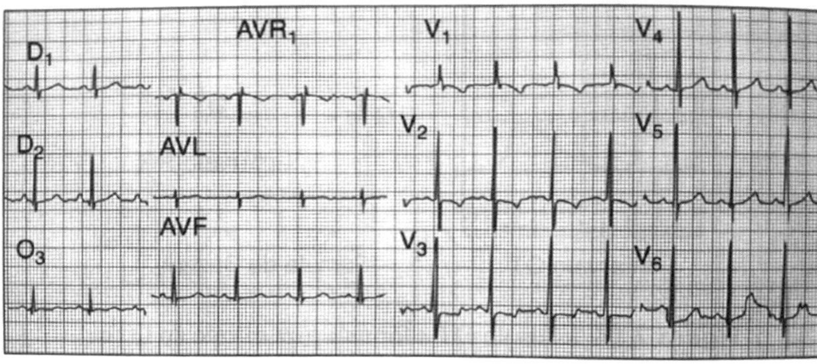

Figura 15 Eletrocardiograma normal em recém-nascido de 1 mês.

O ELETROCARDIOGRAMA PATOLÓGICO

Hipertrofias

Atrial

- Hipertrofia atrial direita: ocorre aumento da amplitude da onda P maior que 2,5 mm, sendo mais bem observada em D2 ou em V1.[2,5]
- Hipertrofia atrial esquerda: ocorre aumento da duração da onda P, maior que 0,10 segundo ou 2,5 mm, mais bem observada em D2 ou em V1.
- Hipertrofia biatrial: ocorre a mistura de aumento de amplitude e duração da onda.

Ventricular

- Hipertrofia ventricular direita:[1-5]
  - R V1, V2 ou aVR maior que o limite superior para a idade.
  - S D1 e V6 menor que o limite superior para a idade.
  - Relação R/S V1, V2 maior que o limite superior para a idade.
  - Relação R/S menor que 1 após o 1º mês de idade.
  - T+ V1 após 72 horas de vida. Pode ocorrer após os 6 anos.
  - Presença de onda Q em V1.
  - R pura em V1 no recém-nascido maior que 10 mm.
  - Desvio do eixo do QRS para a direita, considerando a idade do paciente.

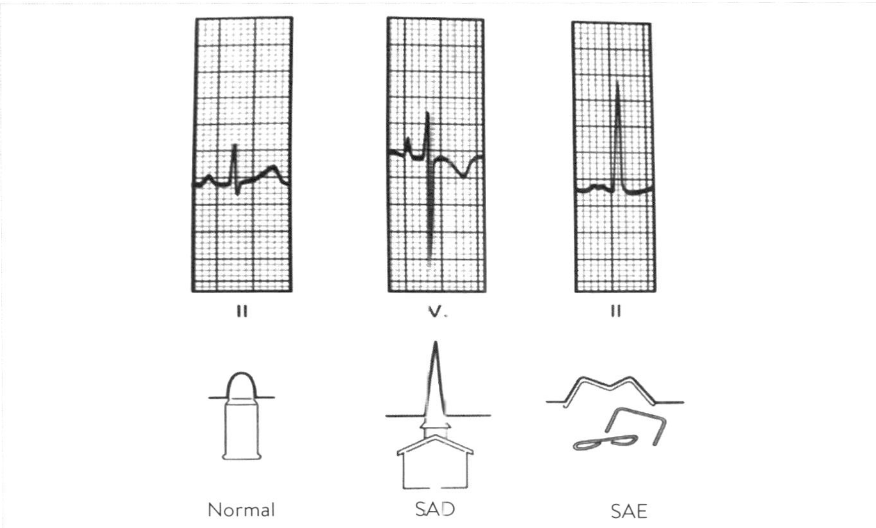

Figura 16 A onda P normal, em sobrecarga atrial direita e esquerda.
Fonte: adaptada de Park e Guntheroth[1].

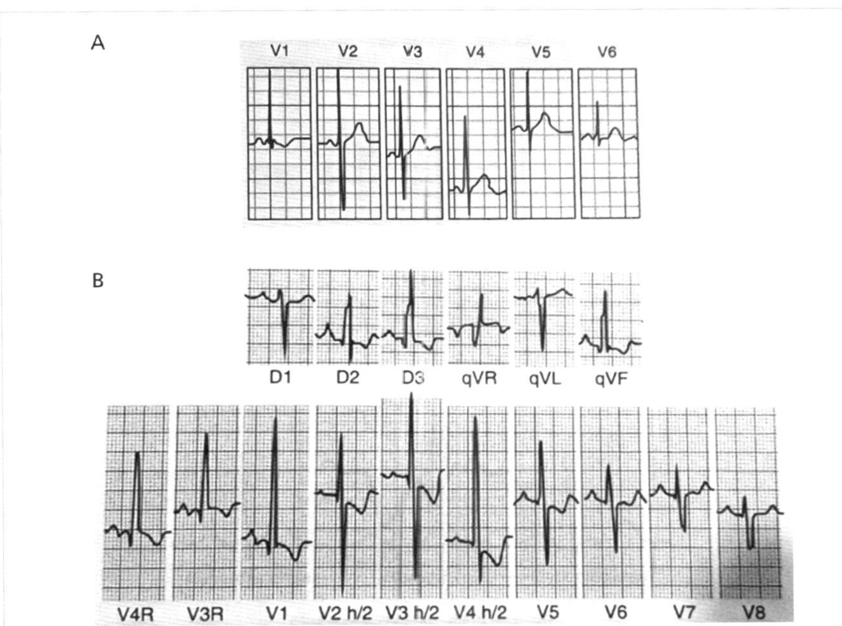

Figura 17 (A) hipertrofia de ventrículo direito (VD); (B) hipertrofia de VD por hipertensão arterial pulmonar em adolescente.
Fonte: adaptada de Park e Guntheroth[1].

- Hipertrofia ventricular esquerda:
  - R D1, V5 e V6 maior que o limite superior para a idade.
  - S V1 e V2 maior que o limite superior para a idade.
  - Relação R/S V1 e V2 menor que o limite inferior para a idade (S > R).
  - Q V5 e V6 > 5mm e onda T simétrica em V5 e V6.

Deve-se considerar, ainda, para os 2 ventrículos, o padrão *strain*, dito quando há hipertrofia grave ventricular, acompanhada de alterações de ST, tipo infradesnivelamento nas derivações respectivas (V1 ou V6), e onda T negativa (Figura 17).

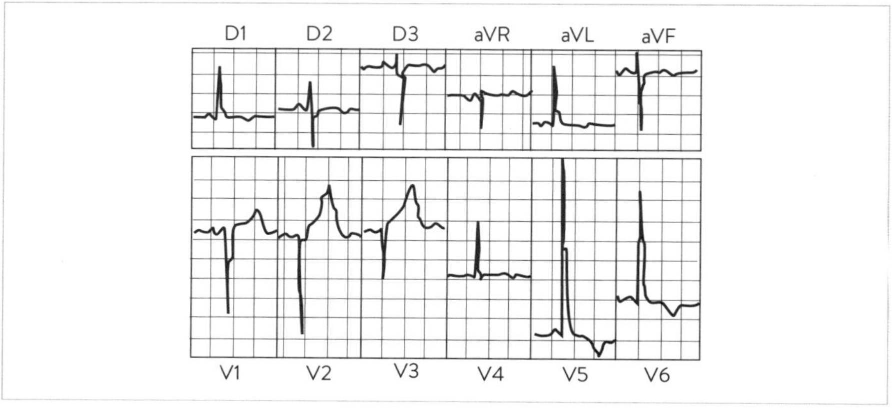

Figura 18 Sobrecarga de VE.
Fonte: adaptada de Park e Guntheroth[1].

- Hipertrofia biventricular:
  - Critérios positivos para ambos os ventrículos.
  - QRS isodifásico amplo em precordiais médias – V2 a V5 – chamado fenômeno de Katz-Wachtel.

Alterações do segmento ST e onda T[1-5]

As alterações de ST na criança são menos frequentes que no adulto em razão da baixa incidência de desordens miocárdicas. As elevações e depressões de ST até 1,5 mm são consideradas normais. Pode-se observar na criança a chamada repolarização precoce com discreta elevação de ST e T ampla ou depressão de ST, dependendo da derivação.

Quando ocorrem alterações patológicas no segmento ST, pode-se ter também alterações de onda T. Situações mais frequentes:

- HVE ou HVD graves.
- Efeito digitálico.
- Pericardite (Figura 19).
- Miocardite.
- Infarto ou isquemia.
- Distúrbios eletrolíticos.

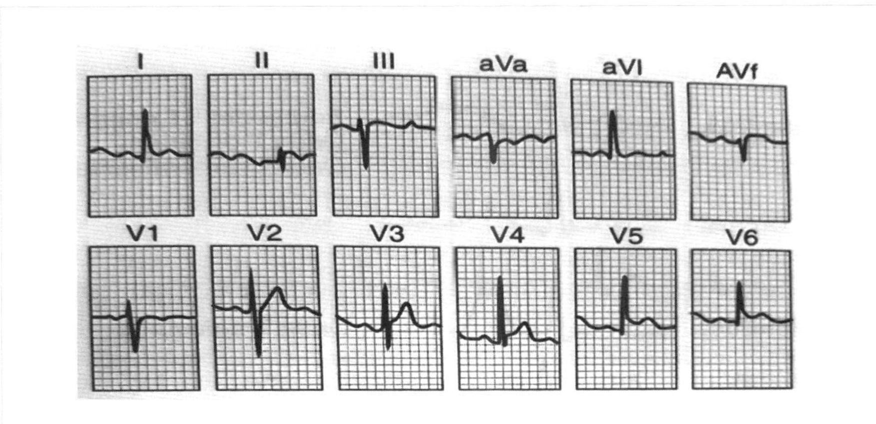

Figura 19 Eletrocardiograma de adolescente com pericardite com supra de ST em diversas derivações.
Fonte: adaptada de Park e Guntheroth[1].

Em relação aos distúrbios eletrolíticos, deve-se considerar K e Ca:

- Diminuição do Ca: prolonga o segmento ST (Figura 20).
- Aumento do Ca: encurta o segmento ST.
- Diminuição do K: depressão do ST e achatamento de T.
- Aumento de K: ondas T altas ou em tenda. Com o aumento progressivo do K, ocorre alargamento do QRS até entrar em fibrilação ventricular e parada cardiocirculatória (Figura 21).

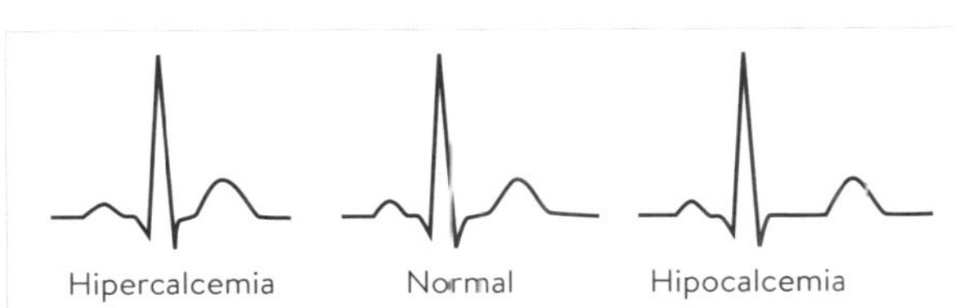

Figura 20 Alterações do cálcio.
Fonte: adaptada de Park e Guntheroth[1].

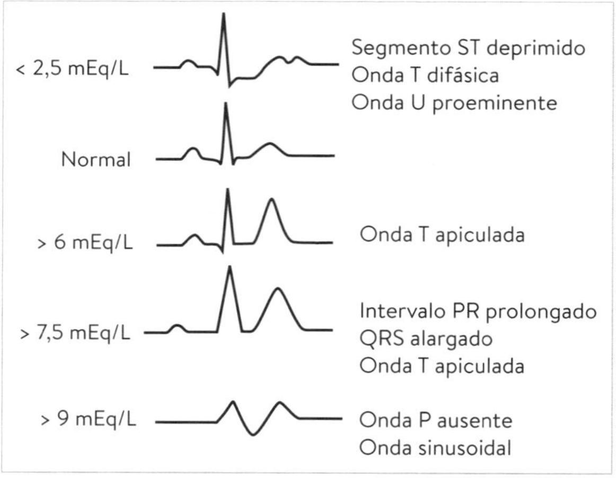

Figura 21 Alterações do potássio (baixo – normal – alto).
Fonte: adaptada de Park e Guntheroth[1].

Bloqueios de ramo

Os distúrbios de condução ocorrem com frequência em pacientes pediátricos. Serão comentados neste tópico, sucintamente, os tipos de bloqueios e os locais mais importantes para análise.

Bloqueio de ramo direito

É a forma de bloqueio mais comum na criança. Ocorre por alteração da condução pelo ramo direito. Há desvio do eixo para a direita. Caracteriza-se pela morfologia rSr' em V1, com alargamento do QRS. Esse padrão pode ser normal na criança. Ocorre ainda alargamento da onda S em V6.[1,2]

É observado em cardiopatias com sobrecarga de câmaras direitas, tipo CIA e defeito septal AV (Figura 22).

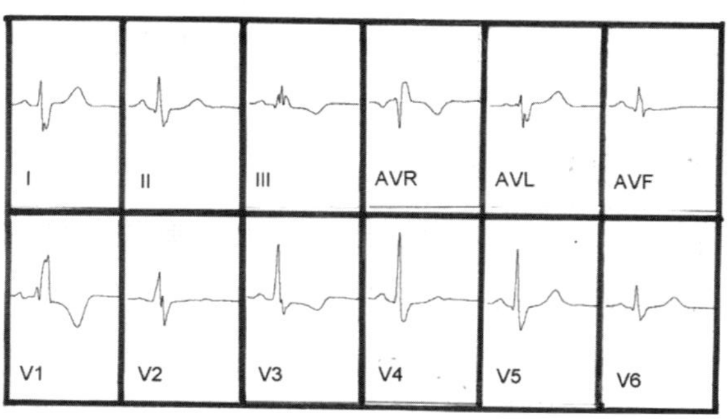

Figura 22 Bloqueio de ramo direito.

Bloqueio de ramo esquerdo

Ocorre por alteração na condução do ramo esquerdo. O eixo do QRS é desviado para a esquerda. O QRS se apresenta alargado em V5 e V6 e ondas S alargadas em V1 e V2. Podem ocorrer depressão do ST e inversão de T de V4 a V6. É difícil, nesses casos, avaliar a presença de HVE (Figura 23).

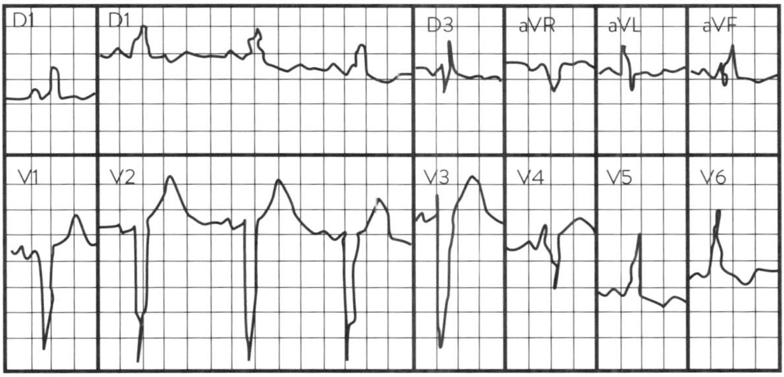

Figura 23 Bloqueio de ramo esquerdo.

Hemibloqueios

O ramo esquerdo se subdivide em 3, sendo: ramo septal, anterior e posterior. O ramo mais importante na criança é o anterior e o bloqueio é chamado de hemibloqueio anterior esquerdo. O eixo do QRS é desviado além de -30º. É um achado frequente em crianças com defeito septal atrioventricular (DSAV) e atresia tricúspide (Figura 24) e em DSAV pode ser associado à BRD (Figura 25).

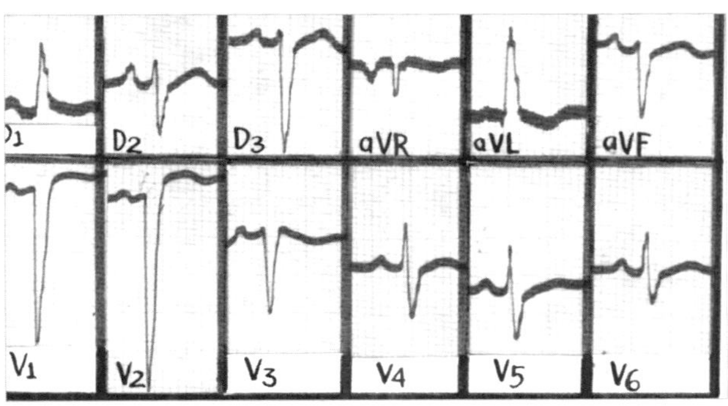

Figura 24 Hemibloqueio anterior esquerdo e hipertrofia de VE.

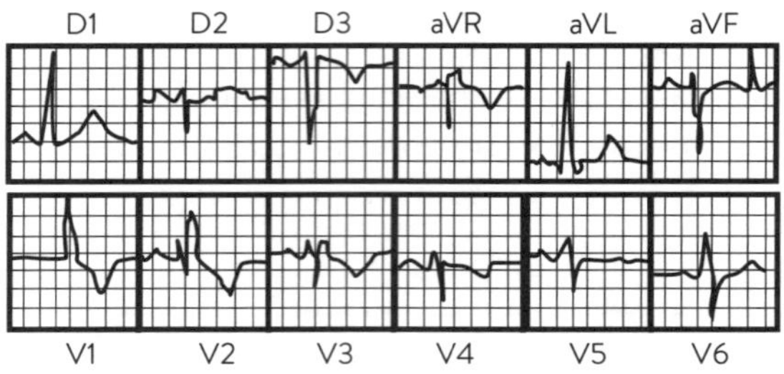

Figura 25 Bloqueio de ramo direito e hemibloqueio anterior esquerdo.

CONCLUSÃO

O estudo do ECG traz informações relevantes no diagnóstico da criança cardiopata. Deve-se fazer a análise de forma sistematizada e sequencial, permitindo, assim, a avaliação correta do traçado e as possíveis alterações que complementam as hipóteses clínicas e facilitar o diagnóstico do paciente pediátrico.

REFERÊNCIAS BIBLIOGRÁFICAS

1. Park MK, Guntheroth WG. How to read pediatric ECGs. 3.ed. Mosby Year Book; 1992.
2. Carneiro EF. O eletrocardiograma. 2.ed. São Paulo: Atheneu; 1981.
3. Benson Jr DW. The normal electrocardiogram. In: Moss and Adams Heart Disease in Infants, Children and Adolescents. 5.ed. Baltimore: Williams and Wilkins; 1995.
4. Park M. Routine cardiac evaluation in children: electrocardiography. In: The pediatric cardiology handbook. 4.ed. Mosby Elsevier; 2010.
5. Mirvis DM. Goldberger AL. Eletrocardiography. In: Braunwald's Heart Disease. A textbook of cardiovascular Medicine. 11.ed. Elsevier ; 2018.

7

ECOCARDIOGRAMA DOPPLER E NOÇÕES DE ECOCARDIOGRAFIA FUNCIONAL

Renata Labronici Figueira Rodrigues
Alan Eduardo da Silva

OBJETIVOS

- ✓ Noções de ultrassonografia.
- ✓ Particularidades e indicações do ecocardiograma pediátrico.
- ✓ Explanação das janelas e cortes mais utilizados.
- ✓ Análise segmentar.
- ✓ Objetivos do ecocardiograma fetal.
- ✓ Desafios atuais do exame ecocardiográfico.

INTRODUÇÃO

O ecocardiograma é um dos exames complementares mais utilizados na cardiologia pediátrica, sendo de extrema importância para o diagnóstico e o manejo terapêutico das cardiopatias. É não invasivo, portátil e não apresenta riscos para o paciente, tendo excelente custo-benefício. Além da avaliação anatômica do coração, fornece informações sobre o estado hemodinâmico e a função cardíaca e das valvas e tem papel fundamental no auxílio de procedimentos invasivos. A maioria das cardiopatias congênitas e adquiridas na infância é diagnosticada ao ecocardiograma e, muitas vezes, não é necessário outro exame para a complementação da avaliação da doença.

O objetivo deste capítulo é apresentar noções básicas do ecocardiograma na criança, a fim de que o pediatra saiba quando solicitá-lo, como interpretá-lo e as limitações, auxiliando no diagnóstico e no manejo terapêutico do paciente. Serão apresentados os seguintes itens: princípios básicos da ultrassonografia; particularidades do ecocardiograma pediátrico; principais indicações; janelas e cortes do ecocardiograma bidimensional; análise segmentar e desafios atuais do ecocardiograma.

PRINCÍPIOS BÁSICOS DO ULTRASSOM

As ondas de ultrassom (US) são emitidas pela vibração de cristais que estão dentro do transdutor. Essas ondas atingem os tecidos e, depois de refletidas, são captadas novamente pelo transdutor e processadas, gerando a imagem vista na tela do aparelho. Sofrem interações com os tecidos levando a fenômenos de reflexão, dispersão, refração e atenuação. A quantidade de US refletida, comparada com a emitida, é a base para a formação da imagem.

Uma boa imagem depende de aspectos como o ângulo de incidência do feixe do US no corpo, a densidade dos tecidos em que a onda penetrou e a profundidade da estrutura que se deseja visualizar, da cooperação do paciente, além da experiência do ecocardiografista com o tipo de paciente. O ar, por exemplo, tem alta impedância acústica, dificultando a visualização de estruturas posteriores a ele, como ocorre no enfisema subcutâneo e no pneumomediastino. É também por esse motivo que se usa o gel de glicerina no transdutor. A quantidade de energia que retorna determina a intensidade do brilho da imagem. Os ossos, por exemplo, aparecem como ecos bem brilhantes.

A frequência da onda do US também é determinante para a resolução da imagem. Transdutores com frequência alta (5 ou 7 MHz) possuem maior resolução, porém menor capacidade de penetração das ondas nos tecidos, sendo suficientes para a avaliação de recém-nascidos e bebês pequenos, visto que o tórax é menor. Já crianças maiores necessitam de maior penetração das ondas, utilizando-se transdutores de 2,5 a 4 MHz.[1]

As modalidades de imagem ecocardiográfica existentes atualmente para melhor avaliação da imagem são: modo M – unidimensional (primeira a ser utilizada e ajuda na medida das cavidades e no cálculo da fração de ejeção), bidimensional, Doppler (espectral e colorido, servem para medida da velocidade e da direção dos fluxos, e tecidual que mede a movimentação do tecido miocárdico auxiliando na avaliação da disfunção diastólica).[2]

Outras modalidades

Outras modalidades ecocardiográficas são menos utilizadas na cardiologia pediátrica, mas podem fornecer informações importantes. O ecocardiograma transesofágico tem grande utilidade na avaliação intraoperatória, já que não é possível o uso da janela transtorácica, mas requer sedação. Os métodos de avaliação da função segmentar e da deformidade miocárdica (*strain*, *strain rate*, *tissue tracking* e *speckel tracking*) têm aumentado cada vez mais nos pacientes pediátricos, porém faltam ainda valores de referência para cada faixa etária. O ecocardiograma tridimensional pode dar mais detalhamento de lesões valvares, porém, em crianças, a frequência cardíaca alta é um fator que dificulta. O ecocardiograma de estresse, que em adultos avalia principalmente a circulação coronariana, em crianças tem utilidade mais restrita.[3]

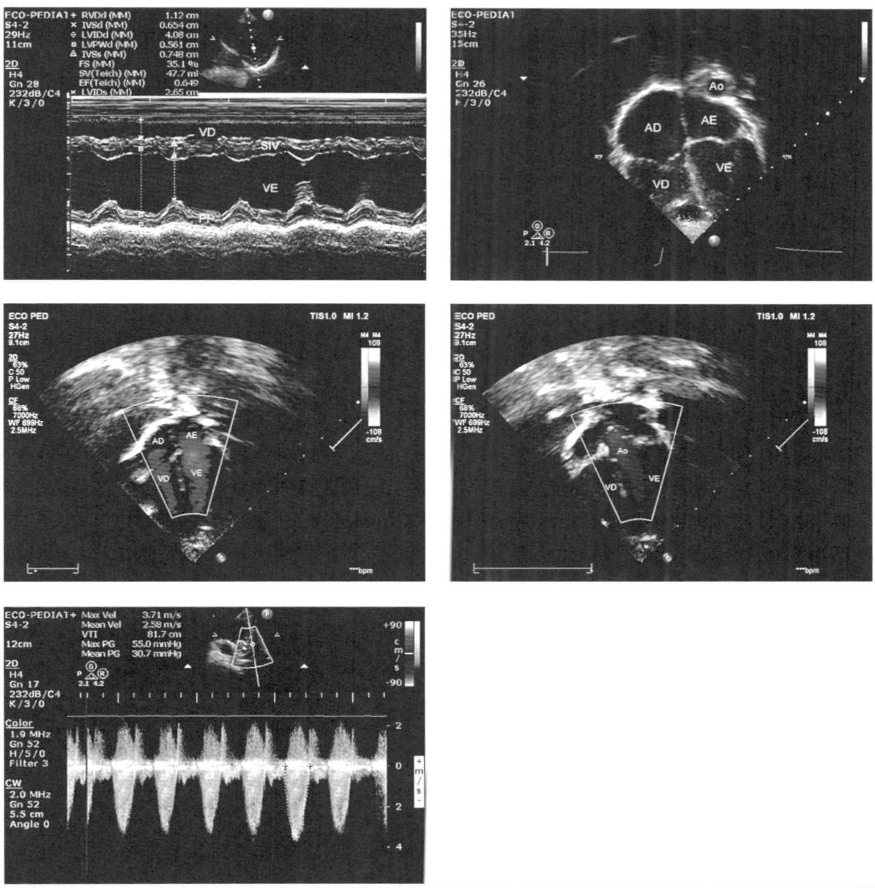

Figura 1 Modalidades do ecocardiograma: (A) modo M; (B) bidimensional; (C) color Doppler (vermelho e azul); (D) Doppler espectral.

AD: átrio direito; AE: átrio esquerdo; VD: ventrículo direito; VE: ventrículo esquerdo; SIV: septo interventricular; PP: parede posterior.

PARTICULARIDADES DO ECOCARDIOGRAMA PEDIÁTRICO

Existem algumas diferenças na realização do ecocardiograma no adulto e na criança. O tórax do paciente pediátrico não possui as cartilagens das costelas calcificadas e normalmente a espessura é menor por não haver a camada de tecido adiposo e muscular grande e nem tecido mamário. Isso permite uma janela ecocardiográfica com boa imagem. No entanto, o exame depende também da boa cooperação da criança, sendo muitas vezes necessário lançar mão de brinquedos, vídeos e até permitir a amamentação durante o exame. Aguardar a criança dormir também é uma opção. A sedação com medicações fica restrita ao ambiente hospitalar e para pacientes nos quais todos os outros recursos foram tentados.

Outra diferença importante é o objetivo do exame. Como detalhado posteriormente, o ecocardiograma pediátrico é guiado pela análise segmentar, ou seja, o coração é dividido em segmentos (átrios, ventrículos e artérias), já que um dos principais objetivos é o rastreio das cardiopatias estruturais. Além disso, a primeira análise na criança é a determinação do *situs* cardíaco realizado através da janela subcostal. No adulto, inicia-se o exame pela janela paraesternal.

O uso da janela subcostal é muito importante no ecocardiograma da criança, visto que o abdome é mais facilmente depressível e as costelas não têm calcificações, possibilitando boas imagens cardíacas, diferentemente do adulto.[4,5]

PRINCIPAIS INDICAÇÕES[6]

Sopro

A determinação do sopro é uma das principais indicações, sendo imprescindível na diferenciação do inocente com o patológico. Na maior parte das vezes, fecha o diagnóstico e guia a conduta terapêutica, mesmo que posteriormente haja necessidade de complementação com outros exames mais invasivos. As características do sopro auscultado podem facilitar o diagnóstico ecocardiográfico, devendo sempre constar no pedido.

Sinais e sintomas relacionados ao aparelho cardiovascular

O ecocardiograma é útil na avaliação de queixas que possam estar relacionadas ao aparelho cardiovascular, como dor torácica, dispneia, síncope, lipotimia, fenômenos tromboembólicos e cianose, pois pode identificar cardiopatias congênitas ou adquiridas, como comunicações septais, alterações valvares e doenças do miocárdio. Também deve ser realizada em casos de artralgia (para auxiliar no diagnóstico de febre reumática), febre prolongada com hemocultura positiva (principalmente para *S. aureus* para avaliar endocardite infecciosa) e em casos de suspeita de doença de Kawasaki.

Malformações extracardíacas e síndromes genéticas

Outra indicação importante e comum é o rastreio de malformações associadas. O ecocardiograma deve ser realizado em todos os pacientes que apresentarem malformações em outros sistemas e naqueles com síndrome genética, mesmo com exame físico cardiológico normal. As cardiopatias são comumente encontradas nestes casos.

História familiar

A história familiar de cardiopatia na infância ou morte súbita precoce também é indicativa para a realização do ecocardiograma. Portanto, se identificadas doenças com a cardiomiopatia hipertrófica na criança, toda a família deve realizar esse exame por haver grande predisposição genética. Esta doença justifica inclusive a realização nos indivíduos que realizam atividade física competitiva, já que podem ser assintomáticos e não apresentar alterações ao exame físico.

Hipertensão arterial sistêmica

A avaliação do paciente hipertenso também deve incluir o ecocardiograma. Pode diagnosticar uma coarctação da aorta, que é uma causa de hipertensão arterial secundária, além de avaliar a hipertrofia ventricular esquerda, que é consequência desta.

Doença pulmonar

O paciente com doença pulmonar crônica deve realizar esse exame com regularidade, visto que podem ocorrer alterações cardiológicas, como o *cor pulmonale*.

Prematuridade

Mais uma indicação a ser considerada é a prematuridade. Bebês prematuros têm maior risco de possuir cardiopatias, principalmente à persistência do canal arterial, e de apresentar hipertensão pulmonar. A pressão pulmonar pode ser quantificada indiretamente pelo Doppler por regurgitação tricúspide visualizada no exame ecocardiográfico.

Doenças sistêmicas e drogas cardiotóxicas

Inúmeras doenças hematológicas, autoimunes, metabólicas e genéticas, como anemia falciforme, lúpus eritematoso sistêmico e doença de Pompe, podem cursar com cardiomiopatia. Portanto, o ecocardiograma deve fazer parte dos exames de rotina nesses casos, assim como nos paciente que estão sendo submetidos à quimioterapia. As análises da função cardíaca e do estado hemodinâmico ao ecocardiograma também podem auxiliar no manejo da criança séptica.

Arritmias e cardiomegalia

Alterações em outros exames complementares cardiológicos com eletrocardiograma indicam a realização do ecocardiograma para avaliar se existe cardiopatia estrutural associada à arritmia ou para confirmar sobrecarga de alguma cavidade cardíaca. Anormalidade à radiografia de tórax, como aumento da área cardíaca, também tornam a avaliação ecocardiográfica imprescindível, visto que geralmente esse exame pode ter um padrão técnico ruim pela não cooperação da criança, gerando uma imagem de falsa cardiomegalia.

JANELAS E CORTES DO ECOCARDIOGRAMA BIDIMENSIONAL[7]

O ecocardiograma bidimensional é realizado através de 4 janelas ecocardiográficas: subcostal, paraesternal, apical e supraesternal (Figura 2). Em cada janela, podem-se obter imagens (cortes) de diferentes ângulos do coração, dependendo do plano utilizado, que é determinado pela posição do transdutor. Os planos utilizados (também chamados eixos) são longitudinal, transversal e sagital (Figura 3). A estrutura visualizada é aquela "apontada" pelo transdutor.

Janela subcostal

Por convenção, o exame pediátrico tem início pela janela subcostal, que se localiza na região epigástrica, logo abaixo do apêndice xifoide. Como já citado, esta é uma janela muito útil na criança, visto que praticamente todas as estruturas podem ser visualizadas com exceção do arco aórtico. Apesar disso, uma leve pressão da pele pode ser necessária para fornecer uma imagem mais nítida, fazendo com que fique desconfortável para algumas crianças e acabe por levar o examinador a optar por deixar a análise dessa janela para posteriormente. Os cortes fornecidos por essa janela são eixo longo visualizando principalmente as 4 câmaras cardíacas e a via de saída do ventrículo esquerdo e o eixo curto que mostra bem a via de saída do ventrículo direito. Por essa janela consegue-se a melhor visualização do septo interatrial, com a desembocadura das veias cavas, além da determinação do *situs* cardíaco (descrito mais adiante), veia cava inferior, aorta descendente e os segmentos ventriculares e arteriais (Figura 4).

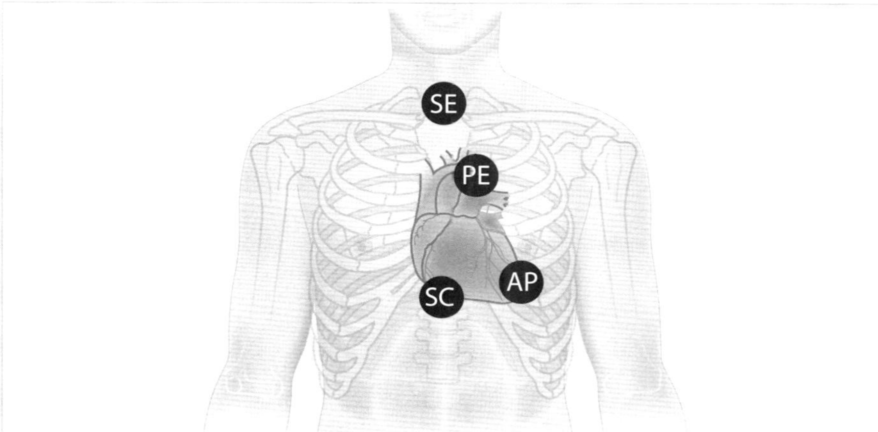

Figura 2 Janelas ecocardiográficas (adaptada de diagrama do próprio autor).
SE: supraesternal; PE: paraesternal; AP: apical; SC: subcostal.

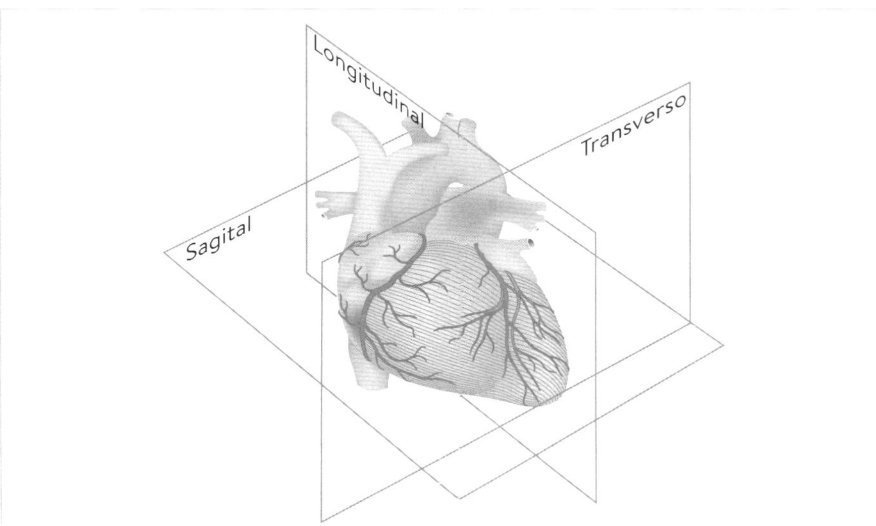

Figura 3 Planos (adaptada de diagrama do próprio autor).

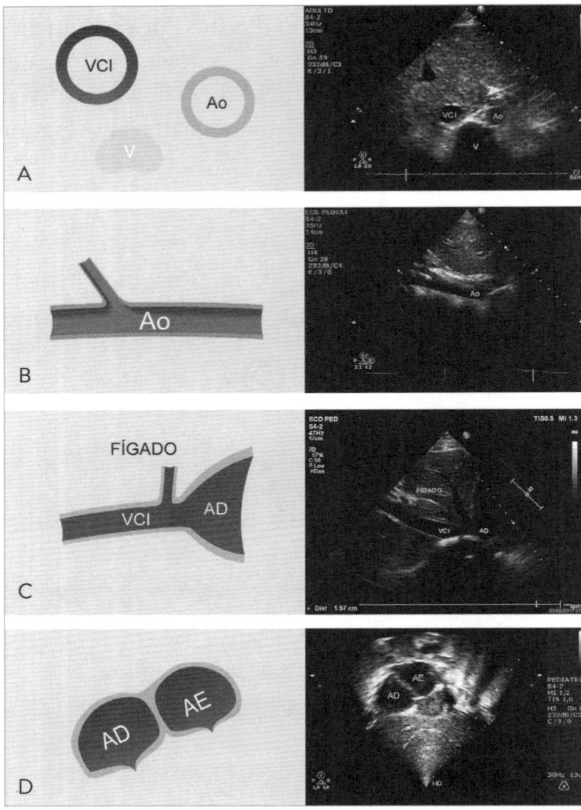

Figura 4 Janela subcostal: (A) aorta e veia cava inferior transversais - análise do *situs*; (B) aorta descendente longitudinal; (C) veia cava inferior; (D) septo interatrial (diagramas e figuras do próprio autor).

VCI: veia cava inferior; Ao: aorta; V: vértebra; AD: átrio direito; AE: átrio esquerdo.

Janela paraesternal

A seguir, o examinador coloca o transdutor no segundo espaço intercostal esquerdo, próximo ao esterno, para realizar a janela paraesternal. De acordo com a posição, é possível visualizar as estruturas cardíacas em 2 cortes. O corte longitudinal plano sagital (transdutor com o cursor apontando para o ombro direito do paciente), em que o coração aparece no eixo longo, dá informações principalmente do lado esquerdo (átrio e ventrículo esquerdos, valva mitral, valva aórtica, septo interventricular perimembranoso e muscular) e parte do ventrículo direito. Fazendo uma rotação horária de 90º com o transdutor, o coração será visualizado pelo eixo curto, que é chamado corte transversal.

As estruturas visualizadas dependem da angulação do transdutor. Se apontar para os vasos da base, as principais estruturas visualizadas serão os átrios, valva tricúspide, região média e via de saída do ventrículo direito, valva pulmonar, tronco e ramos pulmonares, além da valva aórtica com as cúspides e folhetos e os óstios e porções proximais das artérias coronárias. Se pérvio, o canal arterial é bem visualizado nessa posição. Se o examinador angular o transdutor ligeiramente para baixo, o coração será "cortado" no nível dos 2 ventrículos e da valva mitral e, se continuar angulando mais apical, ainda serão visualizados os ápices dos ventrículos. Nesse corte, as medidas das cavidades podem ser realizadas pelo modo unidimensional e a fração de ejeção pode ser calculada quando não existe disfunção cardíaca segmentar (Figura 5).

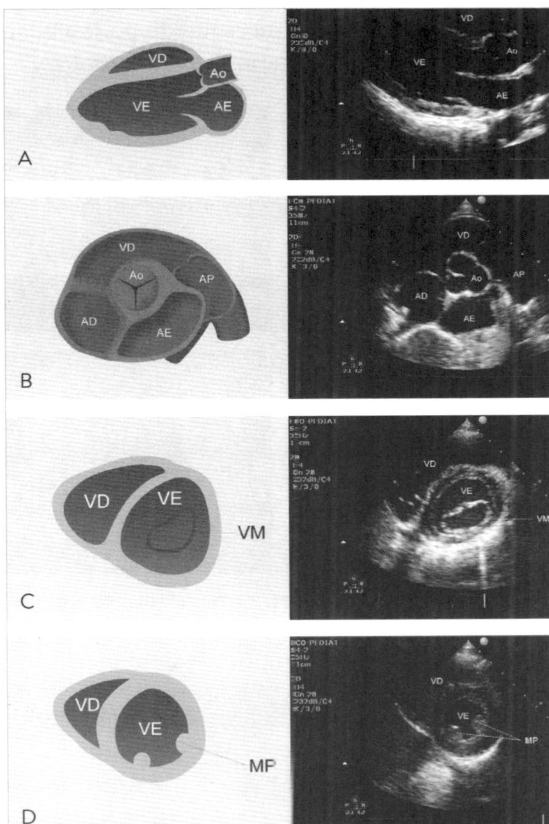

Figura 5 Janela paraesternal: (A) eixo longo; (B) eixo curto em nível dos vasos da base; (C) eixo curto em nível da valva mitral; (D) eixo curto em nível dos músculos papilares (diagramas e figuras do próprio autor).

Ao: aorta; AE: átrio esquerdo; VD: ventrículo direito; VE: ventrículo esquerdo; VM: valva mitral; MP: músculo papilar.

Janela apical

Dando continuidade ao exame, o examinador segue para a janela apical, localizada no íctus cardíaco, geralmente no quinto espaço intercostal na linha hemiclavicular esquerda, em que são realizados os cortes 4 câmaras, em que os 2 átrios e os 2 ventrículos são bem visualizados, assim como as valvas atrioventriculares e os septos interatrial e interventricular. Também podem ser realizadas as análises de sobrecargas (com medição das câmaras) e da função cardíaca. Mantendo o transdutor na mesma posição e angulando em direção cefálica, aparece o corte 5 câmaras em que, além dos átrios e ventrículos, a valva aórtica e a porção ascendente da aorta são analisadas (Figura 6). Em caso de paciente em que a imagem não esteja muito nítida, colocá-lo em decúbito lateral esquerdo pode ajudar nas janelas paraesternal e apical já que aproxima o coração da parede torácica.

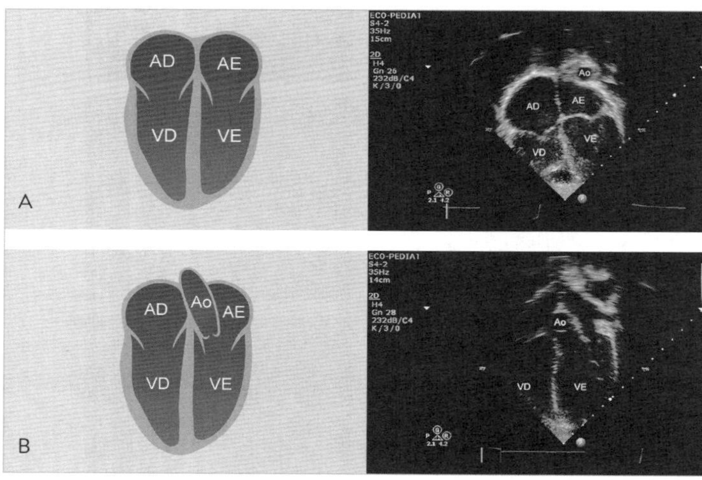

Figura 6 Janela apical: (A) 4 câmaras; (B) 5 câmaras (diagramas e figuras do próprio autor).

AD: átrio direito; AE: átrio esquerdo; VD: ventrículo direito; VE: ventrículo esquerdo; Ao: aorta.

Janela supraesternal

O último corte realizado convencionalmente é o supraesternal. Localizado na região da fúrcula esternal, é necessário que o paciente faça uma hiperextensão do pescoço, o que pode ser bem desconfortável para algumas crianças. Um pequeno coxim colocado por trás dos ombros pode auxiliar no posicionamento. Colocando-se o transdutor no eixo longitudinal (plano sagital), o arco aórtico com as porções proximais dos ramos é bem visualizado, assim como, se existir alguma obstrução ao fluxo na aorta descendente, como na coarctação, a medida do gradiente é facilitada por um bom alinhamento nesse corte. A artéria pulmonar direita cortada transversalmente aparece logo abaixo da aorta transversal. Rodando em sentido horário o transdutor em 90°, aparece bem o átrio esquerdo com a drenagem das 4 veias pulmonares (corte do caranguejo) (Figura 7).

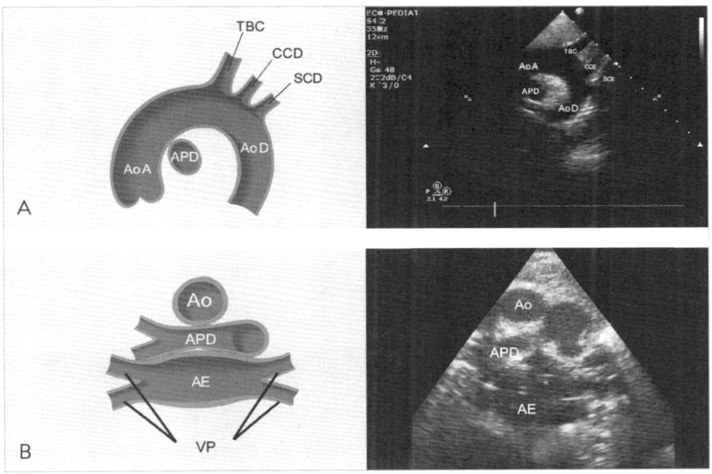

Figura 7 Janela supraesternal: (A) eixo longo; (B) eixo curto (diagramas e figuras do próprio autor).

Ao: aorta; AoA: aorta ascendente; APD: artéria pulmonar direita; AoD: aorta descendente; TBC: tronco braquicefálico; CCD: artéria carótida comum direita; SCD: artéria subclávia direita; AE: átrio esquerdo; VP: veia pulmonar.

Existem algumas variações dos cortes descritos que podem ser necessárias para melhor visualização de alguma estrutura específica, em casos de corações com anomalias de posição ou a presença de curativos no tórax, nos pós-operatórios.[8] O examinador deve rastrear todo o tórax até que a estrutura de interesse seja bem visualizada.

ANÁLISE SEGMENTAR[9-11]

A análise segmentar é uma metodologia criada na década de 1970 por um consenso de cardiologistas pediátricos para sistematizar a análise de cardiopatias estruturais complexas. Divide a análise da morfologia cardíaca em 3 segmentos (átrios, ventrículos e artérias) e se inicia pela determinação do *situs* cardíaco, seguido da posição do coração e da descrição morfológica das estruturas cardíacas.

Situs

O *situs* (situado, em latim) é a determinação da lateralidade dos órgãos toracoabdominais, aplicando-se àquelas estruturas que não são bilateralmente simétricas. É dividido em *situs* visceral e atrial e as posições possíveis são normal (*solitus*), invertida (*inversus*) ou não determinada (ambígua).

Ao ecocardiograma, o *situs* visceral é determinado pelo reconhecimento da posição da aorta abdominal e da veia cava inferior em relação à coluna vertebral visualizado no corte subcostal. No *situs solitus,* a aorta localiza-se à esquerda da coluna vertebral e posterior à veia cava, sendo reconhecida pela pulsatilidade, paredes mais firmes e emergência da artéria mesentérica superior. Já a veia cava inferior exibe variação de tamanho de acordo com a respiração (Figuras 8 e 9). Além disso, a lobulação dos pulmões e a anatomia dos brônquios também estão normais com fígado e ceco à direita e baço e estômago à esquerda (Figura 10).

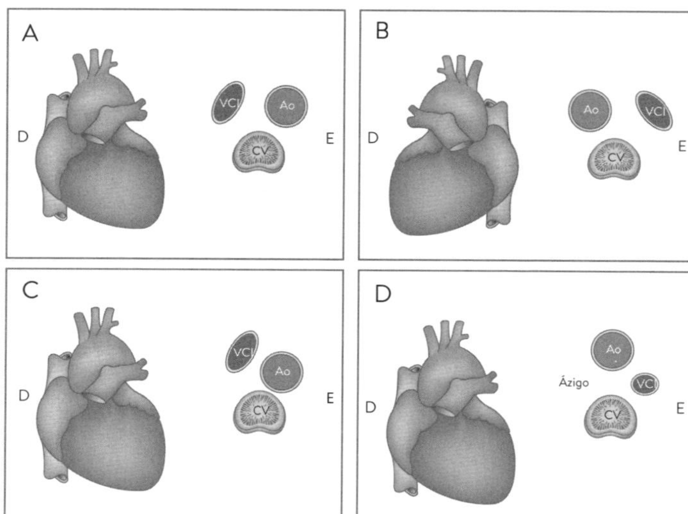

Figura 8 Determinação do *situs* visceral pela posição da aorta e veia cava inferior: (A) *situs solitus*; (B) *situs inversus*; (C) isomerismo direito; (D) isomerismo esquerdo (adaptada de diagrama do próprio autor).

D: direito; E: esquerdo; VCI: veia cava inferior; Ao: aorta; CV: coluna vertebral.

O *situs* atrial (ou cardíaco) é determinado pela morfologia dos átrios (Figura 11) que, em situação normal (*solitus*), demonstra um átrio com morfologia direita situado do lado direito e vice-versa. O ecocardiograma identifica marcadores morfológicos dos átrios, ventrículos e grandes artérias que auxiliam nesta determinação.

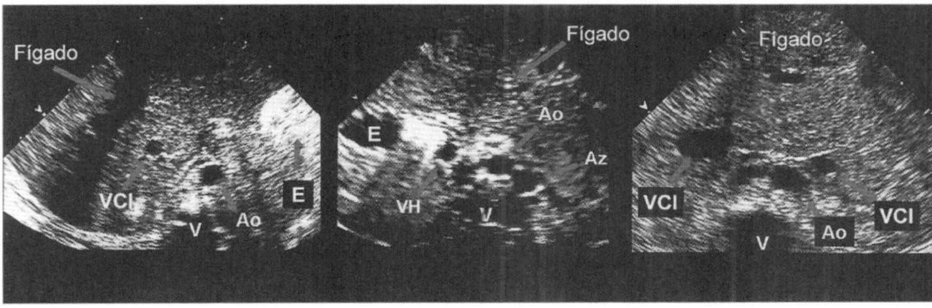

Figura 9 Determinação do *situs* visceral pela janela subcostal: (A) *situs solitus*; (B) *situs inversus*; (C) *situs ambiguus* (diagrama do próprio autor).

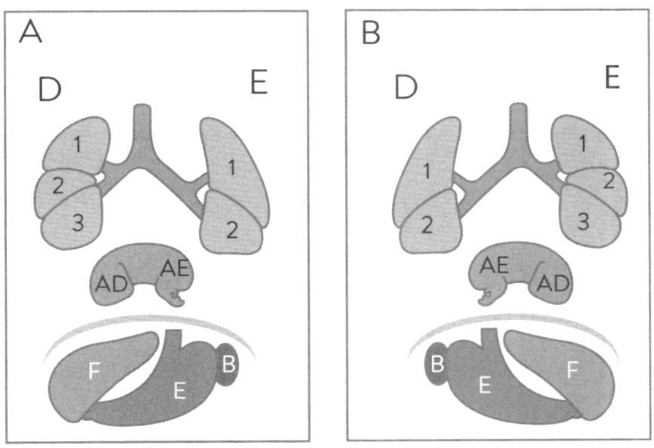

Figura 10 Arranjo dos pulmões e órgãos abdominais: (A) disposição normal dos órgãos toracoabdominais (*situs* visceral *solitus*); (B) disposição em espelho dos órgãos toracoabdominais (*situs* visceral *inversus*) (adaptada de diagrama do próprio autor).

D: direita; E: esquerda; AD: átrio direito; AE: átrio esquerdo; B: baço; E: estômago; F: fígado.

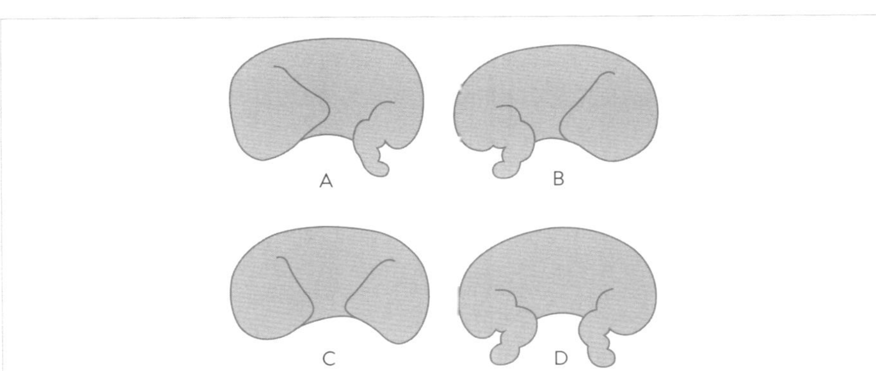

Figura 11 Análise do *situs* cardíaco pela morfologia atrial: (A) *situs solitus*; (B) *situs inversus*; (C) isomerismo direito; (D) isomerismo esquerdo (adaptada de diagrama do próprio autor).

No *situs* atrial *inversus*, os átrios e os outros segmentos cardíacos estão em uma imagem em espelho e, em quase a totalidade dos casos, está associado ao *situs* visceral *inversus*, em que todas as estruturas toracoabdominais também se encontram invertidas, ou seja, o que deveria estar à direita está à esquerda e vice-versa.

No *situs ambiguus*, mais raro, a anatomia e a posição do coração e dos outros órgãos são complexas e os átrios são anatomicamente idênticos. É comum o fígado ser bilateral, com estômago em posição variável e presença de rotação intestinal. Esses casos existem em duas situações: isomerismo atrial direito, em que existem dois "lados direitos" e o isomerismo atrial esquerdo com dois "lados esquerdos". Essas alterações estão frequentemente acompanhadas de cardiopatias estruturais graves.

É importante a determinação dos *situs* cardíaco e visceral porque podem existir casos com discordância do *situs*, sendo o cardíaco *solitus* e o visceral *inversus* ou vice-versa.

Posição do coração

A posição do coração dentro do tórax é, em casos normais, à esquerda com a ponta, ou ápex, apontando para a esquerda, o que é chamado levocardia com levoápex. Quando está anormalmente situado no meio do tórax é chamado mesocardia e à direita, dextrocardia. A orientação do coração (eixo base ápice) determina para que lado a ponta está, que normalmente acompanha a posição no tórax. Essas situações anormais podem ou não estar associadas a alterações de *situs* e cardiopatias estruturais, assim como podem ocorrer por anomalias extracardíacas que desloquem o coração como ocorre, por exemplo, na presença de hérnia diafragmática. O ecocardiograma identifica a posição e a orientação cardíaca (Figura 12).

Conexão atrioventricular

A conexão atrioventricular se refere à junção dos átrios aos ventrículos. Pode ser biventricular quando cada átrio se conecta a um ventrículo, por uma valva cada. Pode ser univentricular quando há ausência de conexão de um dos átrios a um dos ventrículos ou as duas valvas atrioventriculares se conectam a um único ventrículo.

Tipos de conexão atrioventricular

- Biventricular concordante: átrio direito conectado ao ventrículo direito e átrio esquerdo ao ventrículo esquerdo, cada qual por uma valva atrioventricular.

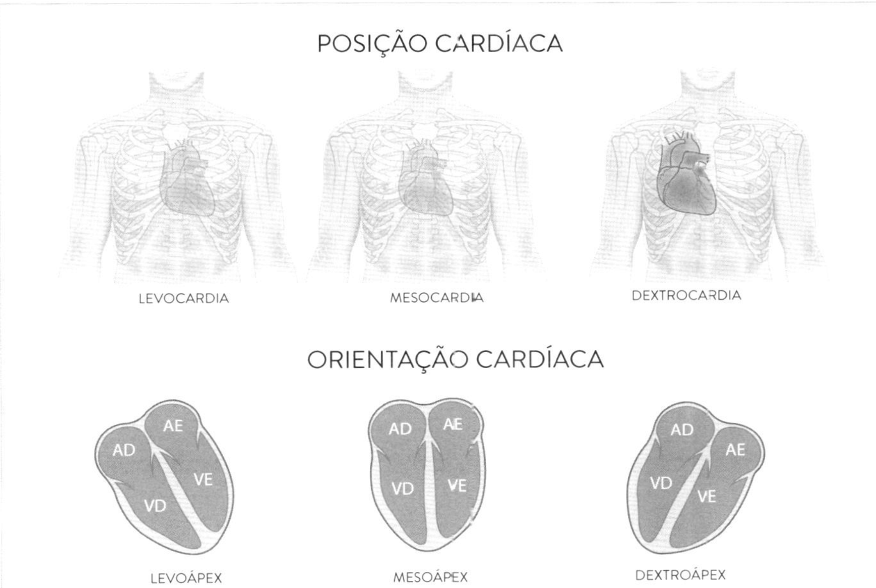

Figura 12 Posição e orientação do coração (adaptada de diagrama do próprio autor). AD: átrio direito; AE: átrio esquerdo; VD: ventrículo direito; VE: ventrículo esquerdo.

- Biventricular discordante: átrio direito conectado ao ventrículo esquerdo e átrio esquerdo ao ventrículo direito, cada qual por uma valva atrioventricular.
- Biventricular ambígua: ambos os átrios do mesmo tipo (direito ou esquerdo) conectados separadamente a cada ventrículo, por duas valvas atrioventriculares.
- Univentricular por ausência de conexão à esquerda ou à direita: ausência de conexão do átrio a um dos ventrículos (direito ou esquerdo).
- Univentricular por dupla via de entrada: duas valvas atrioventriculares conectando os dois átrios a um dos ventrículos. O outro ventrículo, se presente, não recebe valva atrioventricular.

Independentemente dos tipos (Figura 13) de conexão atrioventricular, o modo de conexão pode ser:

- Por duas valvas atrioventriculares perfuradas.
- Por duas valvas atrioventriculares, porém apenas uma perfurada.
- Valva atrioventricular única: presença de apenas uma valva atrioventricular que pode estar conectado a um ou ambos os ventrículos.

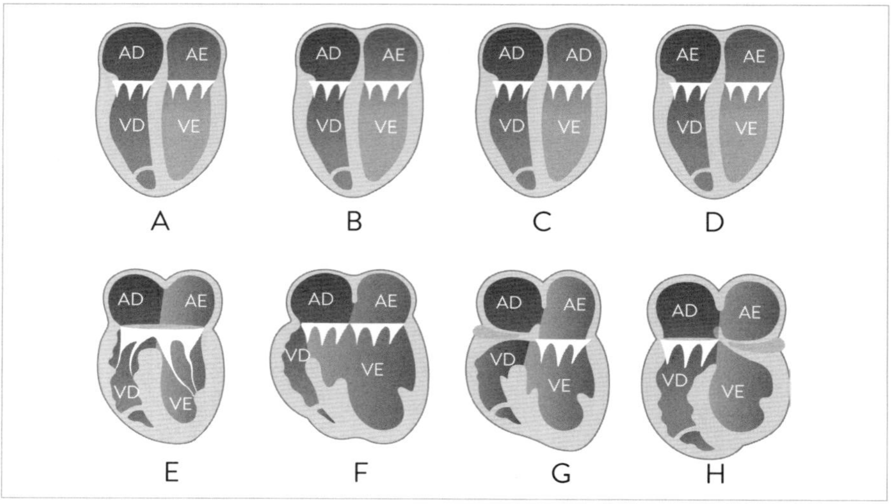

Figura 13 Tipos de conexão atrioventricular: (A) biventricular concordante; (B) biventricular discordante; (C) biventricular isomerismo direito; (D) biventricular isomerismo esquerdo; (E) biventricular com valva atrioventricular única; (F) univentricular por dupla via de entrada; (G) univentricular por atresia tricúspide; (H) univentricular por atresia mitral (adaptada de diagrama do próprio autor).

AD: átrio direito; AE: átrio esquerdo; VD: ventrículo direito; VE: ventrículo esquerdo.

Conexão ventriculoarterial

Esta se refere à ligação do ventrículo esquerdo às grandes artérias (aorta e artéria pulmonar). Podem ocorrer os seguintes tipos de conexão:

- Concordante: ventrículo direito conectado à artéria pulmonar e ventrículo esquerdo à aorta.
- Discordante: ventrículo direito conectado à aorta e ventrículo esquerdo à artéria pulmonar.
- Dupla via de saída ventricular: uma grande artéria e mais de 50% da outra se originam do mesmo ventrículo.
- Saída única ventricular: apenas uma grande artéria se origina (totalmente ou predominantemente) de um dos ventrículos (*truncus arteriosus*, atresia pulmonar e atresia aórtica).

Independentemente dos tipos de conexão ventriculoarterial, o modo de conexão pode ser:

- Por duas valvas perfuradas.
- Por duas valvas, porém apenas uma perfurada.
- Valva ventriculoarterial única: apenas uma valva que pode estar conectada a um dos ventrículos exclusiva ou predominantemente.

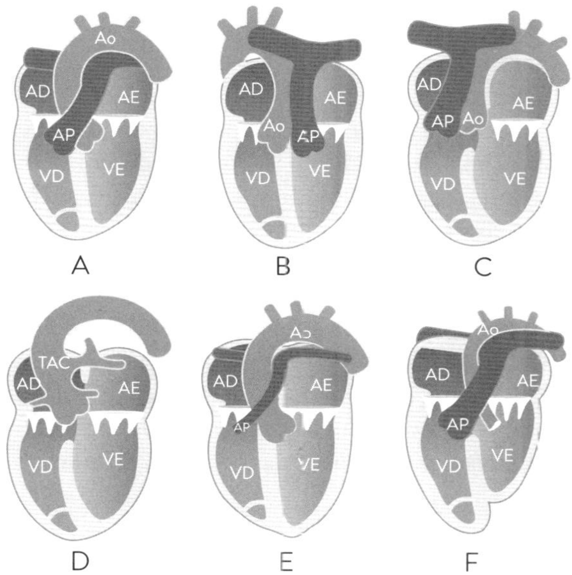

Figura 14 Tipos de conexão ventriculoarterial: (A) concordante; (B) discordante; (C) dupla via de saída; (D) tronco arterial comum; (E) atresia pulmonar: (F) atresia aórtica (adaptada de diagrama do próprio autor).

AD: átrio direito; AE: átrio esquerdo; VD: ventrículo direito; VE: ventrículo esquerdo; Ao: aorta; AP: artéria pulmonar.

Cada uma das conexões atrioventriculares pode estar associada a qualquer das conexões ventriculoarteriais. Essa determinação nem sempre é tarefa fácil, porém é de extrema importância para o prognóstico e para o tipo de conduta a ser tomada.

Drenagem venosa sistêmica e pulmonar

Essa avaliação é realizada observando-se se as 4 veias pulmonares chegam ao átrio esquerdo (drenagem venosa pulmonar), se alguma ou todas drenam para o lado direito (veia sistêmica, átrio direito ou seio coronariano) parcial ou totalmente. A drenagem venosa sistêmica também deve ser avaliada com a presença das 2 veias cavas, superior e inferior, chegando ao átrio direito. As anomalias de drenagem venosa sistêmica podem estar associadas ao isomerismo esquerdo.

Átrios

A morfologia dos átrios deve ser identificada, além do tamanho e da presença de estruturas anômalas no interior.

Septos atrial, interventricular e atrioventricular: a identificação da integridade dos septos é essencial visto que as cardiopatias mais comuns são as comunicações interatriais e interventriculares. Se visualizado um *shunt* intracavitário, deve ser descrito em relação à localização e ao tamanho e para isso várias janelas e cortes ecocardiográficos podem ser necessários, assim como o uso de Doppler espectral e colorido. Apesar de o septo atrioventricular ser pequeno, se ausente, leva ao defeito cardíaco importante com comunicação entre as 4 cavidades cardíacas. É bem visualizado na janela apical corte 4 câmaras. Um abaulamento do septo em direção à cavidade direita ou esquerda é um sinal indireto de sobrecarga e o movimento paradoxal do septo interventricular (anormalmente em direção oposta à parede posterior do ventrículo esquerdo) pode acontecer nas doenças de miocárdio, arritmias, sobrecargas e pós-operatórios de cirurgia cardíaca.

Valvas atrioventriculares

Devem ser avaliadas em relação à anatomia e à funcionalidade. A inserção mais apical do folheto septal da valva tricúspide ajuda a identificar o ventrículo direito e a localizar o septo atrioventricular. As lesões valvares estenóticas e regurgitantes devem ser classificadas pelo tamanho e, se possível, sugerir a etiologia. A quantificação da gravidade das lesões valvares é realizada principalmente pela utilização do Doppler espectral e colorido e também por medidas de dimensões pelo ecocardiograma bidimensional e pelo modo M.

Ventrículos

Assim como os átrios, a morfologia ventricular deve ser avaliada e observada em todas as porções: de entrada e trabecular (no corte 4 câmaras e paraesternal longo) e de saída (no corte 5 câmaras e paraesternal, longo no caso do ventrículo esquerdo e no corte paraesternal curto e subcostal no caso do direito). Como a morfologia ventricular é normalmente difícil de ser avaliada, a identificação da valva que está à direita e à esquerda determina a posição ventricular, ou seja, o ventrículo acompanha a valva. É imprescindível a descrição da presença ou ausência de sobrecargas ventriculares e da função cardíaca. O tamanho das cavidades pode ser medido pelo modo M ou bidimensional e deve descrever pelo menos aorta, átrio esquerdo, ventrículo esquerdo sistólico e diastólico e ventrículo direito diastólico. Esses valores devem ser comparados com os de referência para a superfície corporal da criança.

Valvas ventrículo-arteriais

A mesma avaliação das valvas atrioventriculares deve ser realizada em busca de anomalias congênitas e adquirida.

Artérias pulmonares: o calibre e a confluência das artérias pulmonares direita e esquerda devem ser descritas principalmente se houver anomalias do coração direito e podem estar dilatadas nas cardiopatias de hiperfluxo pulmonar. No corte paraesternal transversal, são visualizadas nas porções proximais.

Canal arterial e artérias coronárias

Parte importante do ecocardiograma pediátrico é a avaliação da permeabilidade do canal arterial. Bem visualizado no corte paraesternal curto e no supraesternal longo, o tamanho deve ser descrito, assim como a direção e o gradiente dos fluxos demonstrados pelos Doppler colorido e contínuo. Para melhor visualização da morfologia, pode-se utilizar um corte paraesternal curto mais alto.

As artérias coronárias são visualizadas somente na porção proximal e se houver suspeita de lesões mais distais deve-se considerar outro exame complementar. É importante analisá-las quanto à origem, ao trajeto e ao tamanho. A anomalia das artérias coronárias deve ser bem procurada porque está presente em várias cardiopatias congênitas graves e põe risco adicional à correção cirúrgica. O tamanho varia de acordo com a superfície corpórea devendo, portanto, ser comparada aos valores de referência. Em algumas doenças, como implantação anômala de coronária esquerda ou direita em artéria pulmonar, fístulas coronarianas e aneurismas coronarianos na doença de Kawasaki, ocorre dilatação das coronárias, permitindo melhor visualização e suspeita diagnóstica ao ecocardiograma.

Arco aórtico

O arco aórtico deve ser bem visualizado em toda a extensão em busca de estenoses e aneurismas. Sempre que houver suspeita de aumento ou diminuição do diâmetro, deve ser medido e o valor comparado com os de referência para o tamanho da criança. Em casos da identificação de fluxo turbulento pelo color Doppler, deve-se utilizar o Doppler contínuo para medida de velocidade e gradiente pelo local estenótico. A aorta ascendente é bem visualizada nos cortes paraesternal longo, 5 câmaras e supraesternal. Neste último, também visualiza-se a aorta transversa, com a porção inicial dos ramos e a descendente. O fluxo na aorta abdominal na janela subcostal analisado pelo Doppler pulsado complementa a avaliação por se apresentar alterado em casos como a coarctação e estenose e insuficiência aórtica graves.

É importante destacar que sempre que alguma malformação for identificada, deve-se procurar por outras alterações exaustivamente, já que é muito comum a associação de diversas cardiopatias. Além disso, a presença ou a ausência de repercussão hemodinâmica deve ser descrita e justificada com valores que poderão ser usados posteriormente para acompanhamento evolutivo.

ECOCARDIOGRAMA FETAL[12,13]

O coração do feto começa a se desenvolver por volta do 20º dia e está anatomicamente quase todo formado na 8ª semana de gestação, mas somente termina no período pós-natal, com o fechamento do canal arterial e do forame oval. As cardiopatias congênitas são as malformações mais comuns de impacto na vida neonatal, podendo ter grande morbimortalidade.

O ecocardiograma fetal é uma complementação da ultrassonografia morfológica que analisa detalhadamente o coração em busca de defeitos estruturais, alterações da função e ritmo cardíaco. Algumas malformações são incompatíveis com a vida e acabam por levar a abortos espontâneos, mas a maioria daquelas diagnosticadas com 20 a 22 semanas tem evolução favorável até o fim da gestação.

A Sociedade Brasileira de Ecocardiografia indica o ecocardiograma fetal como exame de rotina pré-natal para todas as gestantes independentemente de fatores de risco para malformações cardíacas. A maioria dos recém-nascidos diagnosticados com cardiopatias não é fruto de gestações de risco. Além da orientação em relação ao prognóstico neonatal e do acompanhamento psicológico dos pais, o diagnóstico de uma cardiopatia intraútero pode permitir o melhor planejamento de nascimento do bebê com suporte em uma unidade de tratamento intensivo neonatal, equipe de cardiologista pediátrico e cirurgião cardíaco disponível e medicações específicas reservadas, como a prostaglandina. O tratamento intraútero, medicamentoso ou intervencionista, de algumas cardiopatias tem crescido cada vez mais e é um terreno muito promissor que pode alterar significativamente o prognóstico de algumas dessas malformações.

Idealmente, o ecocardiograma fetal deve ser realizado entre 22 e 30 semanas, mas alguns estudos vem sendo realizados com idades gestacionais mais precoces para o rastreamento de malformações cardíacas graves pelo uso do transdutor intravaginal.

Toda a análise segmentar descrita é realizada no ecocardiograma fetal, como a utilização de cortes tradicionais e específicos. A identificação da posição fetal é imprescindível.

A função miocárdica e os fluxos das veias e artérias fetais também são analisados no ecocardiograma fetal por meio das modalidades de Doppler colorido e espectral, que podem se alterar pela presença de cardiopatias ou por doenças extracardíacas, como infecções maternas, hidropsia fetal imune e uso de algumas medicações, como os anti-inflamatórios que podem levar à constrição do canal arterial.

As limitações do ecocardiograma fetal são obesidade materna, cirurgias abdominais prévias, oligodrâmnio e doenças fetais extracardíacas.

DESAFIOS ATUAIS DO ECOCARDIOGRAMA BIDIMENSIONAL

Apesar de ser um exame de grande utilidade na cardiologia pediátrica que revolucionou o diagnóstico e o manejo terapêutico, principalmente das cardiopatias congênitas, algumas limitações fazem com que outros exames complementares sejam necessários.

A visualização dos ramos mais periféricos dos vasos que saem do coração (artérias pulmonares, coronárias e vasos da base) é difícil. A identificação de lesões proximais nestes vasos demanda maior investigação.

A análise da função ventricular tem evoluído muito nos últimos anos, com uso de novas técnicas e *softwares*. No entanto, principalmente nos corações que apresentam cardiopatias mais graves, a anatomia complexa dificulta essa análise, tornando-a muitas vezes subjetiva.

Embora a janela ecocardiográfica em criança seja, normalmente, boa, possibilitando uma imagem de fácil visualização, deformidades torácicas, anomalias de posição cardíaca, obesidade, curativos de esternotomias e doenças extracardíacas podem dificultar o exame transtorácico, fazendo o examinador recorrer a exames mais invasivos, como o ecocardiograma transesofágico, angiotomografia computadorizada e angiorressonância magnética que, nesta faixa etária, requerem sedação e maior risco ao procedimento.

ORIENTAÇÕES AOS PAIS

Solicitar ao pediatra ou cardiologista explicações sobre o motivo da solicitação do exame ecocardiográfico e o que se pretende encontrar, assim como a urgência da realização.

Compreender as limitações do ecocardiograma e da possível necessidade de complementação com outro exame para elucidação diagnóstica.

Solicitar ao médico que correlacione o resultado com o quadro clínico, já que se trata de um exame complementar.

✓ CONCLUSÃO

O ecocardiograma é um exame de extrema importância para o diagnóstico e o manejo terapêutico das cardiopatias. A maioria das cardiopatias congênitas e adquiridas na infância é diagnosticada por ecocardiograma, muitas vezes sem a necessidade de qualquer outro exame para complementar a avaliação. Além da anatomia do coração, fornece informações sobre o estado hemodinâmico e a função cardíaca e das valvas e tem papel fundamental no auxílio a procedimentos invasivos. O objetivo deste capítulo foi apresentar noções básicas do ecocardiograma na criança, a fim de que o pediatra saiba quando solicitá-lo, como interpretá-lo e as limitações, auxiliando no diagnóstico e no manejo terapêutico.

REFERÊNCIAS BIBLIOGRÁFICAS

1. Silva CES. Ecocardiografia Princípios e Aplicações Clínicas. 2ª ed. Revinter; 2010.
2. Eidem BW, Cetta F, O'Leary PW. Ecocardiografia nas Cardiopatias Congênitas das Crianças e dos Adultos. DiLivros; 2010.
3. Otto CM. Fundamentos de Ecocardiografia Clínica. 5ª ed. Elsevier; 2014.
4. Lai WW, Geva T, Shirali GS, Frommelt PC, Humes RA, Brook MM, et al.; ask Force of the Pediatric Council of the American Society of Echocardiography; Pediatric Council of the American Society of Echocardiography. Guideline and Standards for Performance of a Pediatric Echocardiogram. J Am Soc Echocardiogr. 2006;19(12):1413-30.
5. Lopes L. Ecocardiograma Pediátrico. Revinter; 2014.
6. Camarozano A, Rabischoffsky A, Maciel BC, Brindeiro Filho D, Horowitz ES, Pena JLB, et al. Sociedade Brasileira de Cardiologia. Diretrizes das indicações da ecocardiografia. Arq Bras Cardiol 2009; 93(6 Suppl 3):e265-e302.
7. Mathias Jr W. Manual de Ecocardiografia. 4ª ed. Barueri: Manole; 2016.
8. Ebaid M. Cardiologia em Pediatria. São Paulo: Roca; 2000.
9. Anderson RH, Ho SY. Continuing medical education sequencial segmental analysis–description and categorization for the millennium. Cardiology Young. 7:98-116.
10. Van Praagh R, David I, Van Praagh S. What is ventricle? Thesingle-ventricletrap. Pediatric Cardiology. 1982;2(1):79-84.
11. Allen HD, Shaddy RE, Penny DJ, Feltes TF, Cetta F, editors. Moss & Adams Heart Disease in Infants. Philadelphia: Lippincott Williams & Wilkins; 2001.
12. Drose JA. Ecocardiografia Fetal. Revinter; 2001.
13. Zielinsky P. Cardiologia Fetal - Ciência e Prática. Revinter; 2006.

8

TOMOGRAFIA E RESSONÂNCIA MAGNÉTICA CARDÍACA PARA PACIENTES COM CARDIOPATIA CONGÊNITA

Adriana Macintyre Innocenzi

OBJETIVOS

- ✓ Identificar as principais indicações da angiotomografia computadorizada de tórax e da ressonância magnética cardíaca na avaliação das cardiopatias congênitas.
- ✓ Descrever as vantagens e desvantagens dos métodos.
- ✓ Descrever o perfil de segurança dos métodos e contraindicações.

INTRODUÇÃO

Os avanços nos diagnósticos e as opções terapêuticas na cardiologia pediátrica possibilitaram o aumento de sobrevida da maioria das crianças nascidas com defeito congênito. Entretanto, alguns pacientes submetidos a cirurgias curativas ou paliativas na infância necessitarão de reintervenções hemodinâmicas ou cirúrgicas ao longo da vida.

A avaliação diagnóstica das cardiopatias congênitas (CC) envolve grande variedade de métodos de imagem complementares ao exame físico. O ecocardiograma permanece sendo o método de imagem inicial da avaliação da CC. Entretanto, para os pacientes com janela acústica inadequada, na avaliação de estruturas vasculares extracardíacas e para adultos com cardiopatias complexas, a avaliação por outros métodos é essencial.[1,2]

A ressonância magnética cardíaca (RMC) e a tomografia computadorizada (TC) são modalidades diagnósticas que, nas últimas duas décadas, vêm adquirindo crescente importância na avaliação desse grupo de pacientes.[3]

A TC permite o estudo anatômico minucioso dos territórios coronário, aórtico, arterial pulmonar e venoso (pulmonar e sistêmico). A avaliação funcional é possível, mas com limitações ao ser comparada com a RM.[4]

A RMC contribui para a avaliação estrutural do coração e da vasculatura torácica, delimita as cavidades ventriculares e permite análise funcional global e segmentar atrial e ventricular, além da caracterização tecidual do miocárdio. Está amplamente validada para quantificar os volumes, a massa e a função dos ventrículos esquerdo e direito de forma acurada e reprodutível.[5]

A escolha de um método sobre o outro, muitas vezes, é determinada por características individuais (função renal, dispositivos implantados), preferências do paciente (como claustrofobia na RM), desejo de evitar a exposição à radiação, necessidade de avaliar volumes ou função ventriculares ou planejamento para uma próxima cirurgia.

A modalidade diagnóstica realizada deverá ser aquela que responde às questões clínicas de maneira mais efetiva, com menor desconforto e menor risco ao paciente.

RESSONÂNCIA MAGNÉTICA CARDÍACA

Sequências mais utilizadas na cardiopatia congênita[6]

As sequências utilizadas podem ser divididas em 4 categorias principais: definição da morfologia, avaliação da função cardíaca (o que inclui volumes ventriculares e fluxo sanguíneo), angiografia e definição de propriedades do tecido miocárdico, incluindo perfusão e avaliação de fibrose.

As imagens devem ser adquiridas preferencialmente em apneia, embora muitas vezes sejam adquiridas com respiração espontânea (pela pouca cooperação do paciente).

A movimentação cardíaca é controlada com aquisições das imagens monitoradas pelo eletrocardiograma.

Avaliação anatômica

- Sequência *black-blood* em que o sangue aparece escuro e os tecidos aparecem em alta definição, em várias tonalidades de cinza. A imagem é adquirida em ponto fixo do ciclo cardíaco (Figura 1).
- Sequência SSFP (*steady-state free precession*) em que o sangue aparece brilhante/branco. As imagens podem estar em cine, isto é, em movimento e ser adquiridas ou não em apneia. É a sequência mais utilizada na pediatria.
- CE-MRA (RM contrastada) utiliza o gadolínio como meio de contraste – que aumenta a resolução da imagem deixando mais evidente a diferença entre

tecido cardíaco e o meio sanguíneo. Permite avaliação angiográfica venosa e arterial. Essas imagens são adquiridas sem relação com o ciclo cardíaco, por esta razão, as estruturas pulsáteis podem parecer borradas.

Avaliação funcional

- Sequência SSFP – para avaliar volumes, massa ventricular e função cardíaca. O coração é alinhado no eixo curto, eixo longo ou transverso ao tórax e posteriormente, as imagens são obtidas em "fatias", possibilitando análise de qualquer estrutura cardíaca, sem limitações (Figura 2).

Avaliação de fluxo

- *Phase contrast* – sequência para avaliar os fluxos valvares e cavitários. Apresenta limitações para análise de valvas atrioventriculares, sendo utilizado principalmente para avaliar volume regurgitante aórtico e pulmonar. Na cardiopatia congênita, medidas de volume nas grandes artérias (aorta e pulmonar), assim como ramos pulmonares e veias cavas podem ser avaliadas.

Avaliação do tecido cardíaco

- Realce tardio (RT) – sequência que utiliza o gadolínio como meio de contraste e demonstra o depósito deste no tecido miocárdico. As áreas com RT aparecem brilhantes, contrastando com o tecido escuro do miocárdio (Figura 3). Cerca de 10 a 15 minutos após a injeção do contraste, apresentará depósito anormal em áreas de fibrose ou necrose (o gadolínio depositado no meio extracelular).

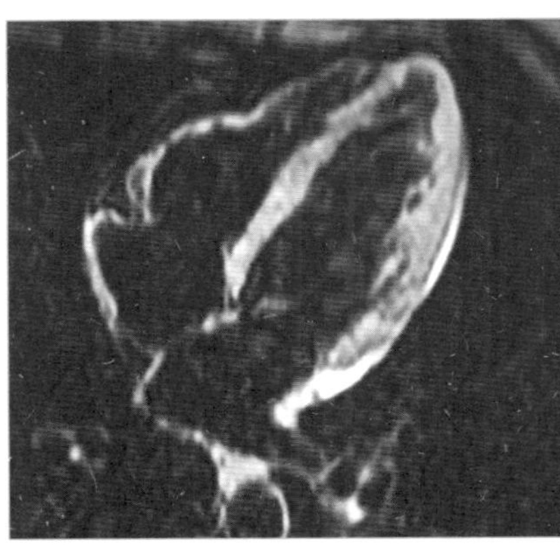

Figura 1 Imagem em *black blood* em que se identificam as 4 cavidades cardíacas em grande contraste com o miocárdio.

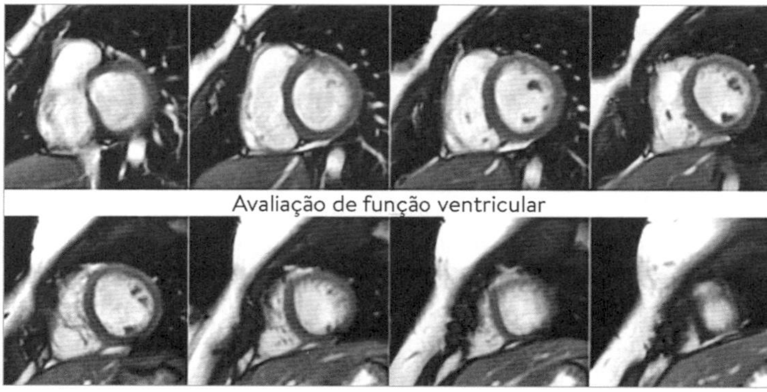

Figura 2 Sequência de SSFP (*steady-state free precession*) com avaliação do eixo curto dos ventrículos para cálculo de volume e função sistólica.

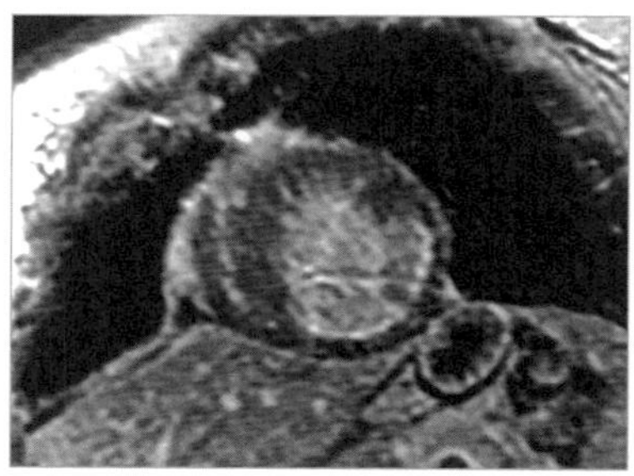

Figura 3 Eixo curto cardíaco mostrando fibrose endocárdica pela técnica de realce tardio.

Os volumes cardíacos e a massa ventricular devem ser indexados pela superfície corpórea do paciente. Existe correlação linear entre os volumes e a superfície corpórea, com variação entre os sexos.[7,8]

A função sistólica se mantém constante durante o crescimento e não parece variar entre os sexos e a idade.

As medidas de vasos são realizadas a partir de imagens adquiridas sem sincronismo com o ciclo cardíaco, então as medidas são aproximadas.

Os diâmetros de vasos ou cavidades devem ser indexados pelo escore Z (para maiores informações buscar em parameterz.blogspot.com).

Indicações[1,9]

- Descrição sequencial das anomalias cardíacas.
- Quantificação de volumes e fração de ejeção dos ventrículos esquerdo e direito.

- Avaliação de malformações da artéria pulmonar, aorta e conotruncais.
- Detecção não invasiva e quantificação de *shunts*, estenoses e regurgitações.
- Identificação de doença miocárdica e pericárdica, massas e trombos.
- Seguimento nas cardiopatias congênitas do adulto.
- Detecção e quantificação de fibrose miocárdica.

Contraindicações[1,5,10]

Equipamentos contraindicados para realização de RM:

- Marca-passo*.
- Desfibrilador*.
- Clipes ferromagnéticos.
- *Piercing*.
- Bomba de insulina.
- Clipe de aneurisma cerebral.
- Fragmentos metálicos intraoculares.
- Fragmentos de cateter de marca-passo.

* Tradicionalmente, marca-passo/desfibriladores são considerados contraindicações para realização de RM, pois o campo magnético interage negativamente com os componentes metálicos. Os riscos são deslocamento, migração, *oversensing* ou *undersensing* levando a arritmias e aquecimento. Em caso de dúvidas, consultar o site www.mrisafety.com.

Equipamentos que não são contraindicações

Existem vários equipamentos utilizados com grande frequência na cardiologia que são compatíveis com os equipamentos de RM de 1,5 e 3 T e estão descritos na Tabela 1.

Tabela 1 Tempo mínimo necessário para a realização da ressonância magnética após o implante de equipamentos (adaptado de Trinavarat[11])

Equipamentos	Tempo para realizar o exame
Stents coronarianos* Incluindo *stents* recobertos	Após 6 a 8 semanas
Próteses valvares**	Após 4 a 6 semanas
Oclusores septais e ductais***	Após 6 semanas

(*continua*)

Tabela 1 Tempo mínimo necessário para realização da ressonância magnética após o implante de equipamentos (adaptado de Trinavarat[11]) (*continuação*)

Equipamentos	Tempo para realizar o exame
Molas de embolização (nitinol, iridio, platina e liga de platina)****	Imediato
Filtro de veia cava inferior	Após 6 semanas
Fio de cicatriz cirúrgica	Imediato
Grampos cirúrgicos	Imediato
Enxertos	Após 6 semanas

* A força causada pelo campo eletromagnético não é suficiente para deslocar ou aquecer o *stent*.
** Mesmo nos campos de 3 T.
*** Prótese de Amplatzer (*plug* e próteses para CIV, CIA, FOP das marcas STJude, AGA, Cardia podem levar a discreto aquecimento local).
**** Materiais não ferromagnéticos.

Considerações sobre segurança

O equipamento de RM gera um campo magnético que pode interagir com materiais que contenham ferro na composição, atraindo-os fortemente.

É essencial que o paciente e o acompanhante que permanecem na sala da RM, sejam questionados sobre a presença de qualquer dispositivo médico implantável ou corpo estranho (Tabela 1).

Existe risco do alto campo magnético interromper a função de dispositivos elétricos, magnéticos ou mecânicos, assim como de deslocamento e aquecimento de objetos metálicos. Os objetos mais longos, como cateteres e fios de marca-passo, podem apresentar aquecimento mais intenso, além de gerar potencial arritmogênico.[9]

Alguns dispositivos mais modernos são compatíveis com a RM, isto é, não trazem danos ao paciente.

Importante

Se não ficar esclarecida a presença de dispositivos, solicitar radiografia de tórax.

Apesar de dispositivos mais modernos serem compatíveis com a RM, também produzem artefatos nas imagens.

Dispositivos cardiovasculares

Os equipamentos não ferromagnéticos (que tem ferro na composição) podem ser submetidos a campo magnético após o implante, de acordo com a American College of Cardiology Foundation/American Heart Association 2007.

Contraste

Para avaliação de volumes e função ventricular não é necessário uso de contraste.

O gadolínio está indicado quando o exame inclui avaliação da anatomia vascular das cardiopatias complexas, assim como na perfusão e na avaliação de realce tardio. Recomenda-se a utilização do meio de contraste seguido pela infusão rápida de solução salina, na tentativa de se obter alto grau de opacificação arterial/venosa com o menor volume de contraste possível.

Reações adversas

Há baixo índice de complicações com o gadolínio, menor do que 0,1%, sendo mais frequente as reações leves. Nos pacientes com alergia a outras medicações, a chance de reação ao contraste pode ser maior. Na Tabela 2, estão demonstradas as reações mais frequentes.[12]

Tabela 2 Reações frequentes ao uso de gadolínio[12]

Leve	Náuseas, vômitos, cefaleia, parestesia, prurido, extravasamento do contraste, eritema
Grave	Fibrose sistêmica nefrogênica (condição progressiva, incurável, geralmente fatal que envolve fibrose da pele, tecido subcutâneo, articulações, músculos esqueléticos, olhos, pulmões, coração e fígado.

Não deve ser realizado contraste se a função renal estiver diminuída, *clearance* abaixo de 30 mL/minuto.

A fibrose nefrogênica é uma complicação muito rara, entretanto, com alto índice de mortalidade que pode acometer crianças e adultos em insuficiência renal aguda ou crônica terminal.

Sedação

O exame é realizado sob anestesia geral, a fim de proteger as vias aéreas, obter controle da respiração e monitorar oximetria.

A partir de 7 a 8 anos, caso a criança consiga colaborar com o exame, pode ser realizado sem anestesia ou sedação.

É importante o monitoramento da temperatura da sala e do paciente durante o exame, em especial dos lactentes, que podem ficar hipotérmicos em razão das baixas temperaturas na sala.

Tempo de exame

Varia de acordo com a complexidade da doença, podendo variar entre 20 e 50 minutos.

TOMOGRAFIA COMPUTADORIZADA

Para avaliação de cardiopatia congênita por TC, as imagens são adquiridas antes e após a injeção de contraste iodado. Após a aquisição das imagens, o pós-processamento é usado para executar reformatação multiplanar, a fim de visualizar estruturas em qualquer plano, realizar medições de estruturas vasculares e compreender as relações espaciais e conexões.

O método apresenta excelente resolução espacial, sendo muitas vezes escolhido para avaliação abrangente e rápida das cardiopatias complexas e relação com estruturas vasculares pequenas, tais como colaterais aortopulmonares e artérias coronárias.

Avanços na tecnologia com o uso de *scanners* com *dual source* (dupla fonte de energia) e múltiplos detectores têm permitido tempos mais curtos de aquisição, melhor resolução temporal e doses mais baixas de radiação.[4,11]

Eixos cardíacos

São os planos em que as imagens são adquiridas (Figura 4). A partir destes são realizadas as reformatações e reconstruções.

- Plano sagital – neste plano é possível avaliar a relação dos ventrículos, posição e relação dos vasos com os ventrículos, porção infundíbulo valvar pulmonar, anatomia da aorta, colaterais, artérias pulmonares, derrame pericárdico, entre outros.
- Plano axial – neste plano é possível a avaliação da lateralidade do arco aórtico e relação com traqueia e brônquios, relação atrioventricular e ventriculoarterial, origem e trajeto das artérias pulmonares principal, direita e esquerda, aorta transversa. Origem das artérias coronárias entre outros.
- Plano coronal – avaliação da porção ascendente, transversa e descendente da aorta, porção proximal da artéria pulmonar, relação das veias cavas com átrios, vasos da base e trajeto, entre outros.

Indicações[13]

- Descrição sequencial das anomalias cardíacas.
- Identificação de anomalias venosas sistêmicas e pulmonares.
- Avaliação de malformações da artéria pulmonar, aorta e conotruncais.

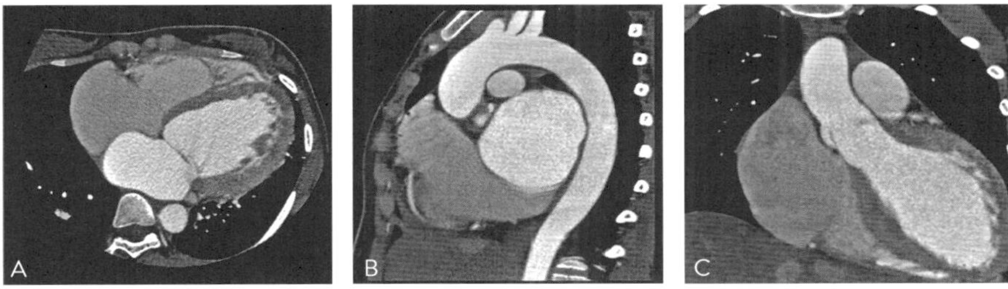

Figura 4 (A) corte axial; (B) corte sagital; (C) corte coronal em coração normal.

- Detecção de aneurisma, dissecções, estenoses, trombos, enxertos pós-operatório, *stents* coronarianos e aórticos.
- Identificação de cálcio no território coronariano e nos enxertos.
- Seguimento nas cardiopatias congênitas do adulto.
- Quantificação de volumes e fração de ejeção dos ventrículos esquerdo e direito.

Contraindicações[3,14]

- Alergia a iodo.
- Gestação.
- Claustrofobia.
- Insuficiência renal – em casos de extrema necessidade, o paciente deverá ser submetido à hemodiálise após uso de contraste.
- Mieloma múltiplo, hipertireoidismo, feocromocitoma, as drogas utilizadas para o tratamento da doença são nefrotóxicas. No caso do hipertireoidismo, pode ocorrer tireotoxicose.
- Miastenia *gravis* – o contraste não iônico aumenta o risco de recaída.
- Metformina – risco de acidose lática. O paciente deverá suspender a medicação por 48 horas antes do exame e reiniciar 48 horas depois.
- Doença pulmonar – risco relativo. O contraste aumenta a chance de broncoespasmo.

* O fator de risco mais importante para o desenvolvimento de nefropatia relacionada ao contraste é a desidratação.

Vantagens

Os pacientes graves podem se beneficiar do tempo curto do exame.
Pacientes com 7 anos ou mais podem fazer o exame acordados.

Os pacientes recém-nascidos, lactentes e crianças pequenas podem realizar o exame com sedação leve.

Desvantagens

Uso de radiação ionizante, que é cumulativa. Os pacientes pediátricos poderão ser expostos diversas vezes ao exame e a radiação tem efeito cumulativo mais significativo na criança do que no paciente adulto.

Contraste[3]

Recomenda-se a utilização do meio de contraste não iônico com alta concentração de iodo (≥ 350 mg/mL), seguido pela infusão rápida de solução salina, na tentativa de se obter um alto grau de opacificação arterial/venosa com o menor volume de contraste possível.

O acesso venoso periférico é preferível ao PICC para injeção do contraste, porque este limita a velocidade de infusão comprometendo a qualidade do exame. Acesso venoso profundo não é contraindicação.

Reações adversas[3,12]

São raras e podem ser leves, moderadas ou graves. Mesmo nos pacientes sem história de alergias pode ocorrer reação aguda. Na maioria das vezes, quando ocorrem, são leves e autolimitadas. Na Tabela 3, estão descritas as principais manifestações de reação ao contraste.

Tabela 3 Principais manifestações de reação ao contraste (adaptada de Sara et al.[3])

Leve	Náuseas, vômitos, rubor, dor no braço, prurido, cefaleia, tontura, calor, calafrios, urticária limitada, sudorese, edema facial
Moderada	Vômitos abundantes, urticárias extensas, edema facial, edema laríngeo, broncoespasmo moderado, dispneia, hipertensão, hipotensão, dor torácica ou abdominal, cefaleia intensa
Grave	Necessitam atendimento de urgência – laringoespasmo associado ao edema agudo de pulmão, arritmias cardíacas graves, inconsciência, convulsões, parada cardiorrespiratória

Importante: nefrotoxicidade pelo contraste. Em pacientes com aumento da creatinina ou desidratação prévios ao exame são os fatores de risco mais importantes.

Os pacientes alérgicos ao iodo podem realizar o exame após preparo com anti-histamínico e corticoide, de preferência em ambiente hospitalar, levando em consideração o risco mais alto de reações adversas.

Tempo de aquisição

O exame é todo realizado em apenas uma apneia, cerca de 20 a 30 segundos. Assim como a RM, o exame é trigado com o eletrocardiograma para a avaliação de estruturas intracardíacas. A avaliação de estruturas vasculares pode ser avaliada sem sincronização com eletrocardiograma. Os pacientes com arritmias cardíacas e frequência cardíaca muito elevada podem apresentar artefatos na aquisição das imagens, o que prejudica o resultado.

Uso de betabloqueadores[13]

Os betabloqueadores (oral ou venoso) devem ser utilizados com segurança, não devendo ser realizada de rotina. Os pacientes hemodinamicamente instáveis ou com doença pulmonar podem não tolerar e evoluir para parada cardiorrespiratória. Nos pré-escolares e escolares, quando é possível reduzir a frequência cardíaca para próximo de 60 bpm, há diminuição dos artefatos de movimentos, o que permite melhor qualidade de imagens, principalmente de artérias coronárias e valvas aorta e pulmonar.

Aplicações clínicas[13,14]

Comunicação interatrial 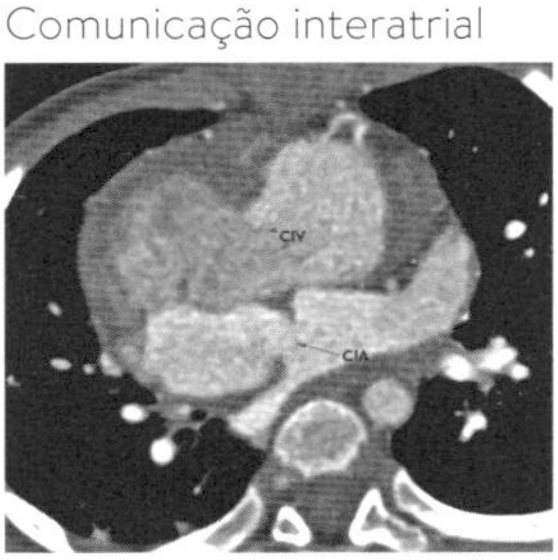 	RM – visualização anatômica do defeito, volume e função do ventrículo direito e estimativa do *shunt*. TC – visualização do defeito e veias pulmonares. Nos casos de CIA tipo seio venoso, permite excelente identificação de veias pulmonares. O septo interatrial, especialmente na porção da fossa oval, é muito fino. A visualização anatômica do defeito deve ser feita com cuidado. * Apenas como informação adicional ao ecocardiograma, caso persistam dúvidas. Raramente necessário.

(continua)

Aplicações clínicas[13,14] *(continuação)*

Comunicação interventricular 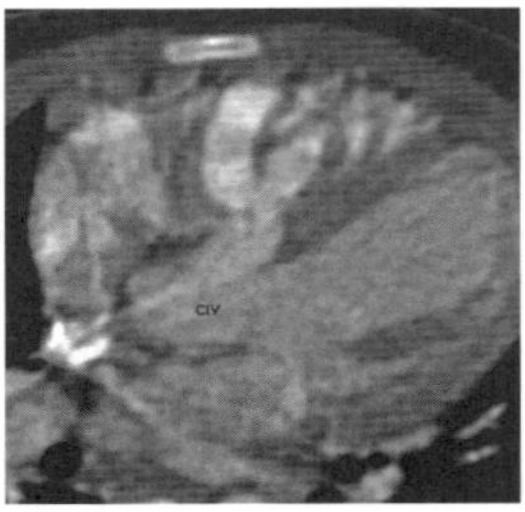	RM – visualização anatômica do defeito nem sempre é possível – como nos defeitos pequenos, artéria pulmonar e aorta. Estimar *shunts* e QP/QS. TC – identificação anatômica e quantificação do defeito, avaliação das artérias pulmonares, veias pulmonares e aorta são bastante precisas. * Apenas como informação adicional ao ecocardiograma, caso persistam dúvidas.
Defeito do septo atrioventricular 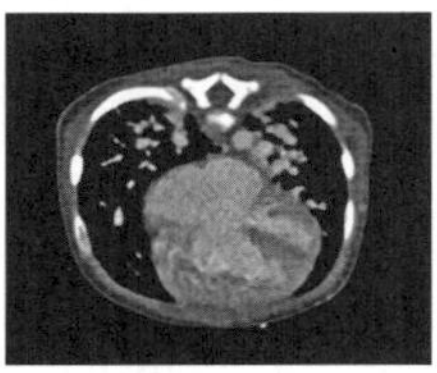	RM/TC – visualização anatômica do defeito, artéria pulmonar, veias pulmonares, via de saída do ventrículo esquerdo e aorta. * Apenas como informação adicional ao ecocardiograma, caso persistam dúvidas.
Persistência do canal arterial 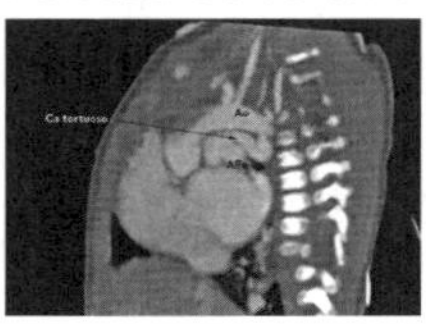	RM/TC – visualização anatômica do defeito, utilizado principalmente nas cardiopatias complexas. * Apenas como informação adicional ao ecocardiograma, caso persistam dúvidas.
Anomalias venosas pulmonares 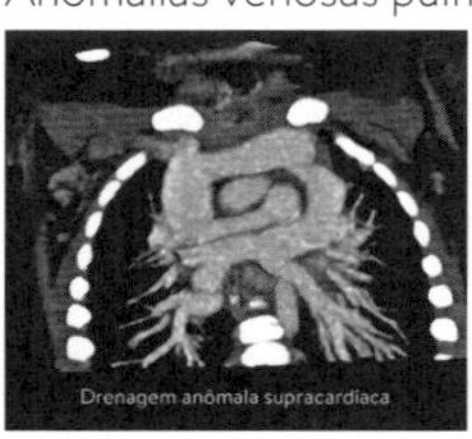	A visualização de todas as veias pulmonares é extremamente importante para o planejamento cirúrgico. Muitas vezes o ecocardiograma não define a drenagem completa aos átrios ou locais anômalos. TC – identificação excelente da localização das veias anômalas. RM/TC – no seguimento de pós-operatório para avaliação de função de ventrículo direito, lesões residuais.
Estenose supra-aórtica 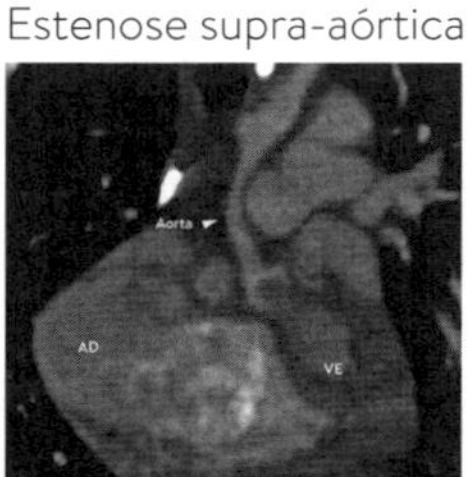	RM/TC – visualização anatômica do defeito, extensão da lesão, avaliação de toda aorta e ramos supra-aórticos e artérias pulmonares.

(continua)

Aplicações clínicas[13,14] *(continuação)*

Coartação/aneurisma de aorta/duplo arco aórtico 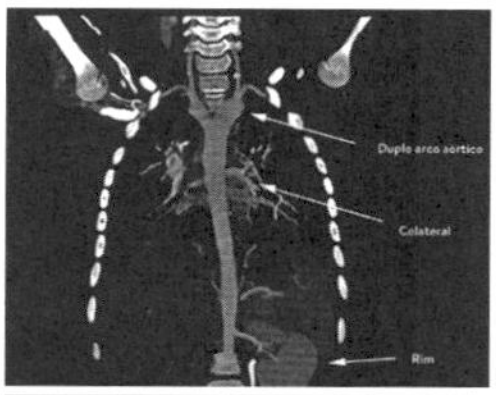 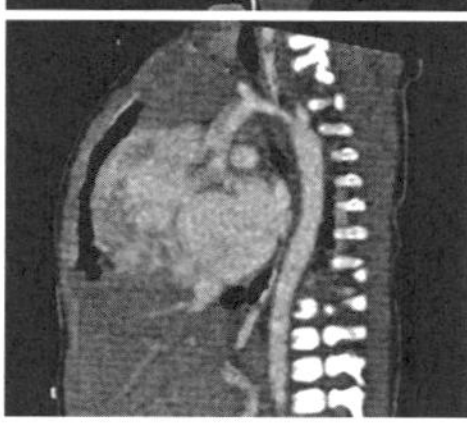	TC – identificação precisa da localização e da extensão da aorta acometida, assim como dos vasos colaterais e anomalias arteriais e venosas associadas. Extensão de aneurisma e dissecção. RM – auxilia na quantificação dos fluxos das colaterais. * Seguimento: a avaliação do local de coartação com RM ou TC dever ser revista com intervalo de 5 anos ou menos.
Estenose pulmonar 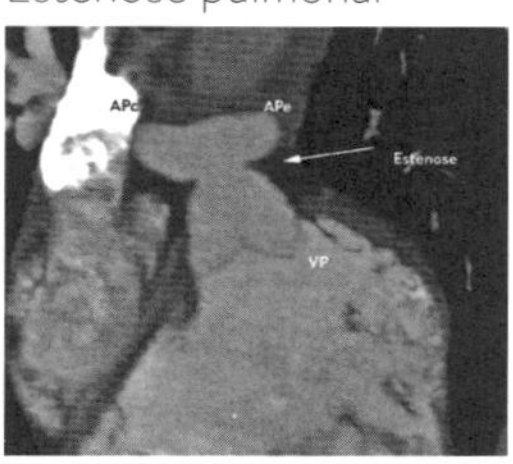 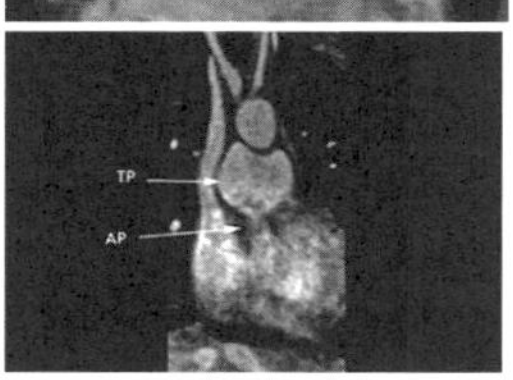	TC – identificação anatômica do defeito, artéria pulmonar, artérias pulmonares periféricas, veias pulmonares. RM – avaliação e quantificação de fluxo de regurgitação pulmonar de artérias pulmonares direita e esquerda. * Apenas como informação adicional ao ecocardiograma, caso persistam dúvidas.
Coronária anômala 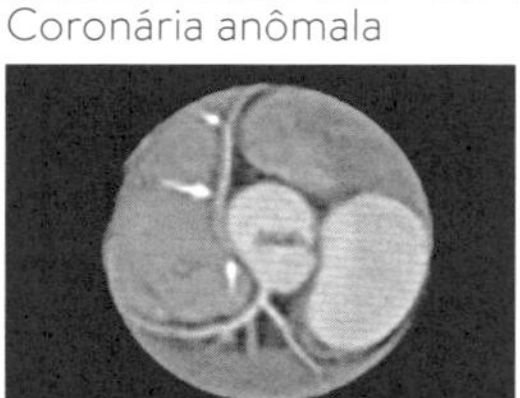	TC – método de escolha para análise anatômica de óstios e trajeto das coronárias por melhor resolução espacial. * O paciente precisa ter frequência cardíaca controlada (> 80 bpm pode gerar artefatos que dificultam a análise do método).

(continua)

Aplicações clínicas[13,14] *(continuação)*

<table>
<tr><td>Fístula coronariana
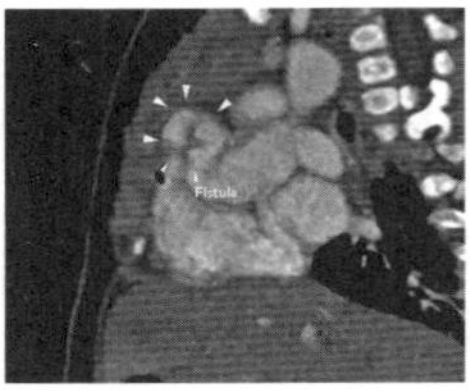
</td><td>TC – método de escolha para análise anatômica de óstios e trajeto das coronárias por melhor resolução espacial.
* O paciente precisa ter frequência cardíaca controlada > 70 a 80 bpm pode gerar artefatos que dificultam a análise do método).</td></tr>
<tr><td>Tetralogia de Fallot
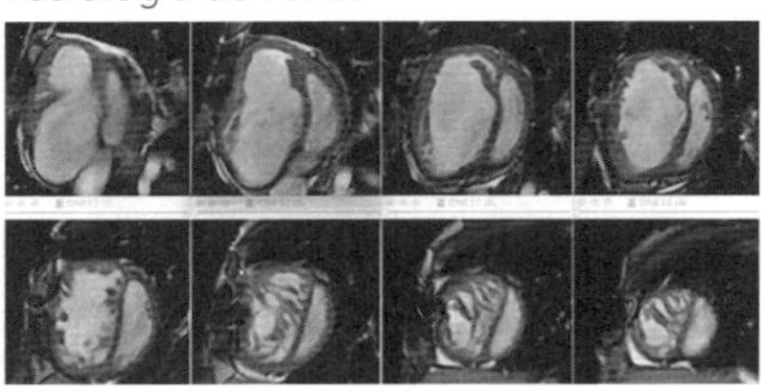
Avaliação de volumes e função dos ventrículos direito e esquerdo</td><td>RM – avalia volumes e função do ventrículo direito com alta reprodutibilidade, regurgitação pulmonar, anatomia da via de saída do ventrículo direito, aorta, artérias pulmonares e ramos pulmonares, fibrose.
TC – visualização anatômica da comunicação interventricular, desvio anterior do septo interventricular, aorta ascendente e vasos da base, artéria pulmonar, artérias pulmonares periféricas, shunts.
RM – é o método de diagnóstico de escolha para seguimento após a adolescência.</td></tr>
<tr><td>Transposição dos grandes vasos
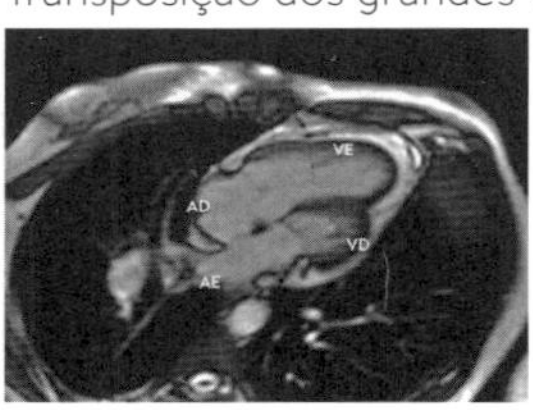
</td><td>RM – avalia volumes e função do ventrículo sistêmico e pulmonar, estenoses de condutos, regurgitação pulmonar, veias pulmonares e sistêmicas nos casos de pós-operatório de switch atrial e arterial.
TC – avaliação dos óstios e trajetos coronarianos, estenose de conduto, avaliação anatômica dos vasos.</td></tr>
</table>

(continua)

Aplicações clínicas[13,14] *(continuação)*

Atresia tricúspide 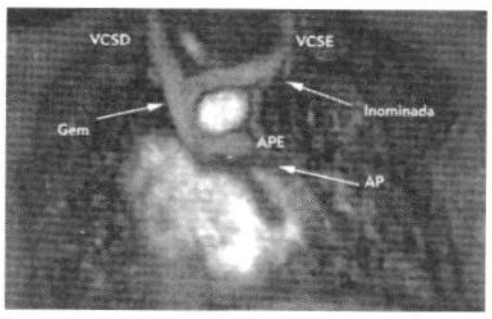 Pós-operatório de Glenn 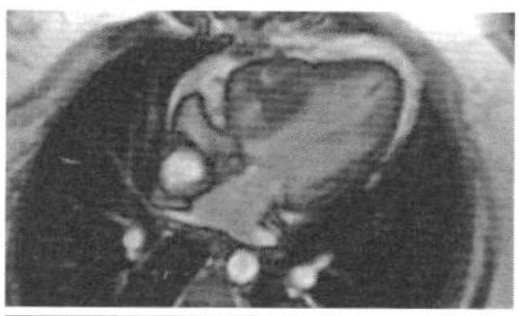 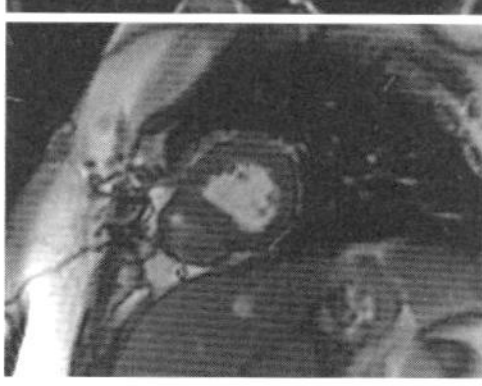	RM – visualização anatômica do defeito, volumes dos ventrículos direito e esquerdo, função ventricular, grau de hipertrofia, *shunts* cirúrgicos. TC – avaliação anatômica, quantificação de colaterais e *shunts* cirúrgicos.
Atresia pulmonar 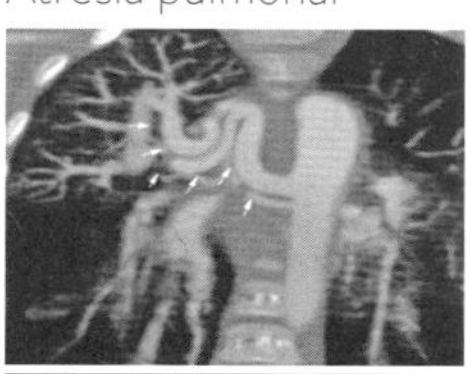 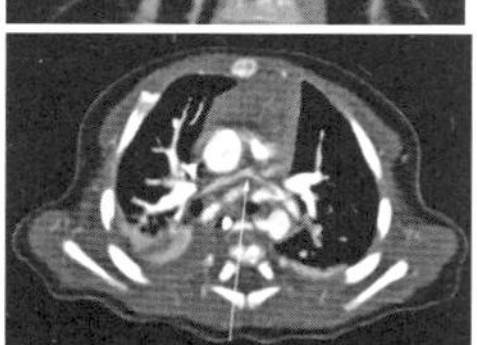	RM – visualização anatômica do defeito, volumes dos ventrículos direito e esquerdo, função ventricular, grau de hipertrofia, *shunts* cirúrgicos. TC – avaliação anatômica, quantificação de colaterais e *shunts* cirúrgicos.
Pós-operatório Fontan 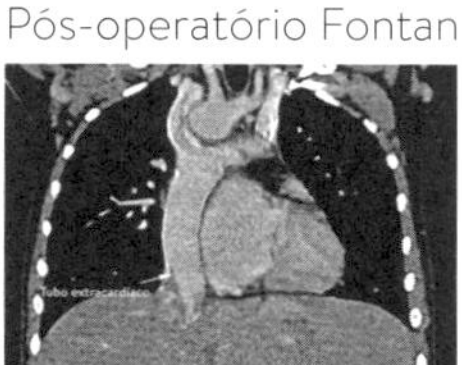	RM ou TC – para avaliação de trombos, estenose do conduto, estenose de ramos pulmonares. RM – avaliação de função ventricular.

DESAFIOS ATUAIS

- O entendimento dos pontos fortes e fracos e os riscos antes da escolha do método que responda da melhor maneira à dúvida clínica, de modo que o exame ocorra com o menor risco e melhor custo-efetividade para o paciente.
- Avaliação da anatomia cardíaca e extracardíaca com menor dose de radiação e maior acurácia.
- Avaliar doenças do músculo cardíaco e perfusão miocárdica com maior precisão.
- Complementar a avaliação do ventrículo direito e fluxos intracardíacos.
- Auxiliar o acompanhamento dos adultos com cardiopatia congênita.

ORIENTAÇÕES AOS PAIS

- O médico solicitante deverá esclarecer qual será a finalidade do exame e os custos envolvidos.
- Esclarecer todos os preparos necessários para a realização do exame.

✓ CONCLUSÃO

A angiotomografia de tórax/aorta e a RMC são métodos de imagens que complementam o diagnóstico nos casos mais complexos de cardiopatia congênita.

A escolha do método de diagnóstico deve considerar, além da acurácia para cada indicação clínica, os riscos inerentes às diferentes opções.

Cabe ao médico solicitante, a responsabilidade da tomada de decisão frente ao *trade off* entre os riscos de curto prazo na realização do exame (como reações anafiláticas ou necessidade de sedação) e os riscos futuros, associados às doses cumulativas das radiações ionizantes, especialmente nesta subpopulação de pacientes, na qual a realização de múltiplos testes diagnósticos é comum.

REFERÊNCIAS BIBLIOGRÁFICAS

1. Fratz S, Chung T, Greil GF, Samyn MM, Taylor AM, Valsangiacomo Buechel ER, et al. Guidelines and protocols for cardiovascular magnetic resonance in children and adults with congenital heart disease: SCMR expert consensus group on congenital heart disease. J Cardiovasc Magnetic Reson. 2013;15:51.
2. Bonnichsen C, Ammash N. Choosing between MRI and CT imaging in the adult with congenital heart disease. Curr Cardiol Rep. 2016;18(5):45.
3. Sara L, Szarf G, Tachibana A, Shiozaki AA, Villa AV, de Oliveira AC, et al. II Guidelines on Cardiovascular Magnetic Resonance and Computed Tomography of the Brazilian Society

of Cardiology and the Brazilian College of Radiology. Arq Bras Cardiol. 2014;103(6 Suppl 3):1-86.

4. Goo HW, Park IS, Ko JK, Kim YH, Seo DM, Park JJ. Computed tomography for the diagnosis of congenital heart disease in pediatric and adult patients. Int J Cardiovasc Imaging. 2005;21(2-3):347-65.
5. Kilner PJ, Geva T, Kaemmerer H, Trindade PT, Schwitter J, Webb GD. Recommendations for cardiovascular magnetic resonance in adults with congenital heart disease from the respective working groups of the European Society of Cardiology. Eur Heart J. 2010;31(7):794-805.
6. Mitchell FM, Prasad SK, Greil GF, Drivas P, Vassiliou VS, Raphael CE. Cardiovascular magnetic resonance: Diagnostic utility and specific considerations in the pediatric population. World J Clin Pediatr. 2016;5(1):1-15.
7. Bailliard F, Hughes ML, Taylor AM. Introduction to cardiac imaging in infants and children: techniques, potential, and role in the imaging work-up of various cardiac malformations and other pediatric heart conditions. Euro J Radiol. 2008;68(2):191-8.
8. Kawel-Boehm N, Maceira A, Valsangiacomo-Buechel ER, Vogel-Claussen J, Turkbey EB, Williams R, et al. Normal values for cardiovascular magnetic resonance in adults and children. J Cardiovasc Magnetic Reson. 2015;17:29.
9. Samyn MM. A review of the complementary information available with cardiac magnetic resonance imaging and multi-slice computed tomography (CT) during the study of congenital heart disease. Int J Cardiovasc Imaging. 2004;20(6):569-78.
10. Baikoussis NG, Apostolakis E, Papakonstantinou NA, Sarantitis I, Dougenis D. Safety of magnetic resonance imaging in patients with implanted cardiac prostheses and metallic cardiovascular electronic devices. Ann Thoracic Surg. 2011;91(6):2006-11.
11. Trinavarat P. Computed tomographic angiography (CTA) of major thoracic vessels in children – a pictorial assay on common findings also discussing CTA technique. Eur J Radiol. 2013;82(7):1083-90.
12. ACR Committee on Drugs and Contrast Media Version 10.3. 2018. Available in: https://www.acr.org/-/media/ACR/files/clinical-resources/contrast_media.pdf.
13. Han BK, Rigsby CK, Hlavacek A, Leipsic J, Nicol ED, Siegel MJ, et al. Computed tomography imaging in patients with congenital heart disease Part I: Rationale and Utility. An Expert Consensus Document of the Society of Cardiovascular Computed Tomography (SCCT): Endorsed by the Society of Pediatric Radiology (SPR) and the North American Society of Cardiac Imaging (NASCI). J Cardiovasc Comp Tomogr. 2015;9(6):475-92.
14. Han BK, Rigsby CK, Leipsic J, Bardo D, Abbara S, Ghoshhajra B, et al. Computed tomography imaging in patients with congenital heart disease, Part 2: Technical Recommendations. An Expert Consensus Document of the Society of Cardiovascular Computed Tomography (SCCT): Endorsed by the Society of Pediatric Radiology (SPR) and the North American Society of Cardiac Imaging (NASCI). J Cardiovasc Comp Tomogr. 2015;9(6):493-513.

SEÇÃO IV

AVALIAÇÃO DO RITMO CARDÍACO

9

TAQUIARRITMIA

Aurea Lúcia Alves de Azevedo Grippa de Souza
Mariana Póvoa

OBJETIVOS

✓ Caracterizar os principais distúrbios da condução.
✓ Conhecer as principais etiologias.
✓ Entender as manifestações clínicas.
✓ Correlacionar a terapêutica à etiologia.
✓ Sistematizar a abordagem terapêutica.

INTRODUÇÃO

Taquiarritmia é definida como a frequência cardíaca (FC) mais elevada do que a esperada para a idade (Tabela 1) associada ao ritmo que nasce fora do nó sinusal.[1] As taquiarritmias podem ocorrer por circuitos de reentrada (mais frequente) ou por focos ectópicos com automatismo anormais que superam a frequência de disparo do nó sinusal.[2]

Tabela 1 Referência de frequência cardíaca para idade em crianças[3]

Idade	Acordado	Média	Dormindo
Recém-nascido a 3 meses	85 a 205	140	80 a 160
3 meses a 2 anos	100 a 130	130	75 a 160
2 a 10 anos	60 a 140	80	60 a 90
> 10 anos	60 a 100	75	50 a 90

Quando a taquiarritmia ocorre por circuito de reentrada, costuma ocorrer predominantemente por via acessória ou reentrada nodal, mas também pode ser ventricular. Já os focos ectópicos são representados por automatismos atriais ou ventriculares. Na infância, as vias acessórias e os focos atriais ectópicos são as causas mais comuns de taquiarritmias em lactentes e crianças pequenas. Por outro lado, a reentrada nodal é a causa mais frequente de taquiarritmias em adolescentes, principalmente do sexo feminino.[4]

A análise da origem da taquiarritmia é fundamental para o estabelecimento da conduta mais apropriada. Dessa forma, é importante que o médico saiba classificá-las em taquiarritmias de origem supraventricular ou ventricular.[1]

O grande determinante dessa classificação é o tempo de inscrição do complexo QRS. Quanto maior o tempo de ativação ventricular, mais alargado será o nos QRS, que ocorre quando a condução do estímulo ventricular se faz miócito a miócito, sendo um processo lento de ativação elétrica de todo o ventrículo.[1]

Por outro lado, pensando no QRS normal, sabe-se que esse complexo será estreito, pois a condução do estímulo elétrico pelo ventrículo ocorre por feixes de condução especializados, de forma rápida conseguem distribuir o estímulo pela maior parte do ventrículo. Isso leva a concluir que toda taquiarritmia que possui complexo QRS estreito necessariamente passa pelo sistema de condução especializado presente normalmente no coração. Não há condução miócito a miócito predominante.[1] Sendo assim, pode-se determinar que todo indivíduo com taquiarritmia de QRS estreito possui o ventrículo sendo ativado pelo sistema de condução especializado e, portanto, possuindo origem acima do sistema de condução que se inicia com o nó atrioventricular (origem supraventricular). Por outro lado, quando há QRS alargado, pode-se definir que a condução seja miócito a miócito, ocorrendo transmissão elétrica então fora do sistema de condução, originando-se assim abaixo do nó atrioventricular (origem ventricular).[1]

ASPECTOS EPIDEMIOLÓGICOS

Apesar de haver, de uma maneira geral, menor incidência conhecida de arritmias em crianças do que em adultos, acredita-se que esses números sejam, na verdade, subnotificados, uma vez que os sintomas podem ser de difícil caracterização em crianças. Contudo, arritmias que levam à emergência efetivamente são mais raras do que nos adultos. Isto não torna menos relevante a abordagem, já que, ao acontecer, possuem elevada morbimortalidade.[4]

Um estudo inglês com recém-nascidos, com dados coletados por 20 anos, permitiu identificar a taquicardia por reentrada atrioventricular como a principal arritmia mais comum (mesmo incluindo as bradiarritmias na análise), correspondendo a 16,3 casos/100 mil nascidos vivos. Nesse mesmo estudo, o *flutter* atrial foi a segunda taquiarritmia mais frequente, com 2,1 casos/100 mil nascidos vivos.[4]

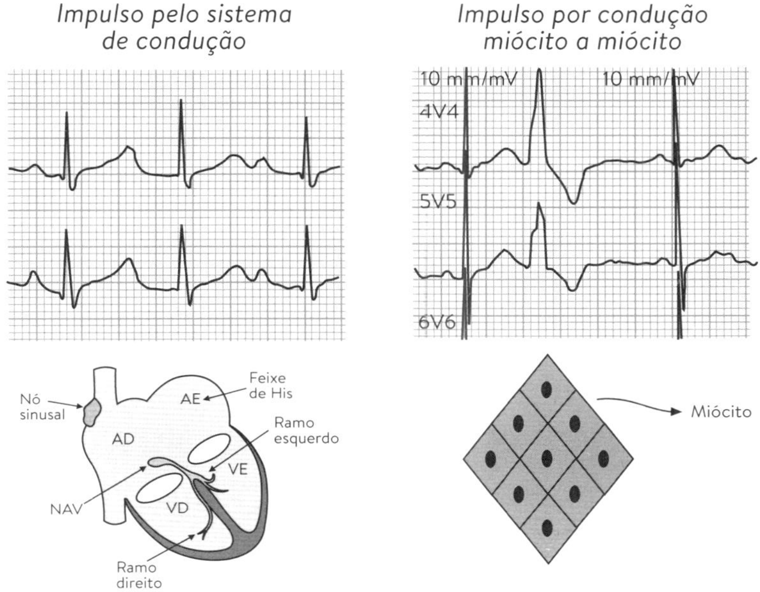

Figura 1 Condução ventricular definindo morfologia do QRS. A condução através do nó atrioventricular, ramos de His e fibras de Purkinje leva ao QRS estreito, com ativação ventricular rápida. A condução fora do sistema de His-Purkinje ocorre miócito a miócito, com ativação ventricular lenta.

A taquicardia ventricular, apesar da importância pelo alto risco de evolução para parada cardiorrespiratória, é rara em crianças. Quando ocorre, em geral está acompanhada de cardiopatias congênitas, síndrome do QT longo, miocardite, distúrbios eletrolíticos e intoxicações exógenas, sobretudo por cocaína e antidepressivo tricíclico.[1]

Há ainda relação muita estreita entre taquiarritmias e pós-operatório imediato de cirurgia cardíaca, o que piora significativamente o prognóstico. Pode-se destacar a ocorrência de taquicardia supraventricular paroxística, taquicardia juncional ectópica (JET), taquicardia ventricular e fibrilação atrial. Sobretudo a JET possui importante relevância no pós-operatório imediato, sendo muito frequente na infância, mas raramente presente em adultos. A incidência pode chegar a 14,3% das cirurgias cardíacas de recém-nascidos, sendo bastante comum em pós-operatório de tetralogia de Fallot e defeito do septo atrioventricular.[4]

O pós-operatório tardio de cirurgias cardíacas congênitas também está relacionado à alta incidência de arritmias, sobretudo as desencadeadas por circuitos de reentrada que surgem por fibroses e alterações cavitárias. Essa incidência depende da complexidade do procedimento, de sequelas e resíduos, do número de intervenções, além do comprometimento hemodinâmico perioperatório.[4]

É importante, portanto, que o pediatra esteja atento a esses fatores associados para conseguir ter um alto grau de suspeição nesses pacientes, possibilitando diagnóstico mais precoce de taquiarritmias.

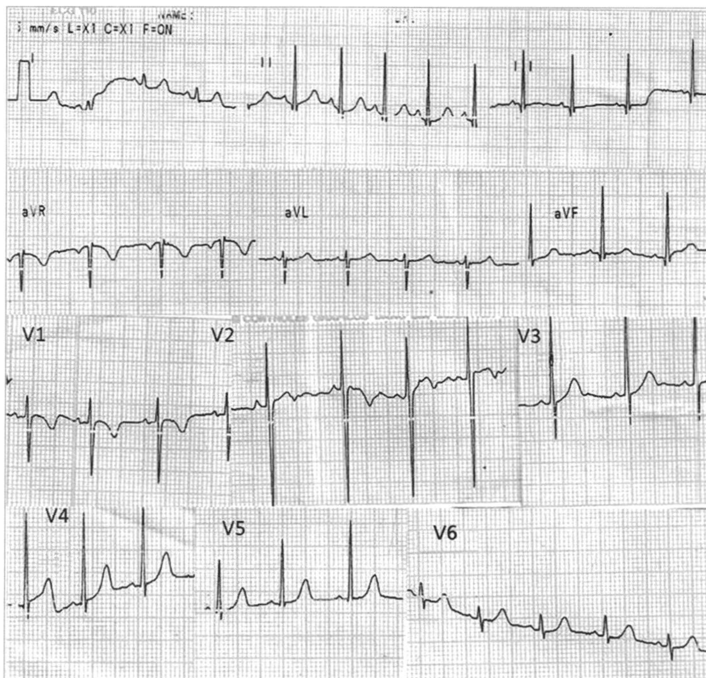

Figura 2 Traçado de um paciente de 6 anos, ansioso e chorando durante o registro. Ritmo sinusal com frequência cardíaca variando entre 100 e 150 bpm.

FISIOPATOLOGIA E ALTERAÇÕES ELETROCARDIOGRÁFICAS

Taquicardia sinusal

Evento comum em crianças de todas as faixas etárias, sendo sintomática em poucas situações. Não constitui uma arritmia verdadeira, por manter o ritmo sinusal. É caracterizada pelo aumento da frequência de despolarização do nó sinusal com condução atrioventricular preservada, levando ao aumento da frequência de despolarização ventricular. Ao eletrocardiograma (ECG), observam-se ondas P precedendo todos os QRS, intervalo PR adequado à idade e FC superior ao limite para a idade (Figura 2). É imprescindível também encontrar onda P positiva em D1, D2 e aVF, que caracterizam o ritmo como sinusal. O intervalo RR (distância entre um QRS e o próximo) pode não ser regular. Isso ocorre porque o nó sinusal sofre a influência da respiração, aumentando a frequência de disparos do nó sinusal durante a inspiração. A maioria das causas é benigna (ansiedade, choro, dor), mas podem ser uma manifestação de doenças sistêmicas como febre, sepse, hipovolemia, choque hipovolêmico, anemia, insuficiência cardíaca (IC), tireotoxicose, miocardite e intoxicação medicamentosa.

Taquicardia paroxística supraventricular

A taquicardia paroxística supraventricular (TPSV) é mais frequente em recém-nascidos e lactentes, principalmente na forma idiopática. Na adolescência, pode ser a manifestação de uma via anômala, sendo mais comum na síndrome de Wolff-Parkinson-White (Figura 3).

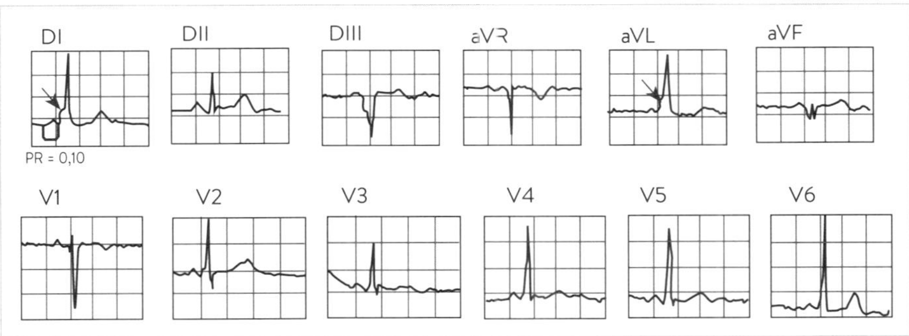

Figura 3 Traçado eletrocardiográfico de um paciente de 13 anos apresenta intervalo PR encurtado pela presença das ondas delta (setas).

Na TPSV, a origem do estímulo ocorre em um circuito envolvendo o nó atrioventricular. Pode ocorrer por um circuito intranodal ou pela formação de um circuito de reentrada entre uma via acessória e o nó atrioventricular. Esse circuito faz então com que o átrio e o ventrículo sejam despolarizados quase simultaneamente. Com isso, a onda P geralmente é invisível por ser dissociada do QRS, podendo preceder, suceder ou até mesmo ocorrer ao mesmo tempo que o

QRS (a onda P acaba sendo mascarada pela ativação ventricular que possui uma quantidade muito maior de células despolarizando). Como o estímulo ativa o ventrículo por meio do nó atrioventricular, o QRS costuma ter duração normal, embora possa ser alargado quando há condução aberrante do estímulo, como nos bloqueios de ramos. Na maioria das vezes, ao ECG, observa-se FC acima de 240 bpm. Um traçado clássico de TPSV encontra-se na Figura 4.[2]

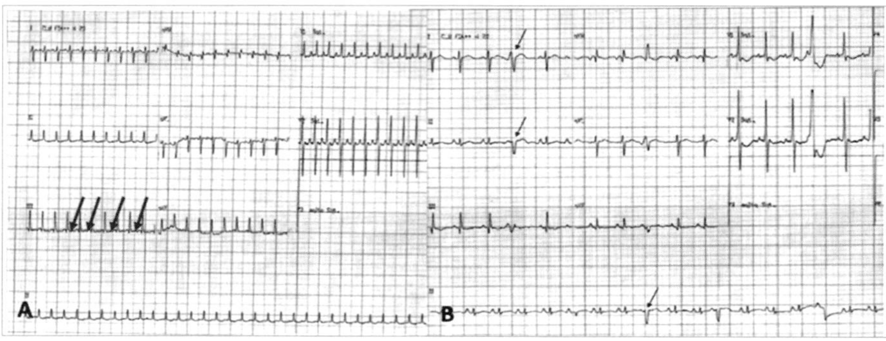

Figura 4 Recém-nascido de 24 horas de vida apresentando taquipneia, pulsos débeis e perfusão alentecida. ECG mostra (A) frequência cardíaca de 300 bpm com ondas P após o complexo QRS e antecedendo a onda T (setas); e (B) ritmo sinusal com raras extrassístoles (setas) após manobra vagal com gelo na face.

Fibrilação atrial

Ocorre por diversos circuitos de reentrada ou focos ectópicos atriais que enviam de forma desordenada estímulos ao nó atrioventricular. A despolarização atrial ocorre de forma desorganizada, mas esses estímulos são filtrados pelo nó atrioventricular, que então determina a FC. Sendo assim, o ECG é caracterizado pela ausência de onda P com presença de ritmo irregular (o nó atrioventricular apenas permite a passagem de alguns estímulos com intervalo distinto entre um QRS e outro). A linha de base costuma parecer trêmula pela presença de várias despolarizações atriais de baixa voltagem desordenadas que ocorrem. Não costuma ser comum em crianças, sendo mais frequente nas cardiopatias congênitas, sobretudo nos pós-operatórios. Pode não ocorrer com FC elevada, uma vez que esta depende da capacidade de o nó atrioventricular conduzir o estímulo.[2]

Flutter atrial

Diferentemente da fibrilação atrial, que envolve vários estímulos, o *flutter* constitui um único circuito de macrorreentrada. Esse circuito despolariza o átrio de forma rítmica, alcançando o nó atrioventricular em geral de forma regular, mas com a frequência de despolarização atrial muito elevada. Isso faz com que o estímulo por vezes alcance o nó atrioventricular ainda no período refratário, fazendo com que a frequência ventricular seja inferior à frequência atrial. Como a despolarização ocorre por esse circuito de macrorreentrada, observa-se uma onda de despolarização atrial, mais serrilhada, chamada onda F. A distância entre um QRS e outro (intervalo RR) costuma, na maiorias das vezes, ser regular, uma vez que o nó atrioventricular recebe de forma regular o estímulo do circuito do *flutter*.[2]

Taquicardia atrial

Ocorre quando há um outro foco no átrio (seja ectópico autonômico ou por circuito de reentrada) que funciona comandando o ritmo no lugar do nó sinusal. Isso acontece quando a frequência de ativação desse foco atrial é maior que a frequência de disparo do nó sinusal. Nessa situação, a principal diferença eletrocardiográfica ocorre pela presença de morfologia de onda P diferente do normal quando o ritmo for sinusal, geralmente sendo uma onda negativa em D1, D2 e aVF. O intervalo RR costuma ser regular, uma vez que há um único foco estimulando o nó atrioventricular.

Taquicardia ventricular sustentada

A TV é caracterizada pela presença de um ritmo que se origina no ventrículo. Como não há passagem de estímulo pelo nó atrioventricular ou pelos feixes de His-Purkinje, a condução necessariamente ocorre miócito a miócito, possuindo então condução intraventricular alentecida, embora com FC elevada. Isso se traduz por QRS alargados e morfologicamente bizarros, uniformes (TV monomórfica – Figura 5) ou não (TV polimórfica), com FC geralmente de 120 a 240 bpm e com onda T de polaridade inversa ao QRS, sendo incapaz de promover volume sistólico adequado. Na ausência de intervenção adequada, evolui rapidamente para fibrilação ventricular.

Fibrilação ventricular

A forma primária é rara na infância, correspondendo a menos de 10% dos casos em ritmos de parada. O ritmo é desorganizado, ocorrendo despolarizações não eficazes em várias partes do ventrículo, praticamente de forma simultânea (Figura 6). Dessa forma não se vê despolarizações ventriculares capazes de produzir um complexo QRS organizado. Observam-se então despolarizações de amplitudes variadas e desorganizadas. É importante lembrar que a fibrilação pode ser grosseira ou fina, sendo que nesta última pode, ao monitor eletrocardiográfico, até mesmo ser confundida com assistolia. Mais comumente ocorre por degeneração de taquicardia supraventricular instável não tratada, taquicardia ventricular sustentada mono e polimórficas ou com QRS de baixa amplitude. Também podem se manifestar como consequência à isquemia miocárdica grave, pós-operatório de cirurgia cardíaca, miocardite, hipóxia grave e intoxicação por digitálicos, catecolaminas ou quinidina.[4]

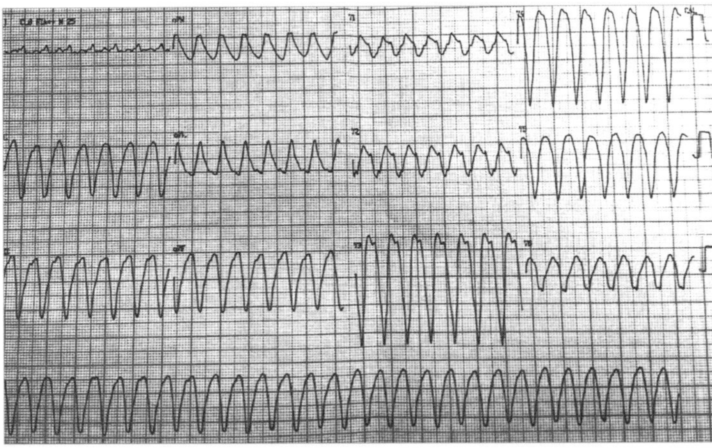

Figura 5 Traçado eletrocardiográfico de um escolar, submetido à cirurgia para correção de tetralogia de Fallot, apresentando episódio de TV sustentada monomórfica.
Cortesia da Dra. Paula De Saboya – Instituto Dante Pazzanese.

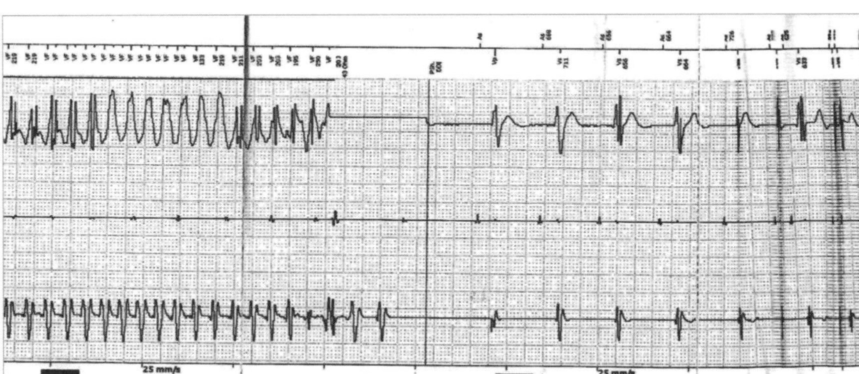

Figura 6 Registro do cardiodesfibrilador implantável (CDI) abortando o evento de fibrilação ventricular em um portador de cardiopatia congênita corrigida.

QUADRO CLÍNICO

O aumento da FC em crianças é um importante mecanismo de compensação quando há necessidade de aumentar o débito cardíaco, uma vez que este é diretamente proporcional à FC.[5] Contudo, há um limite para essa proporcionalidade, uma vez que conforme a FC se eleva, ocorre concomitante redução do tempo de enchimento ventricular, levando assim ao menor volume sistólico e, por isso, menor débito cardíaco.[1] Isso acaba por levar o indivíduo com taquiarritmia a apresentar síndrome de baixo débito cardíaco, tornando o atendimento desses pacientes uma emergência médica.

Enquanto não há redução do débito cardíaco, o principal sintoma é a palpitação. Contudo, é importante lembrar que palpitação não significa necessariamente a presença de taquiarritmia, podendo estar associada ao uso de medicações, febre, anemia e até mesmo ansiedade.[6] Pode ocorrer também sensação de fadiga, tontura, desconforto torácico, dor precordial ou retroesternal, dispneia e escotomas cintilantes.[4]

Ao ocorrer a síndrome de baixo débito cardíaco, o paciente apresenta sinais de má perfusão periférica (choque cardiogênico) e de insuficiência cardíaca congestiva. Entre os sinais de choque cardiogênico, podem ser destacados: perfusão periférica lentificada, extremidades frias, alteração do nível de consciência, podendo ou não haver hipotensão. É importante ressaltar que pulso fino pode ocorrer independentemente de haver choque cardiogênico, uma vez que a taquicardia sempre reduzirá o enchimento ventricular e, assim, o volume sistólico, mesmo ainda sem prejuízo do débito cardíaco.[1]

A síncope pode ocorrer como resultado final da taquiarritmia, podendo ser precoce em vários pacientes e apresentar vários tipos de arritmia. É caracterizada pela perda de consciência e do tônus postural autolimitada, ocasionada por hipofluxo cerebral limitado e transitório. A síncope é um fenômeno frequente na população pediátrica, definindo-se que, até o final da segunda década de vida, 15 a 20% das crianças e adolescentes terão tido ao menos um episódio de síncope. É importante ressaltar que as arritmias não são a principal causa de síncope. A principal etiologia responsável pelas síncopes são neurocardiogênicas. Contudo, apesar de, na maioria das vezes, a síncope ser benigna, pode-se encontrar em crianças síncopes com alto potencial de morte súbita decorrente de arritmias malignas, fazendo com que a investigação desses casos seja mandatória.

PROPEDÊUTICA

A história clínica bem coletada e o exame físico são fundamentais para obter dados que ajudarão tanto no diagnóstico como na conduta e estratificação de risco. É importante lembrar que crianças explicam os sintomas com mais dificuldade, sendo portanto um problema na caracterização do quadro clínico.

O ECG, assim como acontece nas bradiarritmias, é o principal instrumento diagnóstico, permitindo a avaliação de características do QRS, intervalo RR e da onda P. Permite não somente o diagnóstico, como a definição da melhor conduta terapêutica.[2] Contudo, possui o obstáculo de, na maior parte dos casos, apenas identificar a taquiarritmia se estiver presente no momento do exame.

O Holter de 24 horas, por monitorar o paciente durante um dia inteiro, possui mais chance de registrar um momento de taquiarritmia do que o ECG. Contudo, ainda assim, se não for uma arritmia frequente, provavelmente não aparecerá no exame. O Holter de eventos tem sido um instrumento particularmente interessante nas taquiarritmias, por permitir que o registro eletrocardiográfico seja feito durante a presença de sintomas.

O teste ergométrico facilita a identificação de arritmias esforço-induzidas, sendo importante tanto para o diagnóstico de taquiarritmias como para definição de orientações em relação a esportes.

Por fim, o ecocardiograma, apesar de não realizar o registro eletrocardiográfico como objetivo do exame, permite identificar alterações estruturais, como nas cardiopatias congênitas, que justificariam as arritmias. Esse exame também possibilita identificar taquicardiomiopatia, com a existência de disfunção cardíaca e dilatação miocárdica ocasionadas por períodos prolongados de taquicardia.

TRATAMENTO

Assim como para as bradicardias, a American Heart Association também definiu um algoritmo de abordagem para as taquicardias (Figura 7). O protocolo proposto não tem como objetivo substituir o conhecimento e a experiência de cardiopediatras no tratamento das taquiarritmias, mas, sim, permitir que o pediatra geral consiga tomar atitudes seriadas e bem definidas para o adequado tratamento, mesmo sem realizar o diagnóstico definitivo da arritmia.

Essa estratégia ultrapassa então a necessidade de conhecimentos específicos sobre o tema, possibilitando que o pediatra possa instituir uma abordagem que leve a um significativo impacto na morbimortalidade por taquiarritmias.

O atendimento deve assim ser iniciado com a abordagem universal ao paciente grave, com abertura de vias aéreas, assistência à ventilação, se necessário, oferta de O_2, aquisição de acesso venoso, bem como monitoração eletrocardiográfica, de SO_2 e pressão arterial. Vale ressaltar que, sempre que possível, é importante realizar o ECG de 12 derivações. Apesar de ter pouca importância para a conduta imediata a ser tomada (que pode ser decidida apenas com o monitor eletrocardiográfico), o registro das derivações permite diagnósticos muito específicos em relação à localização das arritmias, possibilitando melhor tratamento no futuro da criança.[5]

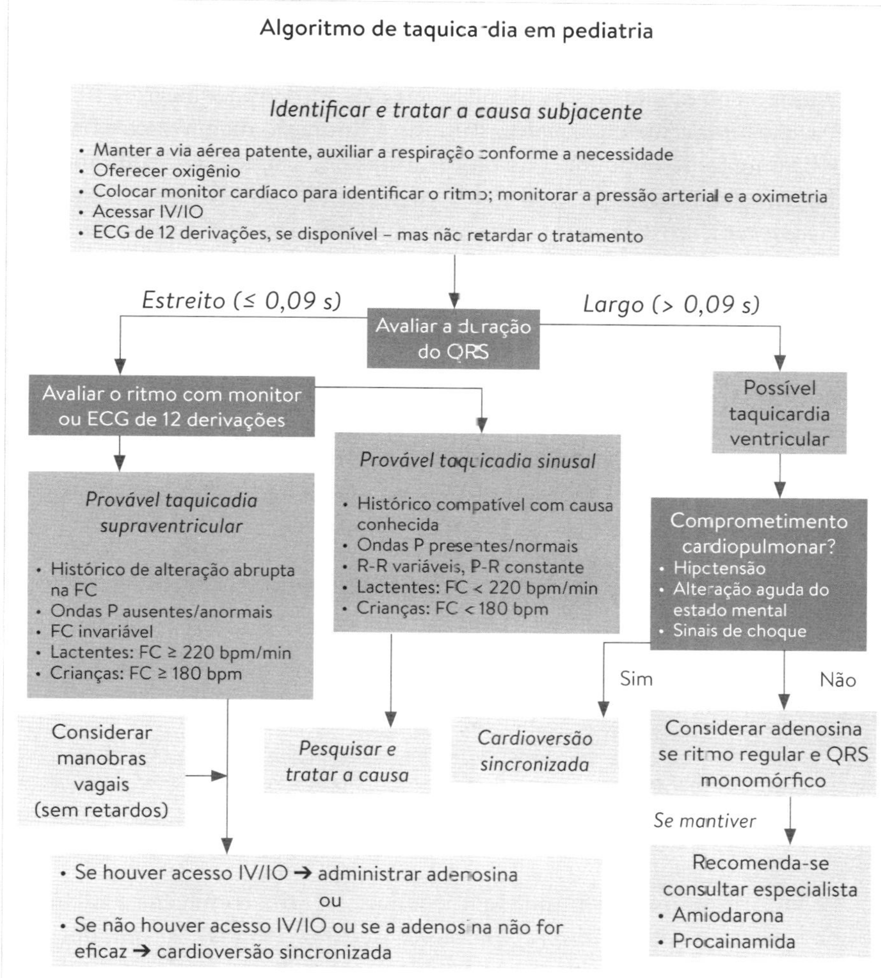

Figura 7 Algoritmo traduzido baseado na proposta da American Heart Association de 2015 para abordagem de pacientes com taquicardia.[5]

Após essa abordagem inicial, o médico deve avaliar a duração do QRS, segundo o algoritmo. É definido como QRS estreito uma duração ≤ 0,09 segundo, enquanto o QRS alargado possui duração > 0,09 segundo (lembrar que cada quadradinho do traçado possui 0,04 segundo). Isso é importante para definir a origem da taquicardia. Como já citado, taquicardias de QRS estreito possuem normalmente origem supraventricular. Já as taquicardias de QRS alargado têm normalmente origem ventricular, com poucas exceções de taquicardias de origem supraventricular que possuem condução aberrante e, por isto, QRS alargado.[5]

Quando se conclui que a taquicardia é de origem supraventricular, o algoritmo resume as possibilidades a dois possíveis diagnósticos: taquicardia sinusal e taquicardia supraventricular paroxística. Essa limitação diagnóstica é baseada estatisticamente na incidência de taquicardias em crianças e facilita muito a abordagem terapêutica.[5]

Existem características que sugerem a taquicardia sinusal, sendo a mais relevante a presença de onda P. Ao se definir como provável taquicardia sinusal, o objetivo do tratamento é a causa de base, sobretudo porque a taquicardia costuma ser compensatória para aumentar o débito cardíaco em situações críticas, como a sepse.[5]

Por outro lado, ao se identificar uma provável taquicardia supraventricular paroxística, a conduta deve ser se preparar para administração de adenosina (0,1 mg/kg/dose), enquanto se tenta a manobra vagal (ver técnica no Quadro 1). É importante ressaltar que a tentativa de manobra vagal não pode retardar a administração de adenosina.

Quadro 1 Realização de manobra vagal utilizando gelo na face

Material: saco plástico com pedras de gelo e água
Técnica: apoiar a cabeça do paciente com uma das mãos e recobrir com gelo a região frontal e os olhos por um período de 10 segundos. Manter vias aéreas pérvias
Retirar e avaliar o ritmo de resposta, podendo repetir se necessário
Esta manobra é recomenda para recém-nascidos, lactentes e pré-escolares. Nos escolares e adolescentes, pode-se realizar a manobra de Valsava ou de mergulho, bem como a massagem do seio carotídeo

A administração de adenosina também deve ser feita com técnica adequada por possuir meia-vida muito rápida (cerca de 10 segundos). Assim, deve ser feita preferencialmente na veia mais perto do pescoço possível, administrada por acesso com 3 vias. Em uma via, conecta-se a seringa com adenosina, na segunda via, uma seringa com pelo menos 5 mL de soro fisiológico (mesmo para bebês pequenos) e uma terceira via voltada para a veia do paciente. Imediatamente após administrar a adenosina, é obrigatório o soro fisiológico em bolo, pois com isto aumenta-se a chance de sucesso por permitir que a adenosina chegue mais rapidamente ao coração.[1]

Ao realizar esse procedimento, é fundamental também que esteja presente o equipamento para atendimento de uma eventual parada cardiorrespiratória, com desfibrilador, uma vez que a adenosina pode degenerar a taquicardia supraventricular para ritmo de parada. Além disso, se necessário, a própria cardioversão elétrica sincronizada pode ser feita com o desfibrilador. Esse procedimento pode ser utilizado em caso de falha da adenosina ou mesmo frente à instabilidade hemodinâmica, caso o médico julgue necessário. Apesar da possibilidade da cardioversão elétrica sincronizada em situações de falha da adenosina, vale lembrar que também pode ser tentada uma segunda dose desta medicação (agora com 0,2 mg/kg/dose).[5]

Quando o pediatra identificar a presença de QRS alargado, sobretudo com características monomórficas, fica autorizado o tratamento como taquicardia ventricular. Nessa situação, se houver instabilidade hemodinâmica (com hipotensão, alteração aguda do estado mental e sinais de choque), fica indicada a cardioversão elétrica sincronizada. Essa indicação se baseia no alto risco de parada cardiorrespiratória na taquicardia ventricular, que é tradicionalmente um dos ritmos de parada.[5]

Por outro lado, se houver QRS alargado com ausência de sinais de instabilidade hemodinâmica, o pediatra deve tentar a administração de adenosina. A diferença para um paciente com QRS estreito é que, no alargado, não pode ser feita uma segunda dose de adenosina. Se o paciente não responder à primeira dose, o pediatra possui duas opções: cardioversão química (com amiodarona ou procainamida) ou consultar um cardiopediatra, caso seja possível. Em geral, a cardioversão química com amiodarona costuma ser mais utilizada na infância e na adolescência, com boa resposta terapêutica. Nessa situação, costuma-se manter o antiarrítmico em infusão contínua, mesmo após a reversão da arritmia.

PREVENÇÃO/PROGNÓSTICO

O acontecimento de um episódio de taquiarritmia é imprevisível. No entanto, algumas condições de base, como a síndrome de Wolff-Parkinson-White, quando devidamente tratadas, dificultam o seu surgimento. A avaliação criteriosa da história clínica do paciente também pode fornecer dados para caracterizar o risco de aparecimento de episódios, permitindo o uso de medicações antiarrítmicas para evitar taquiarritmias. Interessante notar que o arsenal propedêutico tem evoluído cada vez mais no sentido de possibilitar o diagnóstico e, assim, a resolução do problema com drogas ou mesmo procedimentos eletrofisiológicos definitivos.

Além da prevenção do próprio episódio de taquiarritmia é importante evitar o desenvolvimento de disfunção miocárdica por episódios prolongados ou recidivantes de taquicardia pelo controle medicamentoso ou também por procedimento eletrofisiológico, que evitam a evolução para transplante cardíaco, melhorando a qualidade de vida.

DESAFIOS ATUAIS

Assim como nas bradiarritmias, enfrenta-se a questão cultural sobre a dificuldade do tema. Com frequência, pediatras temem atender pacientes em taquiarritmias. A American Heart Association foi capaz de simplificar o atendimento das crianças, com o objetivo de facilitar a conduta terapêutica universalmente. Contudo, o treinamento nesse protocolo de tratamento necessita ser expandido, para melhorar a capacidade do pediatra de enfrentar situações críticas.

Como pacientes pediátricos alcançam FC elevadas em situações habituais, apenas o aumento da FC nem sempre é suficiente para criar um alerta aos profissionais de saúde envolvidos no atendimento. Ao encontrar um paciente em taquiarritmia é importante que o pediatra tenha em mente a gravidade da situação e o risco iminente de parada cardiorrespiratória. O reconhecimento desse estado crítico e a abordagem terapêutica precisa e rápida podem levar à importante redução de morbimortalidade ocasionada pelas taquiarritmias, sendo portanto o principal desafio na prática clínica desse tipo de atendimento.

ORIENTAÇÕES AO PAIS

Pacientes pediátricos em risco de taquiarritmia ocasionam grande angústia e ansiedade aos pais, que devem ter o acolhimento necessário para a situação. É fundamental que o pediatra veja os pais como parceiros no acompanhamento, deixando claro os riscos envolvidos, mas sobretudo dando orientações específicas do que deve ser feito em caso de emergências.

Quanto mais jovem a criança, mais difícil a identificação precoce de ocorrência de uma taquiarritmia. Ainda assim, deve-se alertar para os sinais inespecíficos de baixo débito (como palidez e sonolência) ou mesmo para sinais de possível desconforto ocasionado pela taquiarritmia (como irritação e choro inconsolável). Crianças maiores já conseguem sinalizar mais precocemente o início dos sintomas, principalmente referindo "coração acelerado", "dor no coração" ou mesmo "palpitação". O pediatra deve sempre orientar os pais a procurar assistência médica de emergência diante desses sintomas. É interessante deixar com os pais uma carta explicando a suspeita diagnóstica ou diagnóstico definitivo em acompanhamento, orientando a realização de ECG imediato à chegada do paciente ao hospital, bem como o tratamento com base nas Diretrizes da American Heart Association.

✓ CONCLUSÃO

As taquiarritmias em crianças, apesar de menos incidentes do que nos adultos, possuem alta morbimortalidade e impactam de forma significativa a qualidade de vida do paciente e da família. Isso faz com que o estudo das taquiarritmias seja fundamental para o pediatra geral, tanto por atuar como primeira linha de atendimento, como por perceber um maior número de cardiopatas chegar a idades mais avançadas, o que automaticamente aumentará a incidência de arritmias na população pediátrica.

REFERÊNCIAS BIBLIOGRÁFICAS

1. Matsuno AK. Arritmias na criança. Medicina (Ribeirão Preto). 2012;45(2):214-22.
2. Wren C. Concise guide to Pediatrica Arrhythmias. New Castle: John Wiley & Sons; 2012.
3. American Heart Association/American Academy of Pediatrics. Pediatric Emergency Assessment, Recognition and Stabilization (PEARS®) Pocket Reference Card. 2012. Available in: https://cpr.heart.org/AHAECC/CPRAndECC/Training/HealthcareProfessional/Pediatric/UCM_476633_PEARS.jsp.
4. Magalhães LP, Guimarães ICB, Melo SL, Mateo EIP, Andalaft RB, Xavier LFR, et al. Diretrizes de Arritmias Cardíacas em Crianças e Cardiopatias Congênitas SOBRAC e DCC - CP. Arq Bras Cardiol. 2016;107(1 Suppl 3):1-58.
5. American Heart Association. Web-based Integrated Guidelines for Cardiopulmonary Resuscitation and Emergency Cardiovascular Care - Part 12: Pediatric Advanced Life Support. Available in: https://eccguidelines.heart.org/index.php/circulation/cpr-ecc-guidelines-2/.
6. Abbott AV. Diagnostic Approach to Palpitations. Am Fam Physician. 2005;71(4):733-50.

10

BRADIARRITMIAS

Aurea Lúcia Alves de Azevedo Grippa de Souza
Mariana Póvoa

OBJETIVOS

✓ Caracterizar os principais distúrbios da condução.
✓ Conhecer as principais etiologias.
✓ Entender as manifestações clínicas.
✓ Correlacionar a terapêutica à etiologia.
✓ Sistematizar a abordagem terapêutica.

INTRODUÇÃO

As arritmias cardíacas podem ocorrer em qualquer momento da vida, desde o período intrauterino até a senilidade. O termo arritmia refere-se a qualquer manifestação de ritmo que não o sinusal, podendo ocorrer no coração estruturalmente normal ou na presença de cardiopatias congênitas ou adquiridas.[1]

De um modo geral, as arritmias são classificadas quanto à frequência cardíaca em síndromes bradicárdicas ou taquicárdicas, e quanto à origem, acima ou abaixo do nó atrioventricular (AV) (Figura 1).

As síndromes bradicárdicas são definidas pela frequência cardíaca abaixo da esperada para idade, independentemente da origem do estímulo que desencadeará o início do ciclo cardíaco elétrico. A Tabela 1 apresenta a frequência esperada para cada idade, conforme definições da American Heart Association.[2]

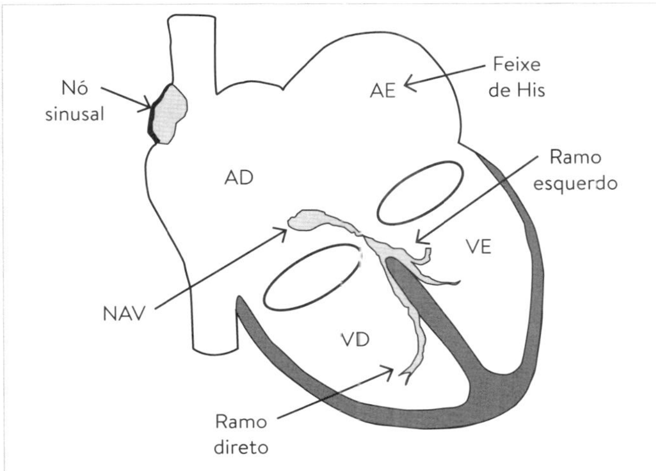

Figura 1 Representação esquemática da distribuição normal do sistema de condução. AD: átrio direito; AE: átrio esquerdo; VD: ventrículo direito; VE: ventrículo esquerdo.

Tabela 1 Referência de frequência cardíaca para idade em crianças[2]

Idade	Acordado	Média	Dormindo
Recém-nascido a 3 m	85 a 205	140	80 a 160
3 m a 2 anos	100 a 130	130	75 a 160
2 anos a 10 anos	60 a 140	80	60 a 90
> 10 anos	60 a 100	75	50 a 90

ASPECTOS EPIDEMIOLÓGICOS

As arritmias cardíacas podem ocorrer em corações sem cardiopatias congênitas, contudo as alterações estruturais elevam a incidência de arritmias, principalmente após a realização de cirurgia cardíaca. A bradiarritmia mais frequente em pós-operatório é o bloqueio AV total (BAVT), especialmente nas cirurgias que envolvem a abordagem do septo interventricular.[1]

Mesmo corações estruturalmente normais de crianças podem apresentar arritmias diversas. Um estudo inglês que avaliou mais de 600 mil recém-nascidos definiu a incidência de arritmias em corações estruturalmente normais em 24,2 crianças para cada 100 mil nascidos vivos. Entre essas arritmias, a bradiarritmia mais comum é o BAV completo, com 2,1/100 mil nascidos vivos.[3]

As bradiarritmias são relativamente raras em crianças sem cardiopatia congênita, ocorrendo normalmente por bloqueio do sistema de condução ou por depressão da função de marca-passo do nó sinusal. A maioria das bradiarritmias em corações normais ocorre de forma secundária a situações sistêmicas, como estimulação vagal, hipoxemia, acidose e elevação da pressão intracraniana.[3]

É importante ressaltar a relevância epidemiológica do lúpus materno como causa de BAV completo, pela atuação de anticorpos maternos no coração do feto.[3]

FISIOPATOLOGIA E ALTERAÇÕES ELETROCARDIOGRÁFICAS

Bradicardia sinusal

Neste caso, a condução AV está normal, mas há modulação incorreta ou doença do próprio nó sinoatrial, apresentando-se ao eletrocardiograma (ECG) como um alentecimento do ritmo sinusal. A rigor, por definição não deveria ser chamada arritmia por ser um ritmo sinusal, embora a importância clínica relevante seja tradicionalmente estudada juntamente às bradiarritmias. Observa-se ao ECG a presença normal de ondas P precedendo os complexos QRS, intervalo PR adequado e frequência cardíaca inferior à normal para a idade. Raramente são sintomáticas e a maioria não requer qualquer tipo de tratamento específico, apenas a correção do fator desencadeante.[1] Quando sintomáticas necessitam atuação imediata da equipe médica responsável pelo atendimento.

As causas mais comuns são predomínio do tônus vagal, hipertensão intracraniana, hipotireoidismo, hipotermia (mais comumente em recém-nascidos e no pós-operatório), distúrbios eletrolíticos (hiperpotassemia, hipoglicemia), hipóxia, intoxicação medicamentosa (principalmente por digitálico e betabloqueador).[3]

Bloqueios atrioventriculares

1° grau: ocorre alentecimento fixo da passagem do estímulo pelo nó AV. Esse fenômeno gera uma onda P para cada complexo QRS, com intervalo PR maior que o limite para a idade (Figura 2). Não costuma ser sintomático e por isso não requer tratamento. Possui bom prognóstico.[1]

2° grau: ocorre alentecimento da passagem do estímulo pelo nó AV, que pode ser fixo ou variável, caracterizando-se sobretudo pelo bloqueio completo do estímulo atrial em alguns ciclos cardíacos. Ocorre porque a doença do nó AV acaba por fazer o estímulo atrial chegar a essa estrutura no momento em que as células estão em período refratário, não permitindo a condução do estímulo.[1] Ondas P bloqueadas sem complexos QRS correspondentes em alguns ciclos cardíacos episódicos são a alteração eletrocardiográfica mais característica.[4] Eletrocardiograficamente, o BAV de 2° grau é classificado em dois tipos:

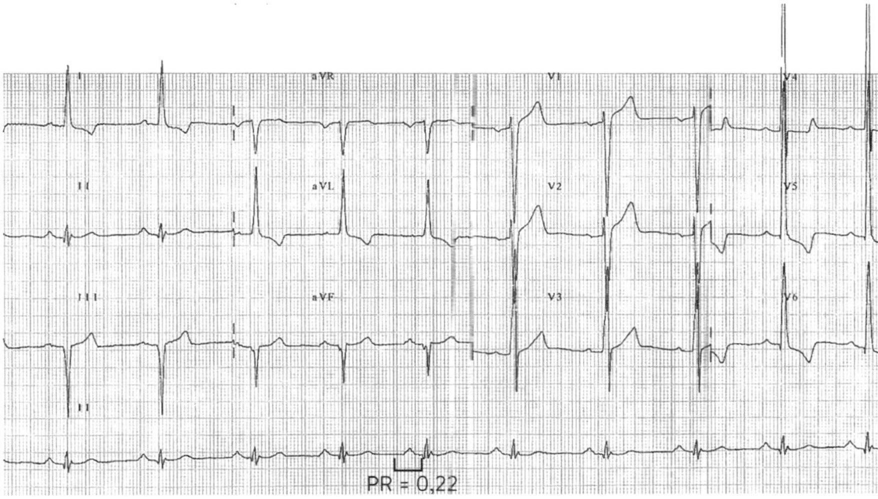

Figura 2 Eletrocardiograma de paciente de 1 ano de idade, portador de comunicação interventricular e hipotireoidismo, mostrando bradicardia sinusal com frequência cardíaca variando de 70 a 75 bpm e PR aumentado para a idade (0,22 segundo) – bloqueio atrioventricular de 1° grau.

1. Mobitz I – ocorre aumento progressivo da dificuldade de condução do estímulo pelo nó AV, até que finalmente um estímulo proveniente do átrio não consegue ser conduzido, sendo bloqueado. Ao ECG, observa-se aumento progressivo do intervalo PR até que um QRS não seja conduzido (não há contração ventricular), aparecendo uma onda P isolada (Figura 3).[4] Não costuma evoluir para BAVT. As principais causas são miocardite, cardiomiopatia, cardiopatia congênita, pós-operatório de cirurgia cardíaca, isquemia miocárdica e crianças com atividade parassimpática aumentada. Ademais, é observado nas intoxicações digitálicas e por betabloqueadores. Assim como no BAV de 1° grau, deve-se tratar a causa subjacente.[1]

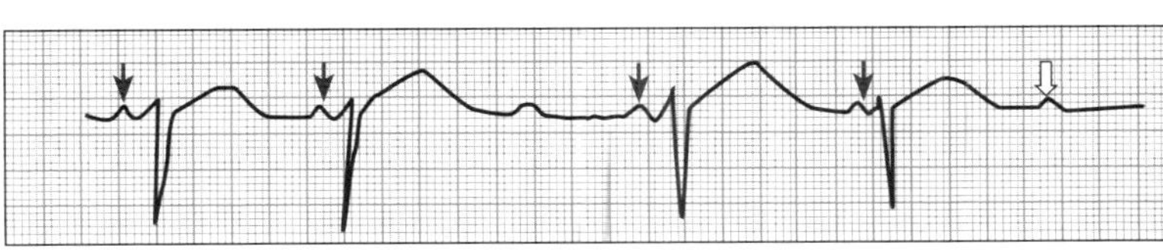

Figura 3 Representação esquemática de um traçado eletrocardiográfico em que se observam as ondas P com aumento progressivo do PR (setas pretas) até o completo bloqueio do QRS (seta branca).

2. Mobitz II – ocorre doença do nó AV, que implica alteração da condução pela região infranodal. É observada falha súbita na condução AV, sem haver anteriormente dificuldade progressiva de condução.[1] Dessa forma, observam-se duas ondas P sem complexos QRS enlaçados (Figura 4), o que reflete maior gravidade, pois a lesão ocorre próxima ao nó AV, geralmente no feixe de His. Raramente ocorre em crianças sem defeitos estruturais, sendo mais comum nos defeitos estruturais ou nos pós-operatórios de cirurgia cardíaca.[4] Em grau avançado, o tratamento é imprescindível, pois os longos períodos de assistolia podem ocasionar lesão cerebral por hipóxia transitória. Pode progredir para BAVT e por isso necessitar do implante de marca-passo definitivo.[1]

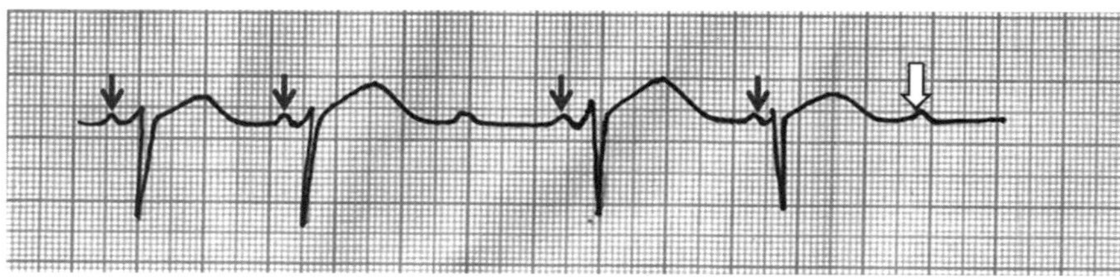

Figura 4 Representação esquemática de um traçado eletrocardiográfico em que se observam as ondas P conduzindo o QRS (setas pretas) e ondas P bloqueadas em sequência repetida 2:1 (seta branca).

BAVT ou de 3º grau: observa-se ausência elétrica de enlace A-V, caracterizando-se pela ausência completa de condução pelo nó AV com dissociação AV.[1] Assim, ao ECG, as ondas P e os complexos QRS ocorrem de forma aleatória e independente entre elas sem que haja qualquer concordância da condução AV (Figura 5). Caracteriza-se por ondas P "soltas", sem qualquer relação com os complexos QRS.[4] A etiologia mais comum é o BAVT congênito decorrente de lúpus materno ou outras doenças autoimunes, e também cardiopatias complexas. A forma adquirida é mais comum nas intoxicações medicamentosas, miocardite ou pós-operatório de cirurgia cardíaca.[1] A maioria dos casos requer marca-passo definitivo ainda na infância por apresentar frequência cardíaca abaixo de 40 bpm, deterioração hemodinâmica, sobrecarga ou disfunção ventricular e complexos QRS aberrantes (alargados) com grandes pausas ventriculares.

QUADRO CLÍNICO

Na maioria das bradiarritmias pode-se encontrar um paciente assintomático. Contudo, alguns sintomas inespecíficos também podem relacionar-se à bradicardia, como cefaleia, tonturas, síncope e fadiga. Em geral, em casos mais graves que causam instabilidade hemodinâmica, observam-se hipotensão, sinais de perfusão periférica inadequados e alterações do nível de consciência, podendo até mesmo ocasionar síncope. Vale ressaltar que, em geral, quanto mais agudo o aparecimento da bradiarritmia, maior é o risco de aparecimento de instabilidade hemodinâmica.[4]

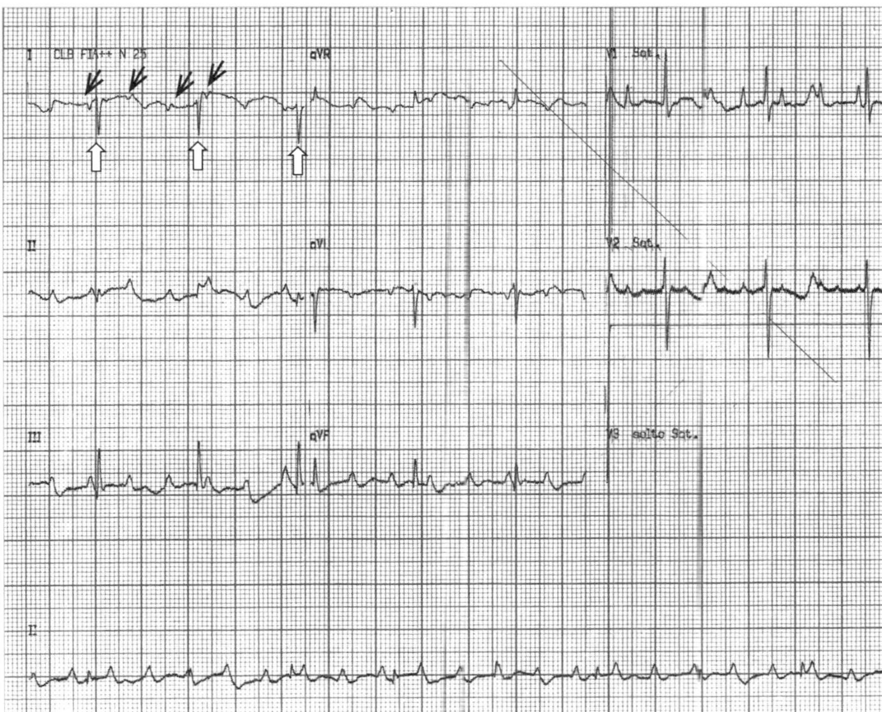

Figura 5 Eletrocardiograma de recém-nascida com diagnóstico intrauterino de bloqueio atrioventricular total. Mãe portadora de lúpus eritematoso sistêmico com elevada titulação de anti-Ro. Observam-se ondas P isoladas (setas pretas) sem qualquer relação com os complexos QRS (setas brancas), frequência atrial de 150 bpm e ventricular de 66 bpm.

A bradicardia é o ritmo mais comum encontrado antes da parada cardiorrespiratória, lembrando que os ritmos não chocáveis são o principal ritmo de parada em crianças.[5] Na maioria das vezes, essa bradicardia está relacionada à hipóxia e/ou ao choque, caracterizando a importância de se iniciar reanimação cardiopulmonar sempre que a frequência cardíaca estiver abaixo de 60 bpm com instabilidade hemodinâmica, como será visto no tratamento das bradicardias.[4]

PROPEDÊUTICA

É importante ressaltar que para o tratamento específico das arritmias é necessário documentar o traçado por ECG em registro ou monitor, pois a anamnese e o exame físico não são suficientes para o diagnóstico efetivo específico.

Contudo, a realização de anamnese e exame físico colaboram na estruturação do caso e definição do tratamento, seja no quadro agudo, seja no crônico. A definição de sinais de instabilidade hemodinâmica é fundamental para se aplicar o tratamento devido e deve ser realizado por exame físico.[5]

Muitas vezes, a bradiarritmia não define a necessidade, por exemplo, de colocação de marca-passo, cuja indicação dependerá de dados clínicos e ecocardiográfico para melhor definir a conduta terapêutica.[1]

Definitivamente, o ECG é o instrumento propedêutico mais relevante para definir a bradiarritmia, além de fornecer dados precisos como intervalo PR e frequência cardíaca. É um método simples e de baixo custo que deve ser utilizado sempre que possível.

O Holter possibilita sobretudo o diagnóstico de bradicardias intermitentes por monitorar o paciente por pelo menos 24 horas (existem ainda formatos que monitoram o paciente por tempo mais prolongado). Contudo, possui a limitação diagnóstica de depender da ocorrência da arritmia durante o exame, sendo mais relevante quando esta for mais frequente.[1] O Holter de eventos nesse contexto pode ter maior sensibilidade para realização de um diagnóstico, desde que o paciente seja sintomático.

TRATAMENTO

A American Heart Association vem apresentando há anos algoritmo de tratamento para bradicardias. É importante compreender que as síndromes bradicárdicas podem ser encaradas como situações pré-parada, devendo ser submetidas até a manobras de reanimação cardiopulmonar, quando necessárias. O principal motivo para esse tipo de abordagem é que a bradicardia com instabilidade hemodinâmica não fornece o suporte adequado para circulação espontânea, deteriorando-se rapidamente em parada cardiorrespiratória e fazendo com que a bradicardia seja o principal ritmo a ocorrer antes das principais paradas cardiorrespiratórias em crianças.[4]

O algoritmo de tratamento da bradicardia será apresentado na Figura 6. Vale observar que o algoritmo proposto depende da presença ou não de instabilidade hemodinâmica. Na ausência de instabilidade, além do suporte inicial que é realizado para qualquer paciente grave, é adequado consultar um especialista para melhor definição da conduta. Por outro lado, na instabilidade, o médico está, após oferta de O_2 e adequada ventilação, autorizado a iniciar manobras de reanimação cardiopulmonar. Inclusive, se não houver resposta inicial à massagem cardíaca e à ventilação com pressão positiva, a administração de medicamentos deve ser feita. Pode ser utilizada tanto adrenalina como a atropina, mas esta última deve ser sobretudo administrada em caso de aumento do tônus vagal e da presença de BAV primário.[5]

A colocação de marca-passo transvenoso depende de treinamento prévio para a utilização segura. Por outro lado, o marca-passo transcutâneo tem fácil aplicação por ser utilizado por adesivos torácicos associados ao aparelho de desfibrilação, colocado para funcionar no módulo de marca-passo. Nesse caso, é fundamental não esquecer de realizar analgesia adequada. O marca-passo transcutâneo deve ser temporário como ponte para colocação do transvenoso ou definitivo.

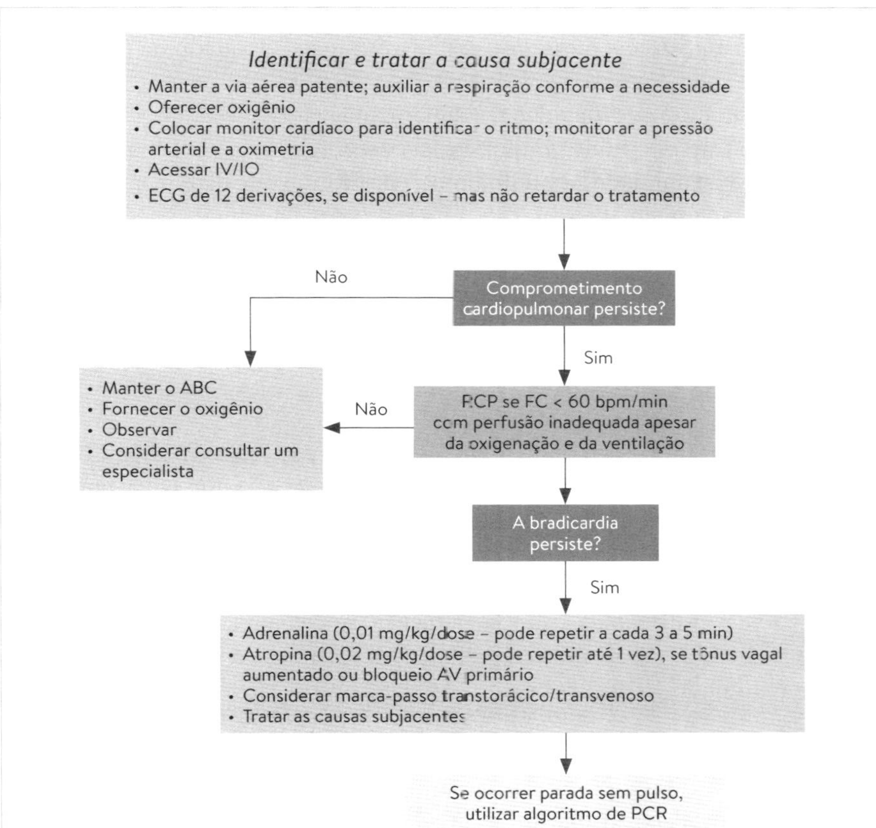

Figura 6 Algoritmo baseado na proposta da American Heart Association de 2015 para abordagem de pacientes com bradicardia e instabilidade hemodinâmica.[5]

PREVENÇÃO

Prevenir o desenvolvimento de síndromes bradicárdicas acaba se relacionando com suas causas. Melhorar o manejo de doenças infecciosas e respiratórias podem evitar a evolução dessas doenças para bradicardia. No caso das doenças cardíacas estruturais, o acompanhamento permite identificar alterações eletrocardiográficas que possam colaborar para identificação do risco de desenvolvimento de bradicardia crítica.[3] Além disso, os cuidados intra e pós-operatórios de cardiopatias congênitas também são fundamentais para evitar o desenvolvimento de bradiarritmias que possam prejudicar muito a recuperação desses pacientes.[1]

DESAFIOS ATUAIS

A maioria dos pediatras gerais acredita que não é capaz de analisar um ECG, definir um diagnóstico e oferecer o tratamento mais adequado na presença de arritmias.

Reconhecendo essa dificuldade, a American Heart Association elaborou um algoritmo de tratamento de bradiarritmia baseado na simples identificação de bradicardia e instabilidade hemodinâmica, permitindo que qualquer criança seja tratada adequadamente, mesmo sem a presença de alguém que saiba identificar o tipo específico de arritmia apresentada. Entretanto, esse protocolo ainda necessita ser divulgado de forma ampla entre os pediatras, para que esses pacientes possam ser atendidos de forma rápida, precisa e eficaz.

ORIENTAÇÕES AOS PAIS

Os pais de crianças com bradiarritmias sinusais por causas fisiológicas, como os atletas, devem ser tranquilizados, sendo explicado que este é um fenômeno normal. Fora essas situações, com certa frequência as bradicardias constituem emergências médicas. A criança que chega à emergência com bradiarritmia traz estresse aos pais que identificam com facilidade a gravidade da situação. Embora o foco seja a avaliação da criança e a realização das intervenções imediatas, é importante incluir os pais no tratamento, demonstrando a necessidade de ação rápida e mantendo-os seguros de que a criança está recebendo o atendimento adequado.

Nas situações que não são emergências médicas, os pais devem obter a informação de que o caso será criteriosamente avaliado por um cardiopediatra e, enquanto aguarda essa avaliação, receber o suporte pediátrico necessário para manter a estabilidade.

✓ CONCLUSÃO

As bradiarritmias frequentemente constituem emergências médicas, muitas vezes não tendo como fisiopatologia doenças do próprio sistema de condução, e sim doenças como hipóxia, intoxicação exógena e infecção. A primeira linha de atendimento acaba sendo o pediatra geral, tanto os que atuam em emergências pediátricas como na terapia intensiva. Isso aumenta a importância desses profissionais na identificação e tratamento das bradiarritmias. Cabe ressaltar que as bradiarritmias possuem alto risco de evolução para parada cardiorrespiratória na criança, o que determina a importância do estudo do tema como ação fundamental para redução de morbimortalidade na infância.

REFERÊNCIAS BIBLIOGRÁFICAS

1. Wren C. Concise guide to Pediatrica Arrhythmias. New Castle: John Wiley & Sons; 2012.
2. American Heart Association/American Academy of Pediatrics. Pediatric Emergency Assessment, Recognition and Stabilization (PEARS®) Pocket Reference Card. 2012. Available in: https://cpr.heart.org/AHAECC/CPRAndECC/Training/HealthcareProfessional/Pediatric/UCM_476633_PEARS.jsp.
3. Magalhães LP, Guimarães ICB, Melo SL, Mateo EIP, Andalaft RB, Xavier LFR, et al. Diretrizes de Arritmias Cardíacas em Crianças e Cardiopatias Congênitas SOBRAC e DCC - CP. Arq Bras Cardiol. 2016;107(1 Suppl 3):1-58.
4. Matsuno AK. Arritmias na criança. Medicina (Ribeirão Preto). 2012;45(2):214-22.
5. American Heart Association. Web-based Integrated Guidelines for Cardiopulmonary Resuscitation and Emergency Cardiovascular Care - Part 12: Pediatric Advanced Life Support. ECCguidelines.heart.org. Available in: https://eccguidelines.heart.org/index.php/circulation/cpr-ecc-guidelines-2/.

SEÇÃO V

PREVENÇÃO DE DOENÇA ATEROSCLERÓTICA

11

ATIVIDADE FÍSICA

Ana Flávia Malheiros Torbey

OBJETIVOS

- ✓ Descrever os benefícios da prática esportiva na infância e na adolescência.
- ✓ Determinar a melhor maneira de realizar uma avaliação pré-participação em atletas jovens.
- ✓ Descrever as principais causas de morte súbita no esporte e como realizar o diagnóstico precocemente.

RELATO DE CASO

Adolescente de 13 anos, masculino, deseja iniciar "escolinha de futebol". Sua mãe o leva à consulta pediátrica para obter atestado médico. Durante a anamnese, queixa-se apenas de cansaço aos grandes esforços e não há antecedentes familiares de cardiopatia. Ao exame físico apresenta peso acima do percentil 95, pressão arterial (PA) de 130 × 90 mmHg (acima do P95), pulsos de boa amplitude nos 4 membros e ausculta cardíaca sem alterações. Qual é a melhor conduta nesse caso?

O paciente encontra-se acima do peso e com elevação da PA, neste momento o pediatra tem o papel de orientar quanto a mudanças no estilo de vida e monitoração periódica da PA. A redução da ingestão de sal da dieta, bem como o incentivo à prática de atividades físicas aeróbicas, auxilia na redução de peso e na redução da PA.

Como o paciente apresenta queixa de cansaço aos esforços e PA elevada, ele deve ser encaminhado à avaliação cardiovascular complementar a fim de afastar causas secundárias de hipertensão arterial (HA) e alterações cardiovasculares que aumentem o risco de morte súbita durante o exercício físico. A presença de HA no estágio 1 e a ausência de lesões em órgão-alvo, incluindo hipertrofia do ventrículo esquerdo, não contraindica a prática de esporte competitivo. Uma vez iniciada a prática esportiva, a PA deverá ser verificada rotineiramente a fim de monitorar os efeitos da atividade física.[1]

INTRODUÇÃO

A participação cada vez maior de crianças e adolescentes em atividades físicas e esportivas vem produzindo aumento dos pedidos de autorização médica para a prática. Assim, cabe aos pediatras indicar como esta avaliação será feita e se haverá necessidade da realização de exames complementares.

A avaliação pré-participação (APP) consiste na investigação sistemática do atleta antes do início da prática desportiva e o principal objetivo é a detecção de problemas cardiovasculares que aumentem o risco de morte súbita durante a prática de exercícios. Sua realização é fortemente recomendada para atletas jovens.[2-4]

CONCEITOS

- Atividade física – estímulo aos movimentos do corpo, realizado de forma lúdica, por meio de jogos e brincadeiras com o objetivo de desenvolver a coordenação motora.
- Prática de esporte – atividade física associada à competição e visa a resultados. A Sociedade Brasileira de Pediatria (SBP) recomenda que o esporte competitivo seja introduzido a partir dos 12 anos de idade.
- Atleta jovem: 13 a 35 anos.

IMPORTÂNCIA DA ATIVIDADE FÍSICA NA INFÂNCIA

O exercício físico é fundamental à saúde da criança, devendo ser estimulado por pais e pediatras. Apresenta inúmeras vantagens no desenvolvimento da coordenação motora, força, flexibilidade e resistência; estimula o metabolismo ósseo e aumenta a capacidade cardiorrespiratória. Além disso, melhora o metabolismo dos lipídios, reduzindo a prevalência da obesidade, o que diminui o risco de diabetes, hipertensão e cardiopatia isquêmica em longo prazo.[5]

Entretanto, para que os benefícios do esporte sejam aproveitados sem risco, é necessário que o pediatra oriente qual a melhor atividade física para o perfil do indivíduo, enfatizando medidas de segurança, como o uso de acessórios protetores, bem como questões sobre hidratação e nutrição adequadas. Na Tabela 1, podem ser observadas qual a melhor atividade física para cada faixa etária.[5]

Tabela 1 Atividade física e faixa etária[5]

Idade	Atividade
0 a 2 anos	Atividade física deve ser estimulada o quanto antes. Engatinhar, rolar, ficar em pé, andar, saltar e correr
3 a 5 anos	Brincadeiras ativas como correr, pular, andar, subir, cair são algumas das atividades indicadas. Andar de bicicleta, jogos com bola são bons exemplos. Atividades como dança, luta, natação e esportes coletivos podem ser incluídos
6 a 19 anos	Idealmente, deve-se ter ao menos 60 minutos por dia de atividades físicas de intensidade moderada a intensa, as quais podem ser esportes coletivos, natação e atividades não estruturadas, como andar de bicicleta, correr e caminhar

AVALIAÇÃO PRÉ-PARTICIPAÇÃO

Toda criança antes de iniciar a atividade física deve ser avaliada pelo pediatra quanto ao estado geral de saúde.[5] O médico deve identificar sinais e sintomas que possam provocar efeitos adversos ao participante durante a prática desportiva, como doenças cardiovasculares, diabetes, doenças respiratórias e anemia falciforme, e dar aconselhamento comportamental de vida e hábitos saudáveis ao participante.[5] Acontecimentos recentes de morte súbita, relacionados à prática esportiva, têm provocado uma série de questões quanto à necessidade de serem realizados exames complementares antes da liberação para a prática esportiva competitiva.

A morte súbita no esporte é um evento raro, porém quando ocorre é sempre trágico e impactante. As principais causas são as cardiopatias silenciosas, cuja manifestação é desencadeada pela atividade física (Tabela 2). A causa mais frequente é a cardiomiopatia hipertrófica, que representa 36% das causas cardiovasculares de morte súbita, seguida pelas anomalias congênitas da artéria coronária.[3] O risco de complicações cardiovasculares em crianças é muito baixo, a menos que haja cardiopatias congênitas ou doenças agudas. Algumas condições clínicas exigem a adoção de recomendações especiais e devem ser identificadas e quantificadas, como a asma brônquica, a obesidade e o diabetes melito.

Tabela 2 Causas cardiovasculares de morte súbita no atleta jovem nos Estados Unidos[3]

Mais comum	Cardiomiopatia hipertrófica
	Anomalia congênita da artéria coronária
Menos comum	Miocardite
	Ruptura aórtica (síndrome de Marfan)
	Prolapso da valva mitral

(continua)

Tabela 2 Causas cardiovasculares de morte súbita no atleta jovem nos Estados Unidos[3] *(continuação)*

Incomum	Displasia arritmogênica do ventrículo direito
	Doença coronariana aterosclerótica
	Alterações no sistema de condução

A APP consiste na avaliação sistemática do atleta antes da participação em atividades esportivas com o objetivo de identificar alterações que possam provocar a progressão de uma doença ou levar à morte súbita. Essa triagem não tem o propósito de reprovação e apenas menos de 1% (0,3 a 0,6%) são desqualificados e reorientados quanto à prática esportiva.[6]

Sabe-se que existem controvérsias quanto à melhor maneira de se realizar a APP, se há necessidade de realização de exames complementares e se a prática recreativa de atividades físicas também deve ser submetida a esta triagem.[2,6]

A realização da APP deve ser baseada obrigatoriamente em anamnese e exame físico bem realizados, os quais são ferramentas semióticas insubstituíveis na suspeição de doença cardiovascular de risco para a prática esportiva, como parte essencial da boa formação médica profissional[2]. A solicitação de exames complementares deve ter indicação criteriosa, podendo gerar avaliação secundária dispendiosa, além de motivar preocupação aos pais e responsáveis.[2,6,7]

Qual é a melhor maneira de realizar a APP?

Todos os atletas jovens que forem iniciar atividades esportivas competitivas devem ser submetidos à APP, a qual se inicia com a avaliação clínica realizada com anamnese e exame físico apurados.[2,7]

A realização de exames complementares na APP é uma discussão em diversos países, por exemplo, a American Heart Association (AHA) não recomenda a realização rotineira de eletrocardiograma (ECG),[3] solicitado apenas na presença de alterações na anamnese ou no exame físico. A principal justificativa é que o ECG tem baixa especificidade como teste de triagem em razão de frequentes alterações associadas a adaptações fisiológicas normais do atleta, que poderia gerar um número maior de solicitação de outros exames cardiovasculares não invasivos, causando danos emocionais e de extrema ansiedade, além de aumentar os custos levando à sobrecarga ao sistema de saúde. Por outro lado, a Sociedade Europeia de Cardiologia indica a realização de ECG para todos os atletas e isto baseia-se no fato de que a realização rotineira contribuiu para a redução significativa de morte súbita, em virtude da detecção precoce de portadores de cardiomiopatia hipertrófica e displasia arritmogênica do ventrículo direito (doenças que têm elevada incidência na região norte da Itália).[4] Corrado et al. demonstraram a queda de 89% na ocorrência de morte súbita relacionada ao exercício entre atletas jovens (12 a 35 anos). O protocolo europeu pode ser observado na Figura 1.[4]

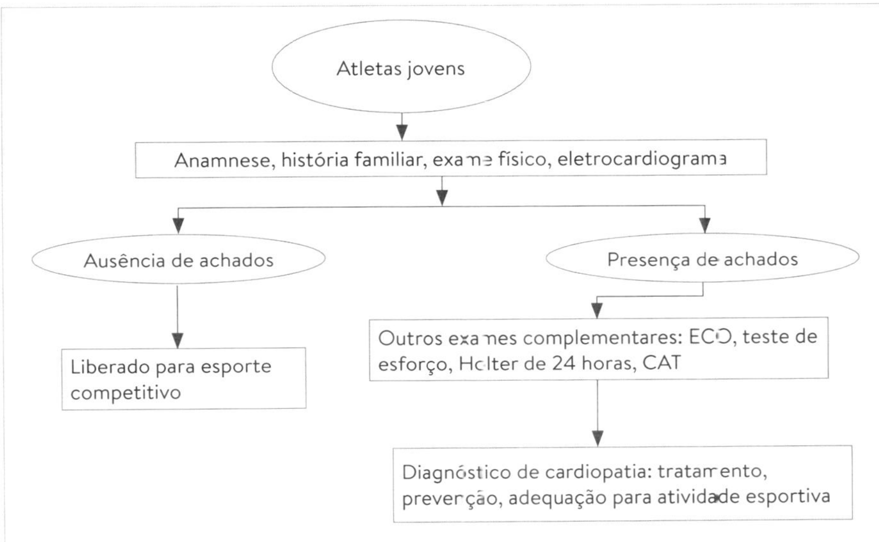

Figura 1 Protocolo europeu da avaliação pré-participação.

Em 2013, foi publicada a Diretriz em Cardiologia do Esporte e do Exercício da Sociedade Brasileira de Cardiologia e da Sociedade Brasileira de Medicina do Exercício,[2] nesta, a realização de ECG de 12 derivações tem grau de recomendação IIa e nível de evidência C para crianças e adolescentes considerados saudáveis, assintomáticos e sem nenhum fato clínico importante detectado na avaliação médica inicial com história clínica detalhada e exame físico minucioso. Por outro lado, crianças e adolescentes que participarão de treinamento organizado e competitivo em escolas esportivas, academias e clubes e também todos aqueles com alguma suspeita de cardiopatia de base, detectada com os dados obtidos durante a avaliação médica, a realização do ECG de repouso tem grau de recomendação I e nível de evidência A.

O Quadro 1 destaca os principais pontos que a serem investigados na anamnese e no exame físico, na presença de ao menos um positivo, o paciente deverá ser encaminhado para avaliação especializada com o cardiologista pediatra.[5,8]

Quadro 1 Triagem de 14 pontos da American Heart Association (AHA)[8]

História pessoal
• Dor ou desconforto torácico de esforço
• Síncope ou quase síncope inexplicada
• Dispneia ou cansaço aos esforços excessivos ou dispneia inexplicada
• Sopro cardíaco identificado anteriormente
• Elevação na pressão arterial sistêmica
• Cardiopatia congênita prévia
• Distúrbios do ritmo cardíaco
História familiar
• Morte cardiovascular prematura antes dos 50 anos em pelo menos 1 parente
• Incapacidade por doença cardíaca de pelo menos 1 parente com menos de 50 anos de idade
• História familiar de cardiomiopatia hipertrófica, síndrome de QT longo ou arritmia significativa
Exame físico
• Sopro cardíaco
• Diminuição dos pulsos femorais
• Sinais da síndrome de Marfan
• Elevação da pressão arterial

A anamnese na APP

A anamnese e o exame físico bem realizados podem determinar o diagnóstico de cardiopatias em crianças e adolescentes. Deve-se destacar que a presença dos pais ou responsáveis para a realização da anamnese é necessária, já que, na ausência, o paciente pode omitir ou fornecer dados discordantes em até 30 a 40% das vezes. A história pessoal deve focar questionamentos sobre sintomas desencadeados pela atividade física, como cansaço ou "falta de ar"; dor ou desconforto precordial; síncope ou pré-síncope; sensação de palpitação ou batimentos cardíacos irregulares; história de ausculta de sopro cardíaco anterior, além de medida elevada da PA. Qualquer destes achados deve indicar a investigação de doença cardiovascular.[1,2,6]

As principais causas de morte súbita relacionadas à atividade física são doenças de herança genética, como a cardiomiopatia hipertrófica, displasia arritmogênica do ventrículo direito e canalopatias que podem causar arritmias fatais, como a síndrome do QT longo e a síndrome de Brugada. Assim, a história familiar é fundamental para a suspeita do diagnóstico de síndromes arritmogênicas assintomáticas que elevam o risco de morte súbita no esporte.[1-3]

A morte súbita precoce inexplicável ou de causa cardíaca em parente próximo com idade inferior a 50 anos; parente que foi excluído do esporte com menos de

50 anos de idade; doenças familiares específicas (cardiomiopatia hipertrófica ou dilatada); síndrome do QT longo; síndrome de Brugada ou outras arritmias clinicamente importantes, além de parente portador de síndrome de Marfan são considerados fatores positivos na história familiar e indicam suspeita diagnóstica de cardiopatia.[1-3]

O exame físico na APP

Exame físico minucioso com ênfase no sistema cardiovascular deve ser realizado durante a avaliação do paciente pediátrico candidato a praticar esporte competitivo. O achado de pulsos femorais diminuídos nos membros inferiores (pesquisa para coarctação da aorta), clique sistólico, desdobramento fixo da segunda bulha, sopro cardíaco, ritmo cardíaco irregular e elevação da PA, bem como alterações musculoesqueléticas e oculares da síndrome de Marfan, são considerados positivos e devem suscitar avaliação mais detalhada para doença cardíaca.[2,3]

Exames complementares na APP

Quando houver suspeita de doença cardiovascular após a realização da triagem clínica inicial com anamnese e exame físico, a estratégia diagnóstica deverá focar na exclusão sistemática de condições que possam levar à morte súbita de atletas jovens. Essa abordagem inclui exames complementares não invasivos, como o ECG e o ecocardiograma (ECO).[1-5]

Eletrocardiograma

O ECG é útil no diagnóstico de certas doenças que têm risco aumentado de morte súbita, já que está alterado em 90% dos pacientes com cardiomiopatia hipertrófica e displasia arritmogênica do ventrículo direito e pode detectar alterações sugestivas de síndromes do QT longo e de Brugada.[5] Porém, o ECG possui baixa especificidade na triagem pré-participação pelo número elevado de alterações fisiológicas normais encontradas no coração do atleta. Assim, poderia gerar alto número de exames falso-positivos, o que resultaria em demanda por exames complementares, causando danos psicológicos aos atletas e aumento dos custos.[2,7,8]

Com o objetivo de melhorar a especificidade do ECG na triagem do atleta jovem, a Sociedade Europeia de Cardiologia estabeleceu novos critérios para reduzir a taxa de ECG falso-positivo, que ao serem utilizados aumenta de 90 para 96% a especificidade.[3]

Os pacientes que apresentarem alterações positivas no ECG deverão ser encaminhados para a realização de exames complementares, inicialmente não invasivos, como o ECO, o Holter de 24 horas e o teste de esforço, a fim de confirmar ou excluir uma cardiopatia.[2,3,5]

Ecocardiograma

O ECO bidimensional com Doppler colorido é um exame não invasivo, com o potencial de melhorar a acurácia na triagem para detecção de doenças que possuem risco elevado de morte súbita.

O ECO é o principal exame complementar no diagnóstico da cardiomiopatia hipertrófica, ao demonstrar hipertrofia ventricular sem causa detectável. Também é responsável por detectar outras alterações que possam causar morte súbita no atleta jovem, como estenose aórtica, dilatação aórtica associada à síndrome de Marfan ou valva aórtica bicúspide, cardiomiopatia dilatada e outras formas de disfunção ventricular e possivelmente a displasia arritmogênica do ventrículo direito.[1-3]

DESAFIOS ATUAIS

A identificação de fatores de risco para morte súbita de jovens atletas é um desafio e deve ser realizada por anamnese e exame físico direcionados para o sistema cardiovascular, a inclusão do ECG, mesmo em crianças assintomáticas e sem história positiva para cardiopatias ou arritmias, ainda é controversa, assim, a melhor maneira de se realizar a APP de crianças e adolescentes constitui um desafio para os pediatras, sendo motivo de discussão em vários países.

ORIENTAÇÕES AOS PAIS

A atividade física deve ser sempre estimulada, evitando-se o comportamento sedentário desde o primeiro ano de vida. Durante a consulta, o pediatra deverá orientar aos pais e responsáveis os benefícios da prática de atividades físicas, bem como os cuidados que deverão ter quanto a fatores como: hidratação, nutrição, utilização de equipamentos de proteção.

CONSIDERAÇÕES FINAIS

A atividade física na infância e na adolescência tem benefícios cardiovasculares e deve ser estimulada, quando for introduzida a prática de esportes competitivos o jovem atleta deverá ser avaliado, a fim de se excluir condições cardiovasculares que possam aumentar o risco para morte súbita durante o exercício físico.[1,2] Essa avaliação, inicialmente, poderá ser realizada por anamnese e exame físico apurados, dando-se ênfase ao sistema cardiovascular.[2] O ECG de repouso de 12 derivações deverá ser realizado quando disponível, enquanto outros exames complementares (ECO, Holter de 24 horas e teste de esforço) deverão ser solicitados baseados em alterações encontradas na avaliação clínica inicial.[1-5]

✓ CONCLUSÃO

A atividade física na infância possui inúmeras vantagens, como desenvolvimento da coordenação motora, força, flexibilidade e resistência; estímulo do metabolismo ósseo e aumento da capacidade cardiorrespiratória; melhora do metabolismo dos lipídios, reduzindo a prevalência da obesidade, o que diminui o risco de diabetes, hipertensão e cardiopatia isquêmica em longo prazo.

A prática de atividade física deve ser estimulada desde os primeiros anos de vida e a prática de esportes visando a resultados é recomendada após os 12 anos de idade.

A APP consiste na avaliação do atleta antes do início da prática desportiva e o principal objetivo é a detecção de problemas cardiovasculares que aumentem o risco de morte súbita durante a prática de exercícios.

A morte súbita no esporte é um evento raro.

A principal causa de morte súbita em atletas jovens é a cardiomiopatia hipertrófica.

A APP é essencialmente baseada na clínica com realização de anamnese pessoal e familiar aliada ao exame físico voltado ao sistema cardiovascular.

O ECG e o ECO são úteis no diagnóstico das principais causas de morte súbita durante o exercício.

REFERÊNCIAS BIBLIOGRÁFICAS

1. Maron BJ, Zipes DP. 36th Bethesda Conference: eligibility recommendations for competitive athletes with cardiovascular abnormalities. J Am Coll Cardiol. 2005;45:1312-75.
2. Ghorayeb N, Costa RVC, Castro I, Daher DJ, Oliveira Filho JA, Oliveira MAB, et al. Diretriz em Cardiologia do Esporte e do Exercício da Sociedade Brasileira de Cardiologia e da Sociedade Brasileira de Medicina do Esporte. Arq Bras Cardiol. 2013;100(1 Suppl 2):1-41.
3. Maron BJ, Thompson PD, Ackerman MJ. Recommendations and Considerations Related to Preparticipation Screening for Cardiovascular Abnormalities in Competitive Athletes: 2007 Update. Circulation. 2007;27(12):1643-55.
4. Corrado D, Pellicia A, Bjornstad HH, Vanhees L, Biffi A, Borjesson M, et al. Cardiovascular pre-participation screening of young competitive athletes for prevention of sudden death: proposal for a common European protocol. Eur Heart J. 2005;26(5):516-24.
5. Promoção da Atividade Física na Infância e Adolescência. Grupo de Trabalho em Atividade Física. Sociedade Brasileira de Pediatria. Julho de 2017.
6. Baptista APS, Foronda A, Baptista LPS. Esporte Competitivo na Criança e no Adolescente – Exame Pré-Participação: Eletrocardiograma Obrigatório? Arq Bras Cardiol. 2009;93(2):188-95.

7. Drezner JA, O'Connor FG, Harmon KG, Fields KB, Asplund CA, Asif IM, et al. AMSSM Position Statement on Cardiovascular Preparticipation Screening in Athletes: Current evidence, knowledge gaps, recommendations and future directions. Br J Sports Med. 2017;51(3):153-67.
8. Maron BJ, Friedman RA, Kligfield P, Levine BD, Viskin S, Chaitman BR, et al.; American Heart Association Council on Clinical Cardiology, Advocacy Coordinating Committee, Council on Cardiovascular Disease in the Young, Council on Cardiovascular Surgery and Anesthesia, Council on Epidemiology and Prevention, Council on Functional Genomics and Translational Biology, Council on Quality of Care and Outcomes Research, and American College of Cardiology. Assessment of the 12-lead ECG as a screening test for detection of cardiovascular disease in healthy general populations of young people (12-25 years of age): a scientific statement from the American Heart Association and the American College of Cardiology. Circulation. 2014;130(15):1303-34.

12

PREVENÇÃO DA DOENÇA ATEROSCLERÓTICA

Maria de Marilacc Lima Roiseman
Débora Veiga Coutinho

OBJETIVOS

- ✓ Destacar os principais fatores de risco para doença aterosclerótica.
- ✓ Alertar médicos que trabalham com crianças e adolescentes sobre a importância de ações preventivas em saúde, considerando que os fatores de risco que precedem a doença aterosclerótica têm início durante a infância.
- ✓ Tratamento dos fatores relacionados a doenças ateroscleróticas.
- ✓ Alertas familiares sobre o crescimento destas doenças na infância.

INTRODUÇÃO

As doenças cardiovasculares (DCV) são a primeira causa de morte no Brasil e no mundo na atualidade, sendo estas consideradas um grave problema de saúde pública. Um dos grandes desafios da pediatria deste milênio é a prevenção das doenças crônicas do adulto e do idoso, que geralmente têm raízes na infância, por vezes na vida intrauterina.

A doença aterosclerótica é uma das principais causas de DCV e morbimortalidade em adultos em todo o mundo, com a tendência a acometer pessoas cada vez mais jovens, em especial nos países em desenvolvimento. O conhecimento atual mostra que o processo aterosclerótico inicia-se nas primeiras décadas da vida, com uma progressão lenta e pré-sintomática que, caso não prevenida, pode levar à obstrução da luz arterial, por placas de ateroma e trombos, piorados pela disfunção endotelial e processo inflamatório. Como consequência pode surgir hipertensão arterial sistêmica, diabetes, angina, infarto agudo do miocárdio, acidente vascular cerebral, insuficiência renal e doença vascular periférica que acabam por levar à invalidez e/ou à morte.[1]

Portanto, a prevenção deve começar o mais cedo possível, e é responsabilidade de pediatras, hebiatras e cardiopediatras identificar precocemente os fatores de risco e agir, seja por orientação nutricional, incentivo à prática de atividades físicas ou até uso de medicação, quando necessário.

ASPECTOS EPIDEMIOLÓGICOS

Após a Segunda Guerra Mundial houve mudanças no perfil epidemiológico, com aumento da prevalência de doenças crônicas não transmissíveis, como as cardiovasculares, diversos tipos de câncer, diabetes e obesidade. Muitas mudanças socioculturais ocorreram nas últimas décadas, no Brasil e no mundo, trazendo consigo o sedentarismo e alterações nos hábitos alimentares com maior consumo de gordura e ácidos graxos.[2]

A prevalência de dislipidemia em crianças e adolescentes varia no mundo todo entre 2,9 e 33%, adotado como critério o nível de colesterol total superior a 200 mg/dL. No Brasil, a prevalência situa-se entre 28 e 40% das crianças e adolescentes, quando o critério adotado é o colesterol total sérico superior a 170 mg/dL. À semelhança de outros países, a maior parte das dislipidemias em crianças e adolescentes brasileiros estão relacionados a hábitos alimentares e a costumes inadequados individuais e familiares.

Um estudo de 2007 relacionou a dislipidemia significativamente à baixa escolaridade materna, ao baixo consumo de alimentos protetores, ao consumo moderado a alto de alimentos de risco e ao excesso de peso (sobrepeso/obesidade). Nesse mesmo estudo, foi constatado que tanto crianças de classes mais abastadas quanto aquelas provenientes de famílias de menor renda apresentam dislipidemia, embora no primeiro caso a associação provável seja ao sedentarismo, enquanto no segundo caso, a causa mais comum seria a alimentação inadequada com excesso de carboidratos.[3] Em 1958, o grupo do patologista Holman,[1] em Nova Orleans, analisou 526 aortas de indivíduos de 1 a 40 anos. Todos os avaliados acima de 3 anos tinham algum grau de depósito lipídico na camada íntima desta artéria. Até os 10 anos observou-se lento aumento do depósito com incremento da extensão da lesão, principalmente nos negros. As lesões consistiam de placas fibrosas macroscópicas a partir da segunda década de vida, com espessamento considerável após a 4ª década. Esses autores lançaram o 1º questionamento da aterosclerose como problema a ser considerado na fase pediátrica, no 5º Congresso Internacional de Pediatria em 1959.

O estudo de Bogalusa, nos EUA, foi de uma coorte iniciado na década de 1970 e que se estende até os dias atuais. Foi o estudo de maior impacto sobre os fatores de risco da aterosclerose na infância e a tendência a perpetuar-se durante o crescimento e o desenvolvimento. A amostra do estudo abrangeu 22 mil pessoas, brancas e negras, e avaliaram-se: dieta, tabagismo, atividade física, história familiar, dados antropométricos e níveis séricos de lipídios. Os dados foram coletados a cada 3 anos.[4] Os objetivos iniciais do trabalho de Bogalusa foram traçar padrões de normalidade, detectar interrelações dos fatores de risco e determinar qual a tendência dos fatores se manterem com o crescimento.[4] As principais conclusões foram: os fatores de risco de aterosclerose e hipertensão arterial sistêmica surgem na infância, para cada idade há valores considerados normais para o índice de massa corpórea (IMC), os lipídios séricos e a pressão arterial e dieta, sedentarismo e tabagismo podem influenciar estes fatores.[4]

As dislipidemias na população pediátrica têm gerado crescente preocupação, justificando o aumento de pesquisas e diagnóstico, buscando antes a prevenção do que o tratamento. Logo, o objetivo atual é fomentar essa preocupação entre os profissionais que lidam no dia a dia com a população pediátrica, promovendo a discussão e a valorização da abordagem do perfil lipídico, avaliação antropométrica, medidas da pressão arterial e educação alimentar nas consultas.[3]

FISIOPATOLOGIA

A aterosclerose é uma doença inflamatória crônica de origem multifatorial, que ocorre em resposta à agressão endotelial, acometendo principalmente a camada íntima de artérias de médio e grande calibres. Em geral, as lesões iniciais, denominadas estrias gordurosas, formam-se ainda na infância e caracterizam-se por acúmulo de colesterol em macrófagos. Com o tempo, mecanismos protetores levam ao aumento do tecido matricial, que circunda o núcleo lipídico, mas, na presença de subtipos de linfócitos de fenótipo mais inflamatório, a formação do tecido matricial se reduz, principalmente por inibição de síntese de colágeno pelas células musculares lisas que migraram para a íntima vascular e por maior liberação de metaloproteases de matriz, sintetizadas por macrófagos, tornando a placa lipídica vulnerável a complicações.[5]

A formação da placa aterosclerótica inicia-se com a agressão ao endotélio vascular por diversos fatores de risco, como dislipidemia, hipertensão arterial ou tabagismo. Como consequência, a disfunção endotelial aumenta a permeabilidade da íntima às lipoproteínas plasmáticas, favorecendo a retenção destas no espaço subendotelial. Retidas, as partículas de LDL sofrem oxidação, causando a exposição de diversos neoepítopos, tornando-as imunogênicas. O depósito de lipoproteínas na parede arterial, processo-chave no início da aterogênese, ocorre de maneira proporcional à concentração destas lipoproteínas no plasma.[5]

Além do aumento da permeabilidade às lipoproteínas, outra manifestação da disfunção endotelial é o surgimento de moléculas de adesão leucocitária na superfície endotelial, processo estimulado pelo LDL oxidada. As moléculas de adesão são responsáveis pela atração de monócitos e linfócitos para a intimidade da parede arterial. Induzidos por proteínas quimiotáticas, os monócitos migram para o espaço subendotelial, no qual se diferenciam em macrófagos, que, por sua vez, captam as LDL oxidadas. Os macrófagos repletos de lípides são chamados células espumosas e são o principal componente das estrias gordurosas, lesões macroscópicas iniciais da aterosclerose. Uma vez ativados, os macrófagos são, em grande parte, responsáveis pela progressão da placa aterosclerótica por meio da secreção de citocinas, que amplificam a inflamação, e de enzimas proteolíticas, capazes de degradar o colágeno e outros componentes teciduais locais.[5]

A incidência de doença coronariana depende, em geral, da prevalência dos fatores de risco. Quanto maior a presença de fatores de risco para a aterosclerose, maior a probabilidade de incidir uma coronariopatia. Dentre os fatores de risco mais frequentes estão a hipercolesterolemia, o tabagismo, a hipertensão arterial, a hipertrigliceridemia, a obesidade e a história familiar de cardiopatia isquêmica.[3]

ETIOLOGIA

Os fatores desencadeantes das dislipidemias podem ser genéticos e/ou ambientais. As dislipidemias primárias são mais frequentes que as secundárias. De maneira geral, as dislipidemias de origem genética, como a hipercolesterolemia familiar, cursam com manifestações cardiovasculares mais precoces e de maior gravidade. Uma desordem hereditária deve ser sempre considerada em crianças e adolescentes com pais e avós com história de infarto agudo do miocárdio (IAM) precoce (≤ 55 anos); *angina pectoris*; doença vascular periférica; doença vascular cerebral e morte súbita, assim como aumento dos níveis séricos de LDL-C; triglicerídeos e HDL-C baixos. A elevação dos níveis de colesterol, LDL-C, triglicerídeos e a diminuição da HDL costumam ser mais acentuadas quando comparadas com as observadas nas de origem ambiental.[4] Os níveis de colesterol e triglicerídeos têm relação direta como o tipo de partícula elevada. Para algumas anormalidades lipídicas classificadas, pode ser realizada a determinação do defeito metabólico e genético. Contudo, para o clínico, é suficiente o conhecimento dos níveis de LDL, HDL e triglicerídeos. A classificação modificada de Fredrickson e recomendada pela Organização Mundial de Saúde utilizam como critério diferencial a lipoproteína predominante (Tabela 1).[4,6,7]

Tabela 1 Classificação modificada por Fredrickson e recomendada pela OMS[6]

Tipo	Colesterol total	LDL-C	Triglicerídeos	Anormalidades das lipoproteínas	Causa primária	Causa secundária
I	Elevado	Baixo ou normal	Elevado	Excesso de quilomícrons	Deficiência se lipase lipoproteica Deficiência de Apo CIII Hipercolesterolemia familiar	Lúpus eritematoso sistêmico
Ia	Elevado ou normal	Elevada	Normal	Excesso de LDL	Hipercolesterolemia familiar	Hipotireoidismo
Ib	Elevado	Elevada	Elevada	Excesso de LDL e VLDL	Hipercolesterolemia familiar combinada	Síndrome nefrótica, diabetes, obesidade
III	Elevado	Baixo ou normal	Elevado	Excesso de quilomícrons e IDL	Familiar tipo III Hiperlipoproteinemia	Hipotireoidismo, diabetes, anorexia nervosa
IV	Elevado ou normal	Normal	Elevado	Excesso de VLDL	Familiar combinada Hiperlipidemia familiar Hipertrigliceridemia	Diabetes Doença renal crônica
V	Elevada	Normal	Elevada	Excesso de quilomícrons e VLDL	Hipertrigliceridemia familiar Deficiência de Apo C	Álcool, diuréticos, betabloqueadores

VLDL: lipoproteína de muito baixa densidade; LDL: lipoproteína de baixa densidade; IDL: lipoproteína de densidade intermediária; Apo: apolipoproteína.

FATORES DE RISCO PARA DOENÇA ATEROSCLERÓTICA

- Fatores não modificáveis: história familiar, sexo e idade.
- Totalmente modificáveis: tabagismo, dieta, inatividade física podem ser prevenidos e erradicados.
- Potencialmente modificáveis: dislipidemias, hipertensão arterial sistêmica, diabetes melito, obesidade e estresse podem ser monitorados e controlados.

Evolução dos fatores de risco na primeira infância

A programação da prevenção da aterosclerose inicia-se na vida intrauterina com os cuidados no pré-natal para a evolução gestacional saudável, com ganho de peso materno adequado, prevenção da diabetes e hipertensão arterial gestacional. Esta última leva ao sofrimento fetal causando maiores níveis de endotelina plasmática e ACTH e menor número de néfrons, gerando recém-nascidos com pressão arterial mais elevada.[5]

Os extremos de peso ao nascimento, como os pequenos para a idade gestacional (PIG) e os grandes para idade gestacional (GIG), sofrem consequências ao longo da vida. Para os PIG: dislipidemias, hipertensão arterial, intolerância à glicose, diabetes tipo 2 ou síndrome metabólica. Para os GIG: macrossomia, obesidade e síndrome metabólica.[1,5]

Retardo de crescimento no 1º ano de vida eleva o risco de doença coronariana, independentemente do peso ao nascer. Um fator de proteção importante no 1º ano é o aleitamento materno, pois crianças alimentadas com leite materno exclusivo apresentam perfil lipídico mais favorável na adolescência e menor risco de obesidade.[5]

COMO ACOMPANHAR OS FATORES DE RISCO NA ROTINA PEDIÁTRICA

História familiar

Doenças multifatoriais, como as doenças cardiovasculares, são influenciadas por diferentes variáveis genéticas e ambientais. A associação entre história familiar de doença arterial coronariana e fatores de risco cardiovasculares na infância e na adolescência está bem documentada em diversos estudos epidemiológicos. O início precoce do evento aterosclerótico nos pais constitui um dado importante na determinação do risco cardiovascular nos filhos. Quanto mais precoce for a manifestação clínica da doença aterosclerótica, maior será o risco ao qual a prole estará sujeita.[3,5]

Dos fatores familiares predisponentes à doença aterosclerótica, as dislipidemias estão entre os mais estudados. Entre as crianças que tiveram perfil lipídico investigado, em razão de história de doença arterial coronariana precoce nos pais e/ou avós, alguma forma de dislipidemia foi diagnosticada em cerca de um terço delas.[4,5] As crianças devem ter a história familiar delineada na primeira consulta e atualizada a cada retorno em relação a eventos cardiovasculares nos pais, avós, tios e irmãos. Deve-se inquirir sobre os parentes do sexo masculino que apresentaram o evento antes dos 55 anos e do sexo feminino antes dos 65 anos. Os pacientes sem história familiar mudarão de risco se passar a tê-la, visto que passarão a ter um fator não modificável, restando atuar primordialmente nos fatores totalmente modificáveis e os passíveis de modificação, na tentativa de reduzir o risco do paciente.[3]

Idade

A idade é um dos principais fatores de risco não modificáveis para a doença aterosclerótica. Calcula-se que a mortalidade por doença cardiovascular, incluindo as por doença arterial coronariana, acidente vascular cerebral e doença arterial periférica, aumente em 2,5 vezes a cada 10 anos de vida.[5] O risco de eventos cardiovasculares não fatais também aumenta progressivamente com a idade, mesmo para indivíduos considerados de baixo risco. No entanto, em qualquer que seja a faixa etária, outros fatores de risco determinam maior suscetibilidade para estes eventos.[5]

Dislipidemia

Define-se como dislipidemia valores séricos acima do desejável para o colesterol total, colesterol-LDL, triglicerídeos, fração não HDL e relação entre o CT/HDL e LDL/HDL. No caso do colesterol-HDL, a dislipidemia significa nível abaixo do desejável.[1,2,4,6] São fatores de risco mais importantes na aterogênese, aumentando em 2 a 3 vezes o risco de insuficiência coronariana nos pacientes com hipercolesterolemia *versus* pacientes sem esta alteração. Ocorre reversibilidade das lesões com mudança da dieta e tratamentos hipolipemiantes. Pacientes com concentração excessiva de colesterol sofrem aterosclerose precocemente.[4]

É interessante lembrar que até os 2 anos de vida há aumento do colesterol a um nível semelhante ao dos adultos. Dos 2 anos até a adolescência ocorre um platô de estabilização. Com a chegada da adolescência, diminuem os níveis de HDL, principalmente nos meninos, e o colesterol-LDL sobe, elevando o índice colesterol-LDL/HDL.[4] As frações lipídicas tendem a seguir o fenômeno de *tracking*, em que a maioria das crianças se mantém nos mesmos percentis até a idade adulta. A Tabela 2 mostra os valores normais dos lipídios.

Tabela 2 Valores normais dos lipídios[6]

Lipídios	Desejáveis*	Limítrofes *	Aumentados*
Colesterol total (CT)	< 150	150-169	> 170
Colesterol-LDL	< 100	100-129	> 130
Colesterol-HDL	> 45		
Triglicerídeos (TG)	< 100	100-129	> 130

*Valores em mg/dL.

Não se deve esquecer que é possível ter dislipidemias secundárias a algumas doenças como: hipotireoidismo, hipopituitarismo, diabetes melito, síndrome nefrótica, atresia biliar congênita, insuficiência renal crônica, doenças de depósito, lúpus eritematoso sistêmico, síndrome da imunodeficiência adquirida.[5] Algumas drogas também podem interferir no perfil lipídico, como anti-hipertensivos (tiazida, clortalidona, espironolactona, betabloqueador), imunodepressores (ciclosporina, prednisona, prednisolona), esteroides (contraceptivos orais, progestágenos, estrogênios), anticonvulsivantes, ácido acetilsalicílico, ácido ascórbico, aluporinol, amiodarona, terapia antirretroviral.[5]

Tratamento das dislipidemias

A Figura 1 mostra um algoritmo do tratamento sugerido pela Diretriz de Prevenção da Aterosclerose na Infância da Sociedade Brasileira de Cardiologia 2005.[6]

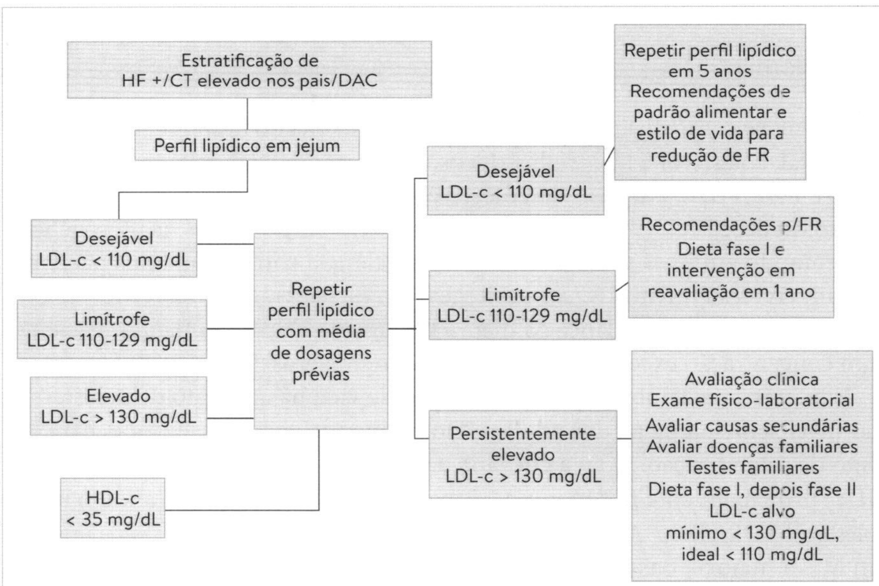

Figura 1 Algoritmo para tratamento das dislipidemias em crianças e adolescentes.
HFP: história familiar positiva; FR: fator de risco.

Tratamento dietético é o primeiro a ser instituído e, para isto, se faz necessário o apoio de um nutricionista para evitar a monotonia alimentar, que é um dos principais fatores para falha do tratamento. Os pacientes precisam de uma dieta que garanta o crescimento e o desenvolvimento, o que não pode ser negligenciado nesta fase da vida (Tabela 3).[2,6]

Tabela 3 Componentes nutricionais da dieta sugerida pela AHA[6]

Nutriente	1º passo	2º passo
Gordura total % total calorias	< 30%	< 30%
Gordura saturada	< 10%	< 7%
Gordura poli-insaturada	≤ 10%	≤ 10%
Gordura monossaturada	10-15%	10-15%
Carboidratos (% total de calorias)	50-60%	50-60%
Proteínas	10-20%	10-20%
Colesterol	< 300 mg*	< 200 mg*

* Inclui uma ingestão calórica e nutricional apropriada para manter o crescimento e o desenvolvimento normais.

Hipertensão arterial

A hipertensão está configurada quando os valores da pressão arterial sistólica e/ou diastólica forem maiores que o percentil 95 para sexo, idade e percentil de altura aferidas em 3 ocasiões diferentes.[1,3,8] A pressão sistólica, a partir de 1 ano de idade, se eleva progressivamente até a adolescência. Em relação à pressão diastólica, ocorre elevação a partir dos 5 a 6 anos de idade proporcionalmente à pressão sistólica. A história da hipertensão arterial teve uma mudança. Nos anos 1960 e 1970, havia o predomínio de hipertensão secundária na infância, a partir dos anos 1990 encontrou-se aumento na incidência da hipertensão primária, principalmente com o aumento da obesidade e do sobrepeso.[5,7,9] Esse assunto será abordado em capítulo específico neste livro.

Diabetes melito

O diabetes melito caracteriza-se pelo estado de hiperglicemia secundário a defeito na secreção de insulina ou da ação periférica. Os pacientes diabéticos apresentam hiperglicemia crônica que se associa ao dano, à disfunção endotelial gerando a falência crônica de vários órgãos, especialmente olhos, rins, coração, vasos sanguíneos e nervos. Os pacientes diabéticos apresentam graves processos ateroscleróticos.[1,2,7] No entanto, antes de se estabelecer o quadro clássico de diabetes, deve-se considerar que a síndrome de resistência à insulina pode ser identificada em crianças e adolescentes sob o risco de desenvolvê-la, tais como:

- Crianças com sobrepeso e obesidade.
- Aquelas com história familiar de diabetes tipo 2.
- As de etnia com maior predisposição ao desenvolvimento de diabetes tipo 2 (populações indígenas, africanas, asiáticas ou hispânicas).

- Aquelas que apresentem sinais ou condições associadas à resistência à insulina (*acantose nigricans*, hipertensão arterial, dislipidemia, síndrome do ovário policístico). Nessas condições, recomenda-se a obtenção da glicemia de jejum. Pode-se solicitar e avaliar as relações com a glicemia oral e o teste oral de tolerância à glicose. Pela importância da obesidade na síndrome, recomenda-se muita atenção na prevenção do sobrepeso e obesidade no acompanhamento ambulatorial pelos pediatras e hebiatras. Como a síndrome é complexa, uma avaliação de especialistas em desordens endocrinológicas, lipídicas, hipertensão arterial, obesidade ou transtornos psicológicos pode ser necessária.[1,2]
  Em relação ao tratamento, deve basear-se na mudança de estilo de vida, com ênfase na reeducação alimentar e na prática regular de atividade física. Os objetivos do tratamento são a normalização dos seguintes parâmetros:
  - Glicemia.
  - Pressão arterial.
  - Lipídios séricos.
  - Peso corporal (equilibrar relação peso/altura para idade).

A intervenção nutricional visa a reduzir a ingestão de calorias vazias, gorduras saturadas e trans, açúcares simples e aumentar o consumo de fibras. O tratamento farmacológico está reservado aos casos nos quais haja o diagnóstico de diabetes. O algoritmo mostrado na Figura 2 resume a conduta para estes pacientes.

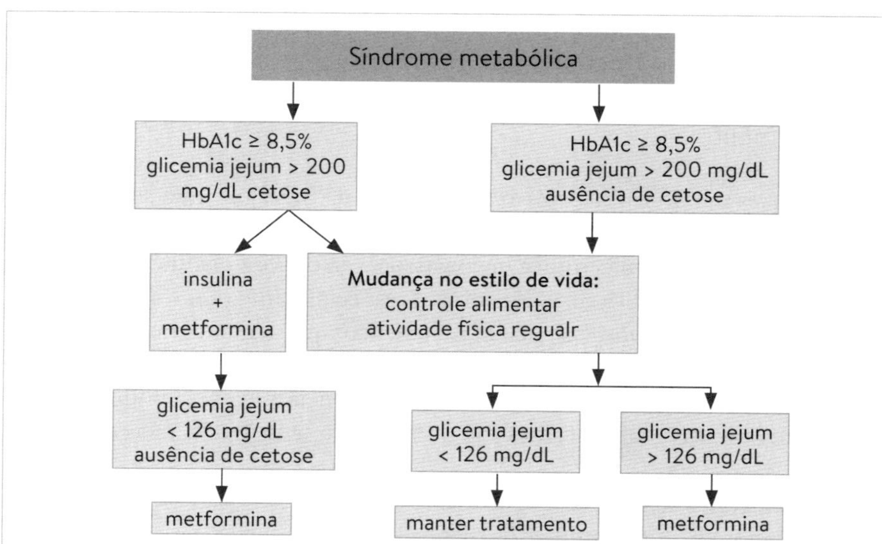

Figura 2 Algoritmo do tratamento da síndrome metabólica na infância e na adolescência[6].

Tabagismo

Aumenta o risco das doenças cardiovasculares, respiratórias e neoplásicas. É um fator de risco modificável, no entanto, é o mais prevalente na adolescência e o mais difícil de tratar pelo poder viciador da nicotina. O hábito de fumar é geralmente adquirido durante a adolescência. Os fumantes passivos, isto é, indivíduos não fumantes expostos à convivência diária com fumantes também têm a saúde afetada. Doenças respiratórias e asma ocorrem mais frequentemente nas residências em que um ou ambos os pais fumam.[5,7,8] O modelo comportamental de pais e amigos é considerado a principal influência para a aquisição do hábito de fumar regularmente entre os adolescentes e jovens. Dessa forma, programas de prevenção de tabagismo devem ser introduzidos na consulta no pré-natal ou na primeira consulta de puericultura, e quando diagnosticado familiares fumantes, estes devem ser encaminhados aos programas de abandono ao fumo. Não se deve esquecer o enfoque familiar para prevenção do tabagismo. A interrupção do hábito de fumar reduz o risco de eventos cardiovasculares.[5]

Obesidade

A obesidade, nos últimos anos, é um dos mais graves problemas de saúde pública, tanto na vida adulta quanto na infância e na adolescência. O crescimento acentuado da prevalência nas últimas décadas, fez com que fosse considerada uma epidemia global.[2,5,8] Há estudos demonstrando que a obesidade na infância está relacionada ao aumento no risco para várias doenças crônicas em fase posterior da vida, tais como obesidade, hipertensão arterial, doença arterial coronariana, acidente vascular cerebral, dislipidemias, diabetes melito, doenças respiratórias, certos tipos de câncer, calculose biliar e doenças osteoarticulares. Os problemas psicossociais secundários à obesidade contribuem para a diminuição na qualidade de vida. A obesidade infantil trouxe mudança na incidência de problemas secundários na infância e na adolescência, que no passado eram encontrados em adultos, tais como dislipidemias, hipertensão arterial, inflamação e disfunção endotelial precoce.

Obesidade infantil *versus* dislipidemias

Há associação positiva entre as incidências da obesidade e dislipidemia em crianças. Foram encontradas prevalências de cerca de 50% de dislipidemia em crianças com IMC acima do percentil 99 para a idade, sendo a obesidade considerada um critério para triagem de perfil lipídico em crianças e adolescentes.[4]

Obesidade infantil *versus* hipertensão arterial

O aumento da prevalência mundial de hipertensão arterial sistêmica primária na infância e na adolescência guarda relação direta com o aumento da prevalência da obesidade. Há relação direta entre o grau da obesidade e o risco de hipertensão arterial sistêmica na infância. Mecanismos que procuram explicar são os distúrbios do metabolismo da insulina, aumento do tônus simpático, diminuição do tônus vagal, alterações vasculares estruturais e funcionais, aumento da agregação plaquetária e do estresse oxidativo, com queda dos níveis de óxido nítrico, além da possibilidade de distúrbios do sono, como previamente descrito nos adultos.[5,7]

Obesidade infantil *versus* inflamação e disfunção endotelial precoce

As crianças com obesidade grave apresentam espessura médio-intimal carotídea significativamente maior do que as com peso normal. Os níveis séricos de proteína C-reativa de alta sensibilidade apresentam relação direta com a intensidade da obesidade.[4,5,10] O tratamento da obesidade é complexo, em razão da gama de fatores implicados na sua gênese. No entanto, é consenso de que a prática alimentar saudável e o combate ao sedentarismo são essenciais. Os objetivos do tratamento são normalização do peso, controle das comorbidades e aquisição de hábitos saudáveis (Figura 2).[3]

Sedentarismo

O decréscimo na prática de atividade física, observado nas últimas décadas, é particularmente preocupante nas crianças. Pesquisadores vêm referindo aumento progressivo do sedentarismo entre as crianças e os adolescentes. O progresso tecnológico contribui para a diminuição do gasto energético no trabalho e no lazer. A redução na prática de exercício nesta faixa etária tem sido atribuída ao uso de TV, computador, celulares, *tablets* e jogos eletrônicos, como forma de diversão, bem como a preocupação dos pais em relação à segurança e ao pouco tempo que, atualmente, as escolas disponibilizam oficialmente para atividades físicas.[1,5,8]

A atividade física de forma regular por crianças e adolescentes ajuda a construir e a manter articulações, músculos e ossos saudáveis; ajuda no controle do peso, reduzindo a gordura e aumentando a massa muscular; previne ou retarda o desenvolvimento da hipertensão arterial sistêmica e ajuda a reduzir os níveis de pressão arterial em adolescentes hipertensos, além de reduzir os sentimentos de depressão e ansiedade. O incentivo à adoção de um estilo de vida ativo deve iniciar-se o mais precocemente possível (a AHA estabelece a partir dos 2 anos de idade), mantendo-se por toda a adolescência até a vida adulta.[1,5,8]

Como orientação geral, as crianças saudáveis devem ser encorajadas a praticar atividades físicas, de forma prazerosa, no lazer ou sob a forma de exercícios físicos programados ou em atividades esportivas, no mínimo 30 minutos por dia, pelo menos 3 a 4 vezes por semana. O ideal é que seja diário (60 minutos diários de atividade física moderada, para adquirir condicionamento físico). Não se pode esquecer que é na infância e na adolescência que se formam os hábitos saudáveis para a vida.

As necessidades individuais deverão ser respeitadas, no que diz respeito ao gênero, idade, grau de maturação sexual, limitações físicas ou mentais que impeçam a realização de exercícios, nível econômico, bem como fatores familiares e do ambiente da criança.

PREVENÇÃO

Os profissionais de saúde, dentre eles o médico, desempenham importante papel na educação para a promoção da saude de crianças e adolescentes no que diz respeito à atividade física e a outros comportamentos saudáveis. Para a programação da prática de atividade física regular pela criança e familiares, nas consultas de rotina de indivíduos saudáveis (sem limitação), com doenças crônicas (físicas ou mentais), com fatores de risco cardiovascular ou com necessidades especiais, devem ser investigados:

- A atividade física no ambiente escolar ou fora dele.
- A atitude da família em relação à participação em programas de exercícios, brincadeiras e jogos e ao tempo gasto pela criança em atividades sedentárias.
- O acesso da criança a locais próprios para a prática de atividade física, dentro e fora da escola.
- O encorajamento familiar à prática de atividade física pela criança.

RECOMENDAÇÕES AO PROFISSIONAL DE SAÚDE

- Incluir, como rotina, a orientação para a atividade física na prática profissional.
- Enfatizar para a família os benefícios da atividade física regular.
- Identificar, por meio da história clínica, do exame físico e da avaliação complementar, quando necessário, a existência de doenças que contraindiquem a prática de exercícios.
- Orientar os adolescentes a realizar ao menos 3 sessões de atividades físicas moderadas ou intensas por semana, com duração de, pelo menos, 20 minutos.

- Incentivar as crianças e os adolescentes que já se encontram em prática regular de atividade a manterem-na.
- Instruir e incentivar crianças e adolescentes que apresentam fatores de risco cardiovascular a realizar atividade física para auxiliar no seu controle.
- Orientar atividade física apropriada para crianças com necessidades especiais ou limitações.

ORIENTAÇÕES AOS PAIS

- Limitar a participação em programas de exercícios, brincadeiras e jogos e ao tempo gasto pela criança em atividades sedentárias, como *tablets* e celulares.
- Instruir os pais da importância de ser modelo de um estilo de vida ativo e de oportunizar os filhos a aumentar continuamente a atividade física.
- Instruir os pais a estabelecer limites para atividades que não exijam dispêndio de energia (TV, jogos eletrônicos, computador, tempo ao telefone).
- Instruir os pais a planejar atividade física (jogos, brincadeiras, esportes) em vez de refeições como parte da recompensa ao bom desempenho da criança.
- Incentivar a criança e o adolescente a participar ativa e prazerosamente de atividades não estruturadas, jogos e esportes organizados.
- Orientar as crianças a praticar atividades físicas apropriadas para a idade e a fase de desenvolvimento por no mínimo 30 minutos, em todos os dias da semana.

✓ CONCLUSÃO

Há predisposição genética para o desenvolvimento de muitos dos fatores de risco para a doença aterosclerótica, no entanto, a influência do meio é extremamente importante. Alguns indivíduos atingem idade avançada com poucos sinais de doença aterosclerótica, demonstrando que essa doença não é uma consequência inevitável da velhice.

As medidas preventivas devem incluir menor exposição aos fatores de risco estabelecidos, identificação seletiva de indivíduos com elevado potencial de desenvolver a doença e adoção de medidas mais agressivas, no sentido de reduzir o risco.

Intervenções com o início na infância e na adolescência tem se revelado factíveis, seguras e efetivas.

A avaliação do estilo de vida deve fazer parte da consulta pediátrica da mesma forma que a análise dos antecedentes familiares na estratificação do risco cardiovascular da criança e do adolescente.

A participação ativa das famílias e pacientes na elaboração do plano alimentar e na escolha da atividade física é fundamental para a adesão e o sucesso de um programa preventivo e/ou terapêutico. Afinal, como disse Louis Lasagne: "Eu vou prevenir a doença sempre que puder, pois é melhor a prevenção que a cura".

REFERÊNCIAS BIBLIOGRÁFICAS

1. Holman RL, McGill Jr, Strong JP. The natural history of atherosclerosis. AM J Path. 1958;34:209-35.
2. Faludi AA, Izar MCO, Saraiva JFK, Chacra APM, Bianco HT, Afiune Neto A, et al. Atualização da Diretriz Brasileira de Dislipidemias e Prevenção da Aterosclerose. Arq Bras Cardiol. 2017:109(2 Suppl 1):1-76.
3. Faulhaber MCB, Fernandes MA, Roiseman MML, Taam Filho W. Dislipidemias na infância e na adolescência: um caso de saúde pública? Rev Ped Soperj. 2009;10(1):4-15.
4. Berenson GS, Srinivasan SR, Frerichs RR, Webber LS. Serum high density lipoprotein and its relationship to cardiovascular disease risk factor variables in children – the Bogalusa Heart Study. Lipids. 1979;14(1):91-8.
5. Gerber ZRS, Zielinsky P. Fatores de risco de aterosclerose na infância. Um estudo epidemiológico. Arq Bras Cardiol. 1997;69(4): 31-6.
6. Back Giuliano Ide C, Caramelli B, Pellanda L, Duncan B, Mattos S, Fonseca FH; Sociedade Brasileira de Cardiologia. I guidelines of prevention of atherosclerosis in childhood and adolescence. Arq Bras Cardiol. 2005;85(Suppl 6):4-36.
7. Berenson GS, Srinivasan SR, Baon W. Newman WP, Tracy RE, Wattigney WA. Association between multiple cardiovascular risk factors and atherosclerosis in children and young adult. N Engl J Med. 1998;338(23):1650-6.
8. Stoner L, Weatherall M, Skidmore P, Castro N, Lark S, Faukner J, et al. Cardiometabolic risk variables in preadolescent children: a factor analysis. J Am Heart Assoc. 2017;6(10).
9. Cresanta JL, Burke GL, Downey AM, Freedman DS, Berenson GS. Prevention of atherosclerosis in childhood. Pediatr Clin North Am. 1986;4:879-903.
10. Berenson GS, Wattingney WA, Baó W, Srinivasan SR, Radhakrishnamurthy B. The Bogalusa Heart Study now estabilishes that precursos of adult cardiovascular disease begin in childhood. Am J Med Sci. 1995;31(Suppl 1):22-8.

SEÇÃO VI

CARDIOPATIAS CONGÊNITAS

13

CARDIOPATIAS ACIANÓTICAS COM HIPERFLUXO PULMONAR

Eliane Lucas
Aldalea Ribeiro de Sousa

OBJETIVOS

- ✓ Conhecer as principais cardiopatias acianóticas com hiperfluxo na infância.
- ✓ Elaborar o diagnóstico clínico das doenças.
- ✓ Utilizar adequadamente os métodos laboratoriais disponíveis para a investigação das doenças.
- ✓ Conhecer a terapêutica moderna das principais cardiopatias acianóticas com hiperfluxo pulmonar.

INTRODUÇÃO

Neste capítulo serão abordadas as cardiopatias acianóticas com hiperfluxo pulmonar mais comumente observadas na faixa etária pediátrica, como a comunicação interatrial (CIA), a comunicação interventricular (CIV) e o defeito do septo atrioventricular (DSAV).

COMUNICAÇÃO INTERATRIAL

A CIA representa 7 a 9% de todas as anomalias cardíacas, sendo a mais frequente no sexo feminino.[1-4]

Morfologia

As CIA são classificadas segundo a localização.

A CIA tipo *ostium secundum* é a forma mais comum, representando 60 a 70% dos casos e se localiza na região do forame oval. A CIA tipo seio venoso (5 a 10% dos casos) fica na porção alta do SIA, próximo à entrada da veia cava superior e pode se associar à drenagem anômala parcial da veia pulmonar superior direita. A CIA tipo *ostium primum* (12 a 15% dos casos) situa-se na porção inferior do SIA, e esta associada aos defeitos atrioventriculares (AV).[2] O tipo menos comum é a CIA tipo seio coronariano caracterizado por ausência do teto do seio coronariano e é frequente a associação com a persistência da veia cava superior esquerda.[3]

As anomalias cardíacas associadas mais frequentes são: prolapso de valva mitral (com ou sem insuficiência), comunicações interventriculares, transposição dos grandes vasos, persistência do canal arterial, coarctação da aorta e a drenagem anômala de veias pulmonares.[5]

CIA é encontrada em três quartos dos portadores da síndrome Holt-Oram, que é uma doença genética autossômica dominante.[3]

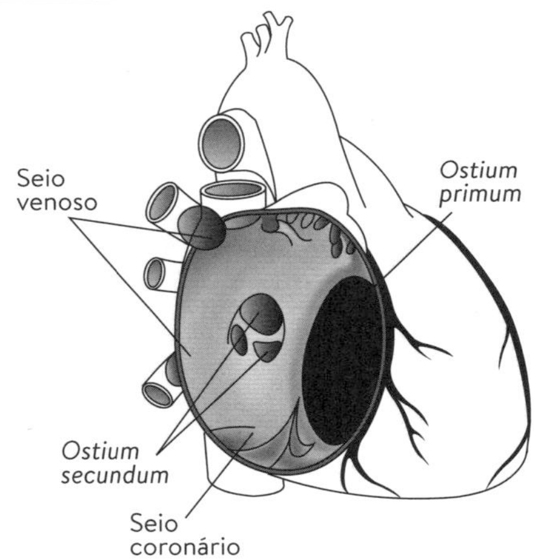

Figura 1 Tipos de comunicação interatrial.

Fisiopatologia

Durante a vida fetal, o fluxo de sangue passa do átrio direito para o átrio esquerdo através do forame oval, já que a pressão no átrio direito é superior à do átrio esquerdo. Logo após o nascimento, nos corações normais, após a expansão pulmonar e consequente elevação da pressão do átrio esquerdo ocorre o fechamento funcional do forame oval. Em 25 a 30% da população, não há fechamento anatômico do forame oval, o que não representa um verdadeiro defeito congênito do SIA.[3]

Em portadores de CIA, logo após o nascimento, como a resistência vascular pulmonar (RVP) é alta e o ventrículo direito (VD) ainda pouco complacente, o fluxo pela CIA é mínimo. Evolutivamente com a queda da RVP surge o *shunt* esquerda-direita. Nos casos em que a relação do fluxo pulmonar e fluxo sistêmico for igual ou maior que 2:1 terá repercussão hemodinâmica. Os fatores que influenciam a magnitude do *shunt* esquerda-direita são: o tamanho da CIA, a relação resistência pulmonar/resistência sistêmica, maior distensibilidade do VD e a existência de doença obstrutiva na via de saída do ventrículo esquerdo (VE), como a coartação da aorta. Nos casos de CIA com grande hiperfluxo pulmonar (3 a 4 vezes maior que o normal), pode-se ainda encontrar a pressão da artéria pulmonar quase sempre normal. A evolução hemodinâmica em geral demonstra um lento e gradual aumento das resistências pulmonares que podem se duplicar entre a infância e a idade adulta e em 5 a 10% dos casos não tratados, evoluir para a síndrome de Eisenmenger.[4]

Quadro clínico

A maioria das crianças portadoras de CIA é assintomática ou oligossintomática. O diagnóstico muitas vezes é estabelecido durante a investigação de um sopro cardíaco. Mais raramente, as crianças maiores com CIA com *shunt* esquerda-direita moderado a grande manifestam dispneia e cansaço. Um número crescente de trabalhos tem descrito a forma sintomática de CIA isolada em recém-nascidos e lactentes, embora os mecanismos da insuficiência cardíaca, nesta faixa etária, ainda não estejam claros.[3]

Exame físico

Na CIA isolada, as crianças são acianóticas e os pulsos arteriais normais. O exame do precórdio revela impulsão paraesternal esquerda palpável e/ou visível. A ausculta demonstra 1ª bulha normo ou hiperfonética. Existe um sopro sistólico ejetivo no 2º espaço intercostal (EIC) em razão do fluxo sanguíneo excessivo através da valva pulmonar. A 2ª bulha exibe desdobramento fixo, com componente pulmonar levemente aumentado, na maioria dos casos.[3] O volume de sangue aumentado desviado através da CIA e da valva tricúspide pode gerar um sopro mesodiastólico, máximo na borda esternal esquerda inferior. Esses dados do exame clínico são dificilmente encontrados em recém-nascidos e lactentes.[3]

Radiologia

A área cardíaca e o fluxo pulmonar podem ser normais nas CIA pequenas. Nos casos de CIA moderadas e grandes com sobrecarga volumétrica do VD, há cardiomegalia com índice cardiotorácico maior que 50%. O arco aórtico é pequeno, com dilatação do tronco e ramos da artéria pulmonar e evidências de hiperfluxo pulmonar.[3]

Eletrocardiograma

Na maioria, o ritmo é sinusal, mas em alguns casos pode ser juncional. Observa-se eixo elétrico para a direita no plano frontal, variando de +90º a +170º. Já a presença de hemibloqueio superior esquerdo é sugestivo de CIA *ostium primum*.[2] O intervalo PR pode estar aumentado em cerca de 50% dos casos. A amplitude de P é aumentada pelo crescimento atrial direito. Observa-se em V1 o padrão rsR' ou RSR' compatível com sobrecarga de volume do VD. As ondas T são normais na maioria dos pacientes.[3]

Ecocardiografia

Permite a localização, a definição do tamanho e as repercussões hemodinâmicas do defeito. O corte subcostal é bastante utilizado, sendo preferencial para a visualização da CIA do tipo *ostium secundum* e para CIA seio venoso. O corte de 4 câmaras apical é utilizado para as CIA do seio coronariano e *ostium primum*, sendo que este último tipo não será abordado neste capítulo. O tamanho absoluto da comunicação pode ser algumas vezes difícil de medir, em razão da forma elíptica. Nos casos de CIA pequenas, não são encontrados os sinais indiretos de sobrecarga volumétrica do VD e a movimentação anômala do septo interventricular, como nas comunicações moderadas e grandes. O mapeamento *color* Doppler auxilia na identificação e na avaliação da magnitude do *shunt* esquerda-direita. A avaliação da pressão da artéria pulmonar por meio da regurgitação tricúspide e pulmonar. Para alguns casos de CIA tipo seio venoso pode ser necessária a realização do ecocardiograma transesofágico em função da dificuldade de visualização por ecocardiograma transtorácico.[6]

Hemodinâmica

O cateterismo diagnóstico é utilizado apenas nos casos de CIA com dificuldade de visualização de lesões associadas, como na suspeita de drenagem anômala parcial das veias pulmonares, em destaque a veia superior direita na CIA seio venoso. É indicado na investigação de hipertensão pulmonar, principalmente em adolescentes e adultos jovens. Atualmente, o cateterismo intervencional terapêutico, utilizado nas últimas décadas, tem contribuído para o fechamento das comunicações interatriais utilizando dispositivos oclusivos implantados por via percutânea. A CIA do tipo *ostium secundum* é a mais privilegiada com o fechamento percutâneo, porém não é indicada nos outros tipos de CIA.[4]

Tratamento

O tratamento depende da avaliação clínica, da repercussão hemodinâmica e da presença de hipertensão pulmonar. Na CIA pequena sem sobrecarga do VD e na avaliação do Qp:Qs menor que 1,5 apenas está indicado o acompanhamento clínico.

O fechamento da CIA é indicado na presença de dilatação das cavidades direitas e com *shunt* esquerda-direita significativo (Qp:Qs > 1,5).[5]

Orientações aos pais

O que é um defeito interatrial?

Em um defeito do septo atrial, existe uma abertura na parede (septo) entre os átrios. Como resultado, um pouco de sangue oxigenado do átrio esquerdo flui através do orifício do septo para o átrio direito, em que se mistura com sangue pobre em oxigênio e aumenta a quantidade total de sangue que flui em direção aos pulmões.

O aumento do fluxo sanguíneo para os pulmões cria um som de batida, conhecido como sopro no coração. O sopro, juntamente com outros sons cardíacos específicos, é muitas vezes a primeira dica para um médico de que uma criança tem este problema.

O "buraco" nesta parede pode estar situado em diferentes locais no septo atrial e podem variar em tamanho.

O que causa defeitos no septo atrial?

As crianças com CIA nascem com o defeito. Essas comunicações acontecem durante o desenvolvimento fetal do coração. O coração se desenvolve a partir de um grande tubo, dividindo-se em seções que eventualmente se tornarão as paredes e câmaras. Se houver algum problema durante esse processo, um buraco pode se formar na parede que divide o átrio esquerdo do direito.

Quais são os sinais e sintomas de um defeito no septo atrial?

O tamanho de uma CIA e a localização determinam os sintomas. A maioria das crianças que têm CIA parece saudável e parece não ter sintomas. A maioria se sente bem, cresce e ganha peso normalmente.

Crianças com CIA grandes e mais graves, no entanto, podem apresentar alguns desses sinais ou sintomas: crescimento deficiente, cansaço extremo, falta de ar, problemas pulmonares, como pneumonias.

A complicação futura, nos casos mais graves, é o desenvolvimento de hipertensão pulmonar (pressão arterial alta nos pulmões) e assim fica difícil o tratamento com a cirurgia.

Por causa dessas possíveis complicações, os médicos geralmente recomendam o fechamento da CIA no início da infância. Os defeitos muito pequenos podem não precisar de tratamento.

Normalmente, no entanto, se uma CIA não se fechar sozinha no momento em que a criança inicia a escola, o cardiologista recomendará a correção do orifício, seja com cateterismo cardíaco ou cirurgia cardíaca.

Às vezes, quando o CIA é muito grande, a oclusão do defeito pode ser feita pela colocação de um dispositivo ou em outros casos a cirurgia cardíaca é necessária para fechar o defeito.

COMUNICAÇÃO INTERVENTRICULAR

A CIV representa cerca de 20% das cardiopatias congênitas com prevalência de 1,17:1.000 nascidos vivos,[6] sem preferência de sexo. Existe grande associação de CIV em várias síndromes genéticas como as síndromes de Edwards, Patau e Down, porém cerca de 95% por portadores de CIV não têm anomalias cromossômicas. Representa uma falha em uma das 4 diferentes origens embriológicas do septo interventricular: septo muscular de via de entrada, septo muscular trabecular, septo muscular da via de saída (septo infundibular) ou septo membranoso.[6]

Classificação[8]

A classificação da CIV, mesmo na forma isolada, originou muitas controvérsias, mas a maioria dos centros de cardiologia pediátrica classifica em três tipos principais.[7]

1. Perimembranosa.
2. Muscular.
3. Duplamente relacionada.

A CIV mais frequente (75 a 80%) é a perimembranosa, localizada na junção entre o anel aórtico e a valva tricúspide, causada por falta de tecido nesta região do septo. A CIV muscular (5 a 20%) pode se localizar na porção apical, trabecular muscular e múltiplos, tipo queijo suíço, em que a superfície septal esquerda é virtualmente ausente e as trabeculações do VD formam o septo. A duplamente relacionada possui localização mais alta, onde o teto da CIV é formado pelos folhetos das válvulas semilunares (pulmonar e aórtica), podendo levar à perda do suporte, principalmente dos folhetos coronariano direito e o não coronário e como

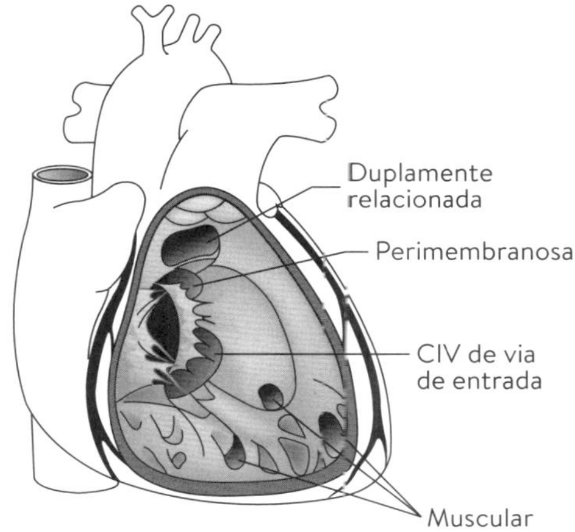

Figura 2 Tipos de comunicação interventricular.

consequência produz insuficiência aórtica. Em recente trabalho foi divulgado uma nova classificação da CIV em que foi acrescentada a denominação CIV do tipo central para as comunicações de localização restritas à região perimembranosa.[5]

Fisiopatologia

A fisiopatologia das CIV depende basicamente do diâmetro. Quando são pequenas e restritivas, as pressões no lado direito permanecem baixas e as alterações hemodinâmicas são mínimas. Nas CIV moderadas, o diâmetro atinge até 50% da aorta e o gradiente entre as pressões pulmonar e sistêmica então diminui, assim a pressão no VD chega a até 75% da pressão sistêmica.[6] Nas CIV grandes, com diâmetro igual ou maior que o diâmetro aórtico, portanto não restritivas, não existe gradiente entre os 2 ventrículos e o *shunt* esquerda-direita passa a ser controlado não mais pelo diâmetro da comunicação, mas pela diferença entre as resistências sistêmica e pulmonar.

Nas CIV amplas, observa-se hiperfluxo pulmonar significativo, sobrecarga volumétrica imposta a ambos os ventrículos e sobrecarga de pressão ao VD.[7] O hiperfluxo pulmonar leva ao maior retorno venoso e à pressão atrial esquerda. A estenose mitral relativa (aumento do fluxo através do anel mitral) é um fator importante no aumento da pressão atrial esquerda média, com consequente congestão venosa pulmonar e edema intersticial. O edema intersticial ativa os receptores J que, pelo centro respiratório, estimulam a taquipneia como mecanismo de defesa no sentido de aumentar a drenagem linfática intersticial pulmonar. O edema intersticial e a dilatação do átrio esquerdo e das artérias pulmonares terminam por comprimir as vias respiratórias principais e secundárias, tornando a criança hipersecretora e dispneica.

Os estertores crepitantes, subcrepitantes e os sibilos frequentemente observados nas grandes CIV não decorrem de edema alveolar, mas geralmente da hipersecreção existente, o que os torna semelhantes às crianças asmáticas e consequentemente com as mesmas deformidades torácicas (*pectus carinatum*).

Nos casos de grandes *shunts* evolutivamente em função da elevada pressão venosa pulmonar, ocorre o aumento da resistência vascular pulmonar e tardiamente hipertensão pulmonar. A presença de hipertensão pulmonar causa lesão endotelial, com fibrose, isto em fase irreversível caracterizando assim a síndrome de Eisenmenger.[8,9]

Quadro clínico

Os pacientes com CIV pequenas podem ter poucos ou nenhum sintoma. O sopro pode ser o único sinal da sua presença. A CIV tem alta incidência de fechamento espontâneo, mas em razão da alta velocidade do *shunt* através da comunicação, há maior probabilidade de complicar com endocardite bacteriana.

Os portadores de CIV moderadas podem apresentar pneumonias de repetição e cansaço aos esforços. Os casos de CIV amplas podem ser assintomáticas, enquanto a resistência pulmonar se mantiver elevada logo após o nascimento, porém, após a segunda ou terceira semana de vida, com a progressiva queda da resistência pulmonar, a criança passa a apresentar sinais de insuficiência cardíaca congestiva, déficit ponderal e pneumonias de repetição.

Quando essas comunicações não são fechadas no 1º ou 2º ano de vida, podem complicar com elevação progressiva da pressão arterial pulmonar, o que diminui os sintomas de congestão pulmonar e, após a 1ª ou 2ª década de vida, esses pacientes podem apresentar cianose por inversão do *shunt* no nível da CIV. Essa situação é conhecida como síndrome de Eisenmenger e transforma a criança com cardiopatia inicialmente acianótica com hiperfluxo em cardiopatia cianótica e hipofluxo pulmonar.[7]

Exame físico

Nas comunicações pequenas, o sopro é o sinal que alerta para a presença. Nesses casos o sopro é rude, com frêmito, holossistólico, mais audível no 3º e 4º EIC, à direita e à esquerda do esterno. Nas CIV musculares mínimas, o sopro torna-se mais rude e tende a ser mais ejetivo. À medida que a CIV aumenta, acrescentam-se as manifestações de congestão venosa pulmonar que se expressam por tiragem intercostal e taquidispneia. O coração torna-se hiperdinâmico e a palpação revela, principalmente nos lactentes, impulsão do VD e o íctus do VE bem evidente. À ausculta, o componente pulmonar da 2ª bulha (P2) torna-se hiperfonético e o sopro mantém as mesmas características. Nos grandes *shunts*, observa-se também um sopro diastólico de fluxo em foco mitral (estenose mitral relativa).[5]

Radiologia

A radiografia de tórax mostra área cardíaca e fluxo pulmonar normais na CIV pequena. Nas CIV maiores, na incidência em PA, observa-se aumento progressivo da área cardíaca, hiperfluxo e congestão venosa pulmonar e evidente abaulamento do tronco da pulmonar. Salienta-se que o hiperfluxo pulmonar é evidente somente quando o *shunt* esquerda-direita for maior que 2:1. Na incidência em perfil, o átrio esquerdo e VE estão aumentados. Nas crianças maiores com aumento acentuado da resistência pulmonar e síndrome de Eisenmenger, o quadro é totalmente diferente com grande dilatação do tronco da artéria pulmonar, hilos dilatados com periferia pouco vascularizada e cavidades esquerdas progressivamente menos proeminentes.[7,8]

Eletrocardiograma

Nas CIV pequenas, o eletrocardiograma (ECG) geralmente é normal. Nas CIV com *shunt* significativo, existe tendência a apresentar ondas Q, R e T amplas em D2, D3, AVF, V5 e V6. Nas derivações precordiais intermediárias, geralmente os complexos “RS” são amplos. O aumento do átrio esquerdo pode ser evidenciado por ondas P bifásicas em D1, AVR e V6, ou com a fase negativa proeminente em V1. O eixo elétrico costuma ser normal ou desviado para a direita nos casos com aumento da resistência vascular pulmonar.

Em algumas CIV, principalmente quando existe extensão para a via de entrada, o eixo elétrico pode estar desviado para a esquerda, simulando defeito atrioventricular (DSVA). Evidências de hipertensão pulmonar e consequente sobrecarga ventricular direita são mais difíceis de avaliar com precisão no 1º ano de vida. Deve-se valorizar a presença de bloqueio de ramo direito e ondas R proeminentes em V1 e S em V6. Na presenca de hiper-resistência pulmonar grave, além do desvio do eixo QRS para direita, encontra-se a sobrecarga do VD com ondas Q em V1 e AVR e com o desaparecimento em V5 e V6.[5]

Ecocardiografia

A ecocardiografia é o exame de eleição, pois permite definir a localização, a extensão e o tamanho da CIV e as lesões associadas. As medidas realizadas por modo M informam sobre as repercussões hemodinâmicas da cardiopatia. Nas CIV pequenas, as medidas cavitárias estarão normais, nas CIV moderadas identificam-se a sobrecarga de volume das cavidades esquerdas e nos casos de grandes *shunts* esquerda-direita tem-se a sobrecarga biventricular. A técnica *color* Doppler é de grande utilidade na identificacão das CIV musculares pequenas ou nas múltiplas, tipo queijo suíço. No Doppler pulsado, pode-se identificar o gradiente de pressão VE-VD, que é de grande importância, pois permite estimar as pressões das cavidades direitas e a pressão arterial pulmonar.[7]

Cateterismo cardíaco

O cateterismo cardíaco atualmente desempenha um papel importante, principalmente no fechamento efetivo dessas comunicações por meio da colocação de próteses. Embora o ecocardiograma permita um diagnóstico preciso das CIV, alguns casos são submetidos ao cateterismo para avaliação do grau da resistência vascular pulmonar, na determinação do *shunt* sistêmico-pulmonar ou mesmo no diagnóstico de CIV múltiplas.[5]

Tratamento

A CIV pequena deve ser acompanhada clinicamente sem indicação de fechamento, exceto nos casos de associação com insuficiência da válvula aórtica. Na CIV com repercussões hemodinâmicas moderadas ou grandes, indicam-se diuréticos e vasodilatadores. A cirurgia cardíaca ou fechamento percutâneo com prótese está indicado nas CIV com sobrecarga volumétrica do VE, presença de hiperfluxo pulmonar, isto é, com Qp:Qs maior que 1,5:1.[5]

Orientações aos pais

O que é um defeito no septo ventricular?

Um defeito do septo ventricular (CIV) é por vezes referido como um "buraco" no coração, isto é, há uma abertura anormal na parede entre as principais câmaras de bombeamento do coração, os ventrículos.

O CIV é o defeito cardíaco congênito mais comum na infância e são diagnosticados e tratados na maioria das vezes com sucesso. Associam-se em alguns casos com doenças genéticas e, nesses casos, a evolução é mais complicada.

O que acontece em um defeito no septo ventricular?

Os VD e VE do coração são separados por parede compartilhada, chamada septo ventricular. Se existe um "buraco" nesta parede, a cada contração do coração, haverá uma parte do sangue no VE (que foi enriquecido pelo oxigênio dos pulmões) passando através do defeito do septo para o VD. No VD, esse sangue rico em oxigênio se mistura com o sangue pobre em oxigênio e se dirige aos pulmões com um volume muito maior que o normal.

Quando o sangue que flui através do "buraco" cria um ruído extra, conhecido como um sopro no coração e pode ser identificado quando um médico ouve o coração com um estetoscópio.

Quais são os sinais e sintomas de um defeito no septo ventricular?

A CIV causa algum sintoma dependendo do tamanho do "buraco" e da localização. As comunicações pequenas geralmente não causam sintomas e podem se fechar sozinhas.

As crianças mais velhas ou adolescentes que têm pequenos CIV que não fecharam, geralmente não apresentam sintomas, além do sopro cardíaco.

As crianças portadoras de CIV médias e grandes podem ter respiração mais rápida e se cansar durante as tentativas de alimentação e ter dificuldade no ganho de peso.

Como os defeitos septais ventriculares são diagnosticados?

As CIV geralmente são diagnosticadas nas primeiras semanas de vida por um médico durante um exame de rotina, porém em função da adaptação circulatória, logo após o nascimento, ocorre frequentemente dificuldade na identificação. Portanto muitas vezes a CIV pode não ser diagnosticada na maternidade.

Na maioria das crianças, um pequeno defeito pode se fechar espontaneamente sem necessitar de cirurgia. Alguns podem não fechar, mas são as comunicações médias ou grandes.

Crianças com CIV de médio a grande porte provavelmente tomarão medicamentos para ajudar na circulação e ajudar o coração a trabalhar com mais eficiência. Medicamentos sozinhos, no entanto, não fecharão a CIV, nesses casos, o cardiologista recomendará a fixação do orifício, seja com cateterismo cardíaco ou cirurgia.

Cirurgia geralmente é feita dentro das primeiras semanas a meses de vida da criança.

DEFEITO DO SEPTO ATRIOVENTRICULAR

O DSAV representa 3 a 4% das cardiopatias congênitas, com incidência de 0,19:1.000 nascidos vivos. É bastante prevalente nos portadores de síndrome de Down, sendo que 45% destes possuem DSAV e geralmente a forma total.[9,10]

Morfologia

Nos corações normais, no nível da junção do AV, observa-se a implantação do folheto septal tricúspide mais baixa que o folheto mitral. Na ausência do septo AV, pode-se encontrar 2 valvas AV no mesmo plano ou apenas uma.[10]

Os DSAV são classificados em 3 formas: total, parcial e intermediária, sendo as duas primeiras mais prevalentes.[10]

O DSAV forma total apresenta uma valva AV única formada por 5 folhetos. Nesses casos, existe uma CIV perimembranosa ampla de via de entrada, abaixo dos folhetos-ponte e uma comunicação interatrial tipo *ostium primum* (porção baixa do septo interatrial).[10] A forma intermediária é definida pela presença dos 2 anéis AV associado a uma CIV de via de entrada.[5]

No DSAV forma parcial, uma lingueta une os 2 folhetos-ponte que ficam aderidos no topo do septo interventricular. Assim as válvulas direita e esquerda permanecem no mesmo plano e não há CIV. Encontra-se uma comunicação interatrial do tipo *ostium primum* e uma fenda da valva AV esquerda (*cleft*) com graus variáveis de regurgitação.[10]

Na forma parcial haveria ainda um tipo com 2 valvas AV, CIA do *ostium primum*, fenda mitral e uma CIV da via de entrada, sendo chamada forma intermediária ou de transição.

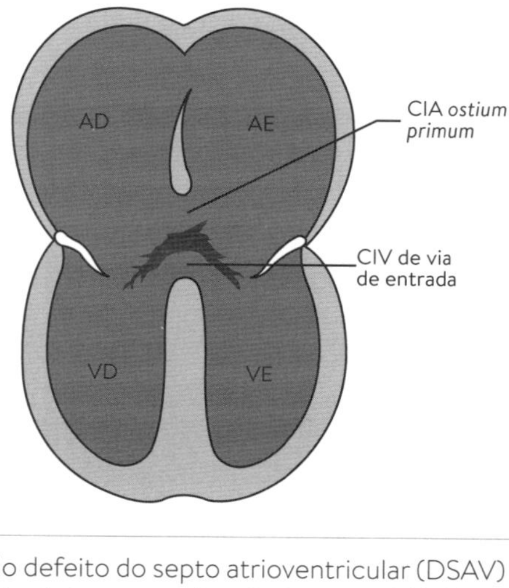

Figura 3 Diagrama do defeito do septo atrioventricular (DSAV) forma total. Observa-se valva atrioventricular única, comunicação interatrial (CIA) *ostium primum* e comunicação interventricular (CIV) de via de entrada.

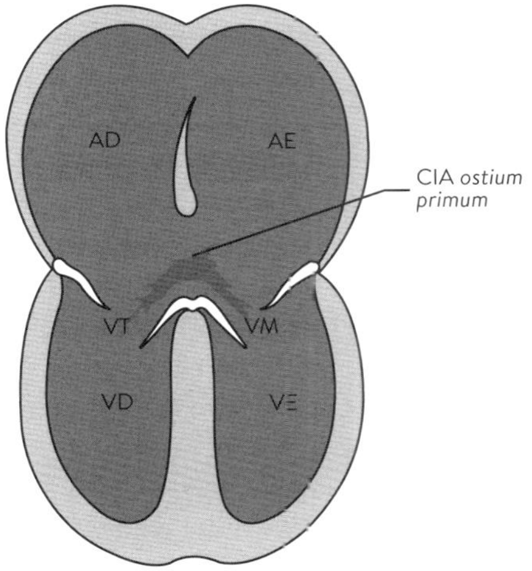

Figura 4 Diagrama do defeito do septo atrioventricular (DSAV) forma parcial. Observa-se comunicação interatrial (CIA) *ostium primum* e a presença de 2 valvas atrioventriculares.

Fisiopatologia

Com a queda da resistência pulmonar, após as primeiras semanas de vida, começa a haver *shunt* esquerda-direita nos níveis atrial e ventricular. Como a CIV é sempre ampla, as pressões do VE se transmitem para o VD e como consequência a pressão na artéria pulmonar se encontra elevada. Portanto, há hipertensão e hiperfluxo pulmonares, o que leva ao quadro de insuficiência cardíaca de difícil controle nos primeiros meses de vida.[11]

A forma parcial do DSAV se comporta como uma CIA. Após a queda da resistência pulmonar, começa a haver *shunt* esquerda-direita no nível atrial e consequente hiperfluxo pulmonar. Na maioria dos casos da forma parcial do DSAV, não há hipertensão pulmonar, nem sintomas importantes. Nos casos em que a regurgitação da valva AV esquerda é acentuada, a criança poderá ter algum grau de congestão e queixas de cansaço aos esforços.

Nos casos de grande *shunt* e manutenção durante longo tempo de hiperfluxo pulmonar, pode ocorrer alterações na vasculatura pulmonar e evoluir em hipertensão pulmonar irreversível. Essa complicação pode ocorrer mais precocemente nos portadores de síndrome de Down.[10]

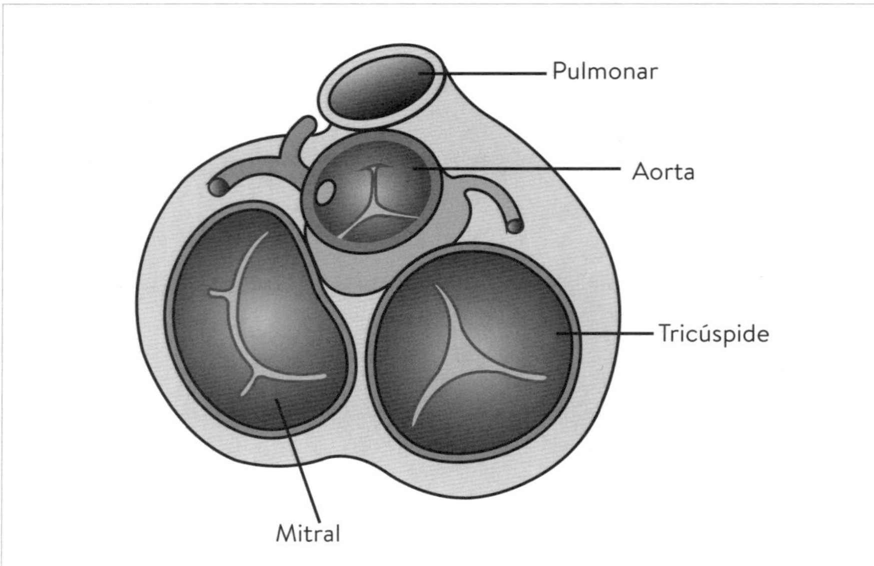

Figura 5 Aspecto das valvas atrioventriculares em um coração normal.

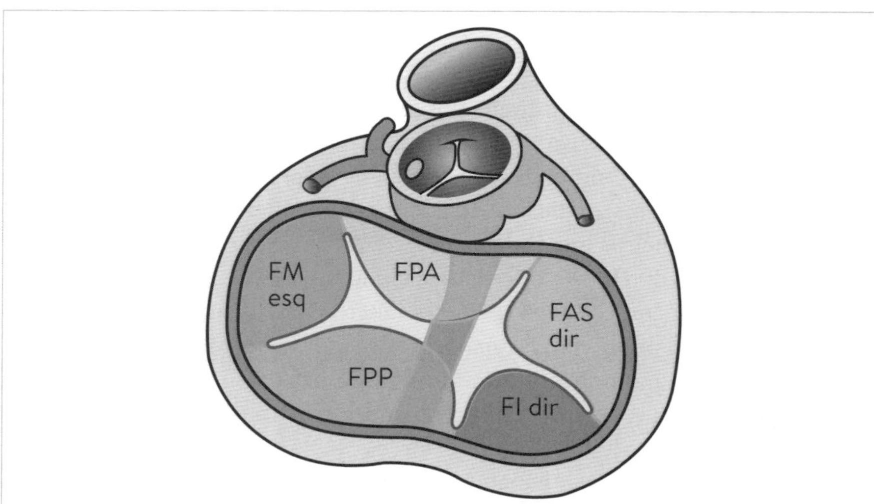

Figura 6 Aspecto da valva atrioventricular única no defeito do septo atrioventricular (DSAV) total.

FM esq: folheto mural esquerdo; FAS dir: folheto anterossuperior direito; FI dir: folheto inferior direito; FPA: folheto-ponte anterior; FPP: folheto-ponte posterior.

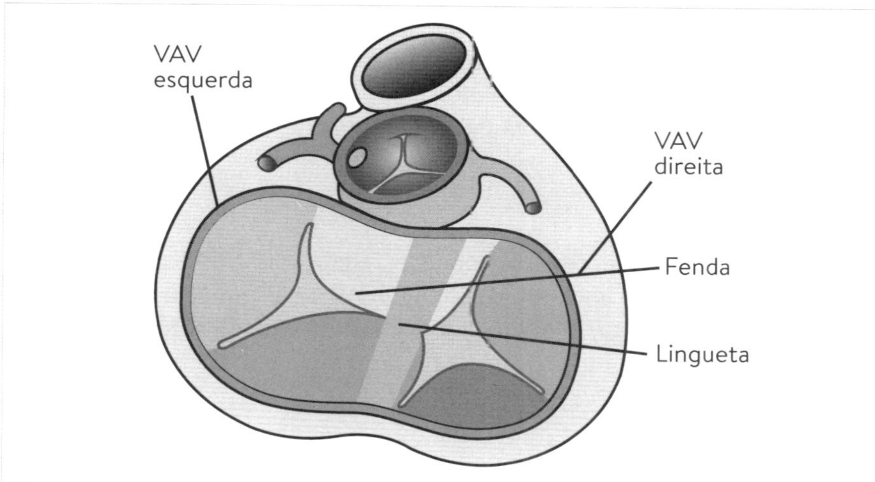

Figura 7 Aspecto das valvas atrioventriculares no defeito do septo atrioventricular (DSAV) parcial.

Exame físico

No DSAV forma total, a criança se apresenta em insuficiência cardíaca com déficit ponderoestatural. Os pulsos são palpáveis com amplitude normal ou diminuída. O precórdio é hiperdinâmico e pode haver impulsão sistólica de VD e VE. À ausculta, a 1ª bulha é normal e a 2ª tende a apresentar desdobramento amplo e P2 hiperfonese. O sopro da CIV não é característico, pois a comunicação é grande com pressões equalizadas nas 2 câmaras ventriculares. Algumas vezes a ausculta é surpreendentemente pobre para a gravidade da doença.[5]

Na forma parcial do DSAV, as crianças têm desenvolvimento ponderoestatural adequado. À ausculta cardíaca, a 1ª bulha é normal e a 2ª apresenta desdobramento amplo e fixo. O sopro sistólico decorrente do hiperfluxo pela via de saída do VD geralmente é 2 a 3 +/6 e mais audível no foco pulmonar. Nos grandes *shunts*, ausculta-se ruflar diastólico no foco tricúspide. Nos casos em que a insuficiência mitral for importante, ausculta-se um sopro sistólico de regurgitação na ponta com extensão para a axila.[3]

Radiologia

No DSAV forma total, o coração está aumentado em função da sobrecarga de volume das 4 cavidades. O tronco da artéria pulmonar é proeminente, sobretudo nas crianças maiores, e existe hiperfluxo pulmonar acentuado.[10]

A forma parcial do DSAV geralmente mostra aumento de volume das cavidades direitas, podendo haver aumento do VE nos casos com regurgitação mitral acentuada. O grau de hiperfluxo pulmonar dependerá do tamanho da comunicação interatrial e da resistência vascular pulmonar.[10]

Eletrocardiograma

A onda P em geral é normal, podendo em alguns casos indicar aumento do átrio esquerdo. Pode-se encontrar o bloqueio AV de 1° grau e o característico desvio do eixo elétrico para a esquerda (-30° a -90°). Existe atraso na despolarização ventricular direita, indicativa de sobrecarga volumétrica caracterizada pelo padrão rSR' em V1.[10]

Ecocardiografia

Nos casos da forma total, tanto a CIA *primum* como a válvula AV única são visualizadas no corte subcostal e no apical 4 câmaras.[11] No corte subcostal com anteriorização da via de saída, podem-se observar os 2 folhetos-ponte, bem com o aspecto característico da via de saída "em pescoço de ganso" em razão das inserções anormais da válvula. O mapeamento *color* Doppler mostra o *shunt* atrial e ventricular e avalia funcionalmente a valva AV por mapeamento da regurgitação.[5]

Na forma parcial, a CIA é facilmente identificada nos vários cortes, especialmente apical 4 câmaras. Os 2 anéis AV são inseridos no topo do septo interventricular e, portanto, no mesmo plano. A fenda mitral também chamada *cleft* é mais bem visualizada no corte transversal com o aspecto peculiar voltado para o septo interventricular. O *color* Doppler estima não somente o grau do *shunt* atrial como a regurgitação da valva AV esquerda. O DSAV de forma intermediária é definida pela presença dos 2 anéis AV associado a uma CIV de via de entrada.[12] As sobrecargas volumétricas e as repercussões hemodinâmicas devem ser pesquisadas. Os sinais de hipertensão pulmonar podem ser identificados, porém apesar de detectar regurgitação da válvula tricúspide para o átrio direito não é aconselhável estimar a pressão pulmonar pelo cálculo da regurgitação em razão da presença da contaminação do fluxo VE-AD. Na presença de regurgitação pulmonar, pode-se calcular a pressão diastólica e média da artéria pulmonar.[10]

Hemodinâmica

Como a ecocardiografia é superior ao cateterismo cardíaco na definição dos detalhes anatômicos do DSAV, ficando reservado para situações especiais, como o cálculo da resistência pulmonar. Nos casos de resistência elevada, durante o exame avalia-se a resposta aos vasodilatadores pulmonares (oxigênio, bloqueador de cálcio ou óxido nítrico). Se houver redução da resistência vascular pulmonar, a cirurgia corretiva poderá ser indicada. O cateterismo também é utilizado para avaliar lesões associadas de difícil visualização pela ecocardiografia.[5]

Tratamento

Nos casos da forma total, os sinais de insuficiência cardíaca congestiva (ICC) são evidentes após a queda da resistência pulmonar nas primeiras semanas de vida, sendo indicados diuréticos, vasodilatadores e aminas, se necessário. A cirurgia de correção total deve ser realizada no 1º semestre de vida. A forma parcial do DSAV comporta-se na maioria dos casos como uma CIA clássica, sendo indicada eletivamente a cirurgia aos 3 ou 4 anos. Nos casos em que exista regurgitação mitral intensa, a cirurgia definitiva deve ser mais precoce.[5]

Orientações aos pais

O que é um defeito do septo atrioventricular?

Este é um defeito do septo atrial e também do septo interventricular, existe uma abertura na parede (septo) entre os átrios e também dos ventrículos. Como resultado, o sangue oxigenado do átrio esquerdo flui através do orifício do septo para o átrio direito, e do VD para o VE, e aumenta a quantidade total de sangue que flui em direção aos pulmões para ser oxigenado.

A passagem de sangue pelos defeitos cria um som diferente no batimento do coração, conhecido como sopro. O sopro ouvido com o estetoscópio é muitas vezes a primeira dica para um médico de que uma criança tem este problema.

Os "buracos" nestas paredes podem causar diferentes sintomas dependendo da localização e dos detalhes das válvulas cardíacas.

O que causa o defeito do septo atrioventricular?

Estas comunicações acontecem durante o desenvolvimento fetal do coração, que se desenvolve a partir de um grande tubo, dividindo-se em seções que eventualmente se tornarão as paredes e câmaras. Se houver algum problema durante esse processo, um buraco pode se formar na parede que divide o átrio esquerdo do direita.

Quais são os sinais e sintomas de um defeito atrioventricular?

Os tamanhos de uma CIA e CIV e as localizações determinam os sintomas. A maioria das crianças que têm DSAV forma total apresenta sintomas logo nas primeiras semanas de vida, mais evidentes como cansaço às mamadas, suor intenso, respiração ofegante, crescimento deficiente e problemas pulmonares, como pneumonia.

As crianças portadoras do DSAV forma parcial, que não têm a CIV, geralmente são pouco sintomáticas ou não têm sintomas. A maioria se sente bem, cresce e ganha peso normalmente.

As complicações futuras, nos casos mais graves, é o desenvolvimento de hipertensão pulmonar (pressão arterial alta nos pulmões) e assim fica difícil o tratamento com a cirurgia.

Como os defeitos atrioventriculares são diagnosticados?

Depois de ouvir o sopro cardíaco que sugere um "buraco", ou seja, um defeito no desenvolvimento cardíaco, o médico pode encaminhar a criança a um cardiologista pediátrico.

Os defeitos muito pequenos podem não precisar de tratamento. Em outros casos, o cardiologista pode recomendar visitas de acompanhamento para observação.

O DSAV não se fecha sozinho, então o cardiologista recomendará a correção do orifício, com cirurgia cardíaca.

É indicado o uso de medicamentos na maioria dos casos para ajudar na circulação e ajudar o coração a trabalhar com mais eficiência até o momento da correção cirúrgica.

ORIENTAÇÕES GERAIS AOS PAIS

As cardiopatias congênitas são anomalias resultantes de defeitos anatômicos no coração ou na rede circulatória, que comprometem a função do coração. Não têm causa definida, mas vários fatores estão associados com a maior incidência:

- Fatores pré-natais: rubéola; toxoplasmose materna; desnutrição; hipertireoidismo; diabetes materna; lúpus eritematoso sistêmico (LES); uso de medicamentos como anticonvulsivantes, lítio, ácido retinoico, anti-inflamatórios, entre outros; durante a gestação, idade materna acima de 40 anos, gestação de gêmeos ou múltiplos, gravidez por fertilização *in vitro*.
- Fatores genéticos: pai, mãe ou filhos anteriores com cardiopatia congênita.

O ecocardiograma fetal é recomendado durante o pré-natal para o diagnóstico ainda na gestação, e assim permitir uma programação de parto e cirurgia em um hospital preparado para receber os pacientes mais graves. Deveria ser feito não apenas nas mães sem fatores de risco (diabetes materna, álcool, drogas na gestação, tabagismo ou outras anormalidades no feto), mas em todas as gestantes, visto que, segundo o professor Dr. Zielinsky, 90% das anormalidades cardíacas ocorrem mesmo sem fatores de risco.

O teste do coraçãozinho é uma ferramenta de triagem neonatal para rastrear cardiopatias congênitas críticas e deve ser realizado no recém-nascido a termo, sem intercorrências ao nascimento ainda na maternidade, após as primeiras 24 horas de vida e antes da alta hospitalar. Consiste na medição da saturação (níveis de oxigênio no sangue), pela utilização de oxímetro (pode ser visualizado no *site*: http://www.sbp.com.br/pdfs/diagnostico-precoce-oximetria.pdf).

A amamentação deve ser estimulada na maioria das crianças cardiopatas. É desaconselhada e deve ser discutida com o cardiologista e com o pediatra somente se a criança apresentar alguma restrição de líquido diariamente ou em situações em que o bebê não deva fazer um grande esforço ao mamar. Quando apresenta suor excessivo, cansaço, a mãe vai notar que o bebê deixará o seio com frequência para descansar, ou então que dormirá muito durante a mamada. De maneira geral, amamentar é a melhor maneira de ajudar o bebê com cardiopatia.

A avaliação odontológica preventiva periódica da criança cardiopata é muito importante para evitar a endocardite infecciosa que ocorre quando microrganismos se alojam em tecidos danificados ou válvulas cardíacas anormais, e aí se multiplicam, causando a infecção. Essas bactérias são, na maioria das vezes, provenientes da boca.

Nos meses mais frios ou chuvosos, em especial de abril a agosto, grande parte das crianças até 2 anos é infectada pelo vírus sincicial. A palivizumabe é um anticorpo monoclonal IgG1 humanizado e imuniza contra o VSR (vírus sincicial respiratório) que causa a bronquiolite. Criança de grupo de risco como as com cardiopatia com repercussão até 2 anos de idade, as com doenças associadas como imunodeficiências, doenças crônicas pulmonares devem tomar 6 doses nos meses de inverno. O medicamento já está disponível no âmbito do SUS conforme portaria 522 de 2013 em postos de saúde de todo o país, e segundo determinação atual (partir de 2018), os planos de saúde, através de uma revisão do ROL de procedimentos da Agência Nacional de Saúde (ANS), Agência Nacional de Saúde (ANS) os planos de saúde devem também fornecer a palivizumabe sem custo para os pacientes credenciados. É importante ver o período de sazonalidade do VSR em cada região do Brasil.

✓ CONCLUSÃO

As CIA na região do forame oval são as mais comuns e representam 70% dos casos. Em 25 a 30% dos casos, não há fechamento anatômico do forame oval (forame oval patente), o que não representa um verdadeiro defeito congênito do septo interatrial. A maioria das crianças portadoras de CIA é assintomática.

A CIV é a cardiopatia congênita mais frequente, principalmente após o período neonatal, quando, sem dúvida, ocupa o primeiro lugar na maioria das estatísticas. Portadores de CIV pequena podem ter poucos ou nenhum sintoma e o sopro pode ser o único sinal presente. Pacientes com CIV moderada podem apresentar pneumonias de repetição e cansaço aos esforços. Insuficiência cardíaca congestiva, déficit ponderal e pneumonias de repetição são encontrados em portadores de CIV ampla.

O DSAV representa 3 a 4% das cardiopatias congênitas e está presente em pelo menos 45% das crianças com síndrome de Down. Os DSAV são classificados em forma total e forma parcial. No DSAV forma total existe uma única valva AV formada por 5 folhetos. No DSAV parcial, existem 2 valvas AV que ficam no mesmo plano e a forma intermediária se semelhante à forma parcial acrescida de uma CIV de via de entrada. Portadores de DSAV forma total apresentam clínica de insuficiência cardíaca que surge nas primeiras semanas de vida, enquanto pacientes com DSAV forma parcial são pouco sintomáticos ou assintomáticos.

REFERÊNCIAS BIBLIOGRÁFICAS

1. Hoffman JH. Congenital heart disease: incidence and inheritance. Pediatr Clin North Am. 1990;37(1):25-43.
2. Park MK. Park: Pediatric cardiology for practitioners. 5th ed. Philadelphia: Mosby Elsevier; 2008.
3. Kliegman RM, Behrman RE, Jenson HB, Stanton BF, editors. Nelson textbook of pediatrics. 18th ed. Philadelphia: Saunders Elsevier; 2007.
4. Du ZD, Hijazi ZM, Kleinmann CS, Silverman NH, Larntz K. Comparison between transcatheter and surgical closure of secundum atrial septal defect in children and adults: Results of a multicenter nonrandomized trial. J Am Coll Cardiol. 2002;39(11):1836-44.
5. Anderson RH, Baker JE, Redington A, Rigby M, Penny D, Wenovsky G. Pediatric cardiology. 3th ed. Churchill Livingstone; 2010.
6. Perfloff JK. Ventricular septal defect. Clinical recognition of congenital heart disease. Philadelphia: W.B.Saunders; 1994.
7. Van Praagh R, Geva T, Kreutzer J. Ventricular septal defects: how shall we describe, name, and classify them? J Am Coll Cardiol. 1989;14(5):1298-9.
8. Lopes L, Colan SD, Anderson RH, Béland MJ, Aiello VD, Bailliard F, et al. Classification of Ventricular Septal Defects for the Eleventh Iteration of the International Classification of Diseases-Striving for Consensus: A Report From the International Society for Nomenclature of Paediatric and Congenital Heart Disease. Ann Thorac Surg. 2018;106(5):1578-89.
9. Gersony WM. Natural history and decision making in patients with ventricular septal defect progress. Pediatric Cardiol. 2001;14:125-32.
10. Freeman SB, Taft LF, Dooley KJ, Allran K, Sherman SL, Hassold TJ, et al. Population-based study on congenital heart defects in Down syndrome. Am J Med Genet. 1998;80(3):213-7.
11. Banjar HH. Down's syndrome and pulmonary arterial hypertension. PVRI Review. 2009;42:213-6.
12. Silverman NH, Zuberbuhler JR, Anderson RH. Atrioventricular septal defects: Cross-sectional echocardiographic and morphologic comparisons. Int J Cardiol. 1986;13(3):309-31.

14

CARDIOPATIAS CONGÊNITAS CIANÓTICAS COM BAIXO FLUXO PULMONAR

Maria de Fátima Monteiro P. Leite
Anna Esther Araujo e Silva
Fábio Bergman

OBJETIVOS

- ✓ Descrever de forma prática as principais cardiopatias cianóticas que apresentam fluxo pulmonar diminuído.
- ✓ Auxiliar o pediatra na suspeita diagnóstica e no manuseio clínico destes pacientes tanto no período neonatal como na criança mais velha.

INTRODUÇÃO

Neste capítulo, serão abordadas as principais cardiopatias cianóticas com fluxo pulmonar diminuído, quadro clínico e tratamento. Lembrando que são cardiopatias consideradas no grupo das complexas e têm a cirurgia corretiva ou paliativa como tratamento final.

TETRALOGIA DE FALLOT

Aspectos epidemiológicos

É a cardiopatia congênita cianótica mais comum da infância, após o período neonatal, correspondendo a 10% do total das cardiopatias congênitas,[1] sendo discretamente mais comum em meninos. A etiologia é multifatorial, mas a associação mais comum é a deleção do cromossomo 22q11.2.[2] Também são descritas associações ao diabetes materno não tratado, à fenilcetonúria e ao uso de ácido retinoico. As anomalias morfológicas características são quatro: comunicação interventricular (CIV), estenose subpulmonar, hipertrofia ventricular direita e cavalgamento aórtico (Figura 1). Todas as alterações resultam de desvio anterior do septo infundibular e de hipertrofia das trabeculações septoparietais que envolvem o trato de saída subpulmonar.[1]

A associação com outras anomalias não é rara. A presença de alteração no trajeto das artérias coronárias ocorre em até 12% dos pacientes, sendo mais comum e relevante que a artéria descendente anterior se origine da coronária direita e siga pela via de saída subpulmonar, um potencial local de incisão cirúrgica. Em 20% dos casos, a aorta descreve o arco à direita. A presença de comunicação interatrial (CIA) também não é incomum.

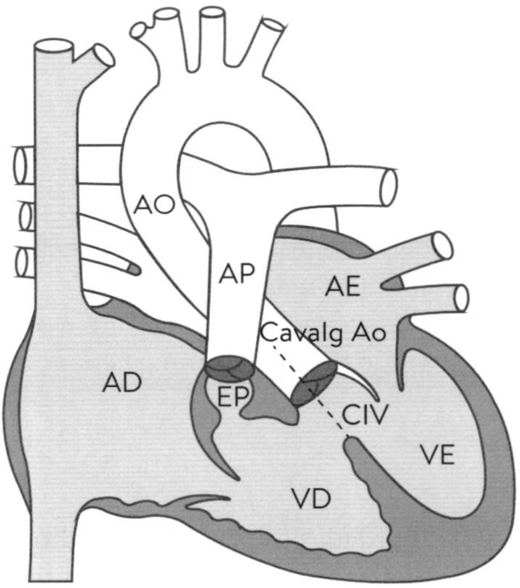

Figura 1 Anomalias morfológicas da tetralogia de Fallot.

AD: átrio direito; AE: átrio esquerdo; AP: artéria pulmonar; Ao: aorta; Cavalg Ao: cavalgamento aórtico; CIV: comunicação interventricular; EP: estenose pulmonar; HVD: hipertrofia ventricular direita; VD: ventrículo direito; VE: ventrículo esquerdo.

Fisiopatologia

A CIV na tetralogia de Fallot é ampla na maioria dos casos, com pressão semelhante nos 2 ventrículos, logo a fisiopatologia depende fundamentalmente do grau de estenose pulmonar (EP). Isso significa dizer que pode haver desde EP grave com cianose importante e necessidade de canal arterial patente para garantir a sobrevida, até EP leve com manifestação de insuficiência cardíaca (*pink Fallot*).[2] O tipo mais comum cursa com EP moderada e progressiva, o que faz com que ao nascimento essas crianças pareçam totalmente normais e se tornem sintomáticas com o passar do tempo, às vezes meses, sendo cianose progressiva a característica mais marcante. A cianose progressiva advém de aumento da resistência no trato de saída do ventrículo direito (VD) provocado pela EP, fazendo com que o fluxo pobre em oxigênio do VD chegue à aorta e à circulação sistêmica através da CIV.[2]

Quadro clínico

Conforme salientado, o quadro clínico depende da gravidade da EP. A história clínica mais frequente consiste no aparecimento progressivo de cianose central em um lactente com menos de 6 meses, que pode não ter nenhum outro sintoma. Quando a EP é grave, pode haver diminuição da tolerância ao esforço, caracterizada por dispneia e piora da cianose durante atividades leves e moderadas, como choro ou brincadeiras. Além disso, aparecem os dedos em baqueta de tambor e unhas em vidro de relógio. A posição de cócoras é típica, sendo adotada por aquelas crianças que não sofreram correção cirúrgica no 1º ano de vida.[3] Essa posição é adotada com o objetivo de aumentar a resistência periférica, fazendo com que o fluxo seja desviado para o leito pulmonar, além de diminuir o retorno venoso sistêmico, o que diminui a quantidade de fluxo insaturado na aorta (já que o débito pulmonar tende a não variar muito, em razão da EP).[3]

Os pacientes com hipoxemia grave apresentam atraso do desenvolvimento psicomotor e da puberdade, bem como policitemia (que facilita as complicações tromboembólicas descritas nas cardiopatias cianóticas).

O exame físico cardiovascular mostra um precórdio calmo, com impulsões ventriculares normais. Os pulsos e a pressão arterial também são normais. À ausculta cardíaca, a B1 é normal, enquanto a B2 geralmente é única, de intensidade normal ou hiperfonética, às custas do componente aórtico (A2), já que a obstrução ao fluxo pulmonar torna este componente (P2) mais baixo e praticamente inaudível.[4] Nos pacientes com o tipo mais grave da doença, a dilatação da aorta, em razão do hiperfluxo, pode provocar um clique aórtico. Em geral, há um sopro sistólico ejetivo, secundário à EP. Por ser ampla, a CIV não sopra. A intensidade do sopro varia com o grau de EP: quando é mais grave, há mais desvio de fluxo para a aorta, e menor fluxo para a artéria pulmonar, diminuindo a intensidade do sopro e vice-versa.[4] Assim, pode-se dizer que a tetralogia de Fallot mais leve tem sopro mais intenso que a mais grave.[4]

Crise hipoxêmica é o nome dado a episódios de piora da cianose, acompanhados de irritabilidade e muitas vezes sonolência e será abordada num subtítulo à parte neste capítulo.

Uma forma mais rara da doença, que merece citação, é a tetralogia de Fallot com agenesia de valva pulmonar, em que estão presentes todos os componentes da doença, porém a valva pulmonar não se desenvolve de maneira adequada, fazendo com que haja somente remanescentes de valva no trato de saída do VD, com regurgitação pulmonar variável que pode provocar graus diversos de dilatação do tronco e dos ramos da artéria pulmonar, levando em alguns casos à obstrução das vias aéreas.[2]

Diagnóstico

Após a suspeita clínica, o ecocardiograma é o exame mais importante. Realiza o diagnóstico das alterações características (CIV, EP infundibular, dextroposição da aorta e hipertrofia do VD) e quantifica estas alterações, mostrando principalmente o grau de cavalgamento aórtico e estenose do trato de saída do VD. Como também mostrar malformações associadas, como o arco aórtico à direita e a posição das artérias coronárias.[1] O ecocardiograma também é fundamental na avaliação pós-operatória.[1] Além disso, especialmente naqueles com obstrução grave do trato de saída do VD, o ecocardiograma fetal é fundamental para o seguimento neonatal e chama a atenção para a necessidade de prostaglandinas e realização de correção ou paliação nesta fase da vida.

Outros exames que podem auxiliar no diagnóstico e no acompanhamento são a radiografia de tórax, que mostra área cardíaca normal ou levemente aumentada, concavidade na altura do tronco pulmonar, caracterizando a hipoplasia do tronco e ramos pulmonares, fluxo pulmonar normal ou diminuído e arredondamento da imagem do ápice cardíaco por hipertrofia do VD. A radiografia clássica – chamada "tamanco holandês" ou "coração em bota" – contém todas estas alterações e é mais rara.[4] O eletrocardiograma demonstra tipicamente sinais de hipertrofia ventricular direita.[4]

O cateterismo cardíaco, atualmente, é reservado aos pacientes em que haja dúvidas diagnósticas não sanadas com métodos não invasivos. A angiotomografia de tórax é um método não invasivo que auxilia na avaliação não invasiva da anatomia, pois permite a reconstrução tridimensional da anatomia.[5] A ressonância magnética também é um método útil, principalmente no pós-operatório e na presença de lesões residuais, como a regurgitação pulmonar.[3]

Tratamento

O tratamento é essencialmente cirúrgico, com ampla discussão em relação ao melhor momento para a correção, já que atualmente a correção neonatal é factível com baixa mortalidade, porém, o seguimento de longo prazo mostra que correções antes dos 3 meses de idade ainda têm um índice de complicações significativo. A Figura 2 mostra as opções de tratamento disponíveis para pacientes com tetralogia de Fallot e as variáveis.

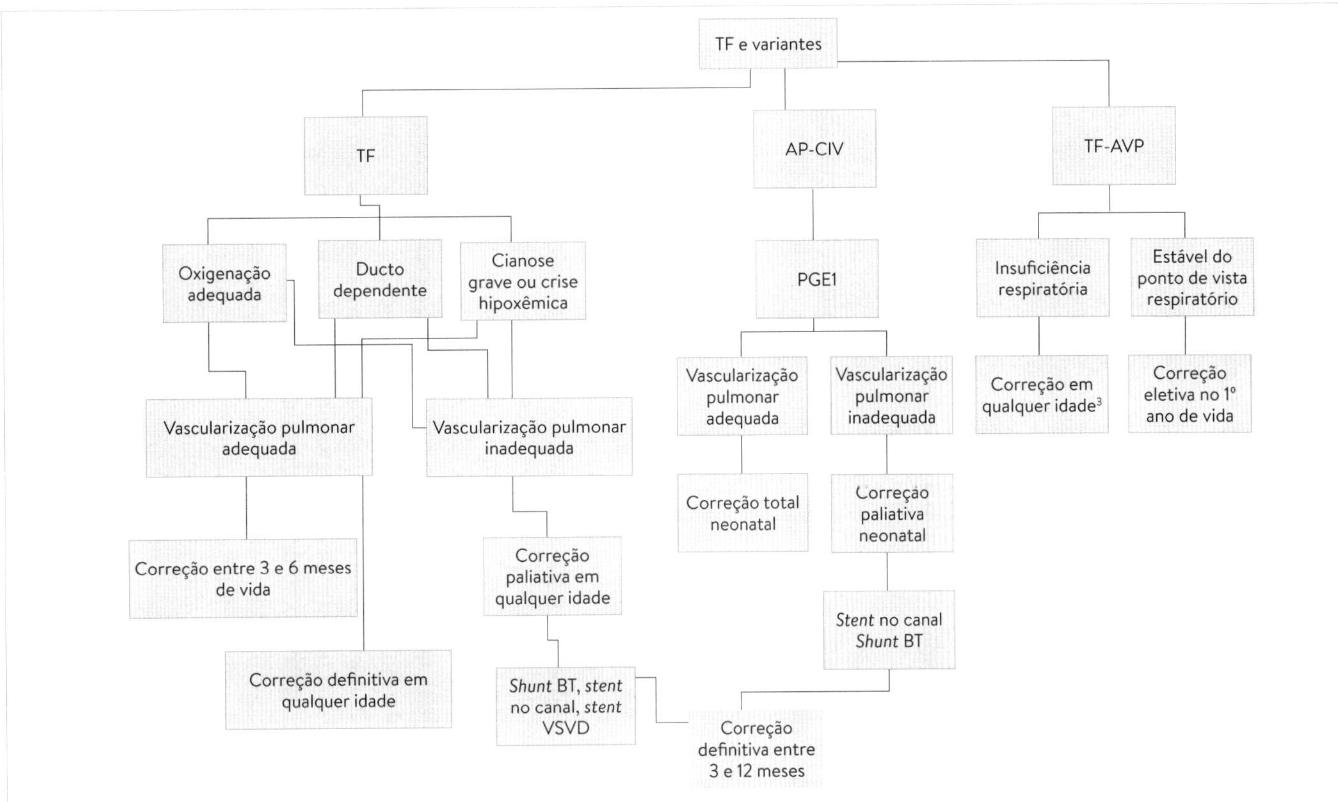

Figura 2 Estratégias de tratamento na tetralogia de Fallot (adaptada de Karl e Stocker).[2]

TF: tetralogia de Fallot; AP-CIV: atresia pulmonar com comunicação interventricular; TF-AVP: tetralogia de Fallot com agenesia de valva pulmonar; PGE1: prostaglandina E1; BT: Blalock-Taussig; VSVD: via de saída do ventrículo direito.

Por se tratar de cardiopatia cianótica, o pediatra tem um importante papel no acompanhamento desses pacientes. Os níveis de hematócrito e hemoglobina devem ser checados periodicamente, pois naqueles muito cianóticos pode haver policitemia com hiperviscosidade, que aumenta o risco de complicações neurológicas, como acidente vascular encefálico, assim como a presença de anemia pode precipitar crises hipoxêmicas.

Em relação ao melhor momento cirúrgico, crianças com tetralogia de Fallot clássica, sem cianose crítica ou crises hipoxêmicas, acredita-se que a correção total deva ser realizada entre 6 e 12 meses de vida. Já naquelas mais graves, a melhor alternativa de reparo ainda é controversa, correção total *versus* paliação, não está ainda bem determinada, havendo vantagens e desvantagens nas 2 condutas.[6]

Procedimentos paliativos como a de Blalock-Taussig (*shunt* entre a subclávia e a artéria pulmonar), a valvoplastia pulmonar e o implante de *stents* no canal arterial, têm ficado cada vez mais restritas aos pacientes com uma árvore pulmonar ruim, alterações do trajeto das coronárias ou alterações ventriculares que impeçam a correção total.[7]

CRISES HIPOXÊMICAS

São uma emergência médica caracterizada por queda aguda da saturação de oxigênio. As crises começam entre 1 e 12 meses de idade, com pico de incidência entre 2 e 3 meses, em situações de agitação ou desidratação, e não estão restritas aos pacientes com cianose grave. Geralmente surgem pela manhã ao despertar, mas podem ser provocadas por diversos estímulos como choro, alimentação, defecação, no curso de infecções, anemia, dias muito quentes ou durante procedimentos, como cateterismo cardíaco.[4] Há 2 teorias para o evento, sendo a primeira e mais antiga que admite a origem dos episódios na exacerbação da estenose infundibular, por espasmo, levando à diminuição do fluxo pulmonar e à piora aguda da cianose. Outra teoria seria hiperpneia paroxística, em que ocorre aumento súbito do consumo de O_2, impossibilidade de aumento significativo da oferta de O_2 por restrição ao fluxo pulmonar e o organismo perde o equilíbrio acidobásico, gerando hipoxemia e acidose. Essa teoria vem sendo mais aceita, pois explica a crise hipoxêmica dos pacientes com atresia pulmonar, em que não há possibilidade de espasmo infundibular.[4]

São crises de hiperpneia, com desaparecimento do sopro, nas quais o paciente se torna muito cianótico e irritado, evoluindo para letargia, lipotimia e síncope, com convulsões e acidente vascular encefálico. Os episódios podem durar alguns minutos ou várias horas, provocando hipoxemia profunda. Sobrevêm acidose metabólica e aumento da resistência vascular pulmonar, com queda da resistência vascular sistêmica. A isquemia miocárdica compromete o débito cardíaco, podendo evoluir para choque e morte.[4] O tratamento da crise consiste em colocar a criança em posição genupeitoral, aumentando a resistência vascular periférica e reduzindo o retorno venoso. Administração de O_2 sob máscara, embora o aumento na saturação não seja significativo com esta manobra, já que a fisiopatologia é a queda do fluxo pulmonar, e a máscara deve ser retirada se houver desconforto importante para a criança. A administração de morfina 0,1 mg/kg, via subcutânea, acredita-se ter efeito na diminuição da hiperpneia e também pelo efeito sedativo.[4] Se com essas medidas iniciais não houver melhora, são fundamentais as correções da acidose, da desidratação e da anemia. Além disso, em nosso meio, a infusão lenta de betabloqueadores, como o propranolol (0,1 mg/kg) ou esmolol (500 mg/kg dose de ataque seguida de 50 a 100 mg/kg/minuto) pode ser salvadora (observar a dose em microgramas do esmolol). O papel dos betabloqueadores não está totalmente definido, mas acredita-se que possa estar relacionado ao efeito inotrópico negativo que relaxa o miocárdio ventricular, melhorando o fluxo para VD, associado ao efeito de impedir a queda da resistência periférica. Se mesmo assim não houver melhora da crise, medicamentos com propriedades alfa-adrenérgicas, como a fenilefrina e a metoxamina, podem ser utilizados para aumentar a resistência periférica e como medidas mais extremas, anestesia geral e cirurgia de urgência.[4] Alguns artigos recentes apontam o midazolam ou a fentanila via nasal como alternativas à morfina, mas ainda se trata de relatos de caso.[8,9] Após a primeira crise hipoxêmica, a criança deve ser mantida com propranolol oral, 1 a 4 mg/kg/dia e encaminhada à cirurgia.

ANOMALIA DE EBSTEIN

Aspectos epidemiológicos

A anomalia de Ebstein é uma doença relativamente rara da valva tricúspide, tem incidência aproximada de 5:100.000 nascidos vivos e corresponde a 0,3 a 1% das cardiopatias congênitas em geral. A maioria dos casos é esporádica, e a associação com uso de lítio e benzodiazepínicos durante a gestação já foram descritas.[5] Caracteriza-se por deslocamento inferior dos folhetos septal e inferior da valva tricúspide, assim como pela aderência dos folhetos à parede do VD, o que provoca regurgitação tricúspide. O espectro de gravidade é amplo e depende do grau de deslocamento da valva e a regurgitação provocada, podendo haver insuficiência cardíaca grave ainda no período fetal com alta mortalidade ou pode ser encontrada em uma necropsia de um adulto aparentemente saudável.[10] Noventa por cento dos pacientes têm uma CIA associada e 15% apresentam malformações do tecido cardíaco de condução, com pré-excitação e vias acessórias que podem levar a arritmias. A Figura 3 mostra o ecocardiograma fetal com anomalia de Ebstein e grave regurgitação tricúspide.

Fisiopatologia

Em razão do deslocamento inferior dos folhetos da valva tricúspide, há a divisão da cavidade ventricular direita em duas partes: uma porção contígua ao AD (VD atrializado) e outra constituída de miocárdio ventricular normal, sendo esta porção, que muitas vezes é pequena, a responsável pela contratilidade do VD. O átrio direito (AD) é grande e o folheto anterior da valva tricúspide, geralmente amplo, produz variados graus de regurgitação tricúspide e obstrução à via de saída pulmonar.[5] Dependendo do grau de aderência dos folhetos à parede do VD, a regurgitação tricúspide pode ser grave a ponto de haver baixo débito com grave insuficiência cardíaca e perda fetal.[10] Além disso, pode haver estenose funcional tanto da valva tricúspide quanto da pulmonar.[10]

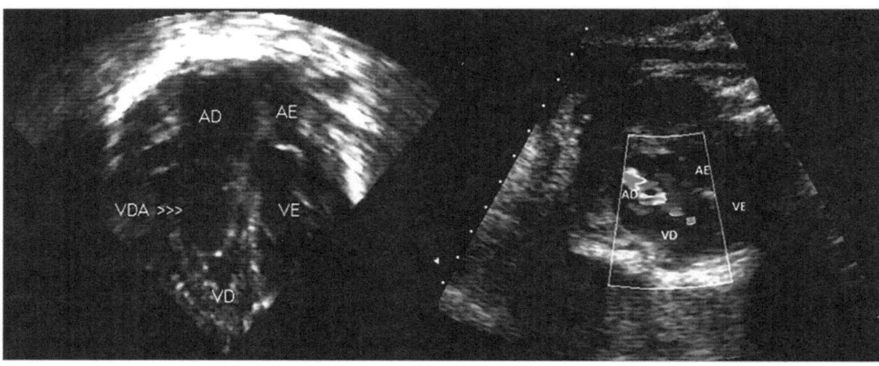

Figura 3 À esquerda anomalia de Ebstein em criança e à direita em feto de 24 semanas com grave regurgitação tricúspide.

AD: átrio direito; AE: átrio esquerdo; VE: ventrículo esquerdo; VD: ventrículo direito; VDA: ventrículo direito atrializado.

Manifestações clínicas

As manifestações clínicas dependem da gravidade, quanto mais grave a regurgitação tricúspide mais precoce a sintomatologia. No período fetal, as formas mais graves apresentam hidropsia fetal e muitas vezes óbito. No período neonatal, pode se apresentar com cianose e sinais de baixo fluxo pulmonar, insuficiência cardíaca congestiva e grave cardiomegalia. Formas mais graves podem apresentar atresia pulmonar funcional necessitando de prostaglandinas, e como a cardiomegalia ocorre desde a vida intrauterina, hipoplasia pulmonar pode estar associada, com piora do quadro respiratório.[10,11] Os casos mais graves em que o VD não consegue manter o débito cardíaco funcionam como cardiopatias do canal arterial dependentes e, dessa forma, devem ser tratados.[10]

Diagnóstico

O ecocardiograma é o exame mais indicado para diagnóstico. Na vida fetal, a ecocardiografia fetal para diagnóstico, acompanhamento e programação do melhor momento para o nascimento. No período neonatal, o ecocardiograma faz o diagnóstico da doença e de malformações associadas, assim como mostra o grau de regurgitação tricúspide e a situação do fluxo pulmonar, auxiliando na decisão de manter ou não o canal arterial pérvio. A radiografia de tórax pode ser normal na criança e no adolescente com formas mais leves, porém pode mostrar grave cardiomegalia no recém-nascido com formas mais graves.[11] O eletrocardiograma mostra sobrecarga atrial direita e, mais importante, a presença de pré-excitação, que é uma associação relativamente comum no Ebstein.

Tratamento

O tratamento vai depender da gravidade do quadro, sendo indicada cirurgia no período neonatal apenas nos casos em que não se consegue manter o fluxo pulmonar adequado. O melhor momento para a cirurgia nos pacientes oligossintomáticos é discutível e, em 2007, o Dr. José Pedro da Silva descreveu uma das melhores técnicas para correção da valva tricúspide de portadores da anomalia de Ebstein.[12] Na presença de arritmias, está indicado o tratamento medicamentoso ou por ablação do feixe anômalo.

ATRESIA TRICÚSPIDE

Aspectos epidemiológicos

É a terceira cardiopatia cianótica mais encontrada, sendo a causa mais comum de cianose com hipertrofia do VE. É decorrente da agenesia ou da ausência da valva tricúspide morfológica e corresponde a cerca de 1,5% dos casos de cardiopatia congênita.[4]

Fisiopatologia

Ocorre um desvio total do retorno venoso sistêmico do AD para o esquerdo, já que não há passagem do AD para o VD, portanto uma comunicação ampla entre as 2 cavidades é essencial e geralmente presente. E as consequências adicionais dependem da presença ou não de uma CIV e da posição das grandes artérias.[10] Ou seja, na presença de uma ampla CIV, o VD não se torna hipoplásico e se os vasos forem normorrelacionados, pode não haver obstrução do trato de saída do VD. Quando não há CIV ou se a CIV for restritiva, o VD é hipoplásico e se o vaso do trato de saída desta cavidade for a artéria pulmonar, haverá hipoplasia pulmonar. No entanto, se há transposição dos grandes vasos e o VD for hipoplásico, fisiopatologicamente o coração se comportará como uma hipoplasia de cavidades esquerdas.[10]

Manifestações clínicas

A apresentação clínica vai depender da variação morfológica do defeito (Tabela 1 e Figura 4) e pode se apresentar como insuficiência cardíaca com hiperfluxo pulmonar ou com hipoxemia grave com fluxo pulmonar gravemente diminuído, se o canal arterial fechar.

Tabela 1 Associação entre morfologia e fisiopatologia na atresia tricúspide

CIV	Se ausente ou pequena, o VD será hipoplásico e a artéria relacionada não receberá fluxo direto
	Se ampla, o VD poderá ter tamanho normal e o fluxo de saída do VD será normal ou aumentado
Estenose da válvula semilunar associada ao VD	Determina a quantidade de fluxo pelo vaso (aorta ou pulmonar), se a estenose for grave, a cardiopatia será invariavelmente ducto dependente
Posição das grandes artérias	Se posição normal, cursa com cianose ou hiperfluxo
	Se posição de transposição, débito sistêmico normal ou baixo débito
	A quantidade de fluxo depende da CIV

VD: ventrículo direito; CIV: comunicação interventricular

Exames complementares

O ecocardiograma é o método não invasivo de maior precisão no diagnóstico morfológico e funcional da atresia tricúspide. É capaz de avaliar o defeito em si, assim como se há restrição ao fluxo através da CIA, determinar a situação do septo interventricular, se íntegro ou no caso de CIV, o tamanho e a repercussão. Determina também a posição dos grandes vasos da base e o fluxo através das valvas semilunares, quantificando o débito sistêmico e o pulmonar e avaliando o arco aórtico a fim de afastar coarctação e interrupção do arco aórtico. Além disso avalia também o canal arterial.[5] A radiografia de tórax é inespecífica e depende da morfologia do defeito. O eletrocardiograma pode dar uma importante pista, pois apresenta sobrecarga atrial direita com hipertrofia do ventrículo esquerdo e desvio do eixo elétrico à esquerda, padrão muito específico de atresia tricúspide.[4] Os demais exames, como cateterismo cardíaco, angiotomografia de tórax e angiorressonância magnética, ficam reservados para situações específicas na fase inicial do tratamento. O cateterismo cardíaco é fundamental como exame pré-operatório para o último estágio da cirurgia de Fontan, que será descrita adiante.

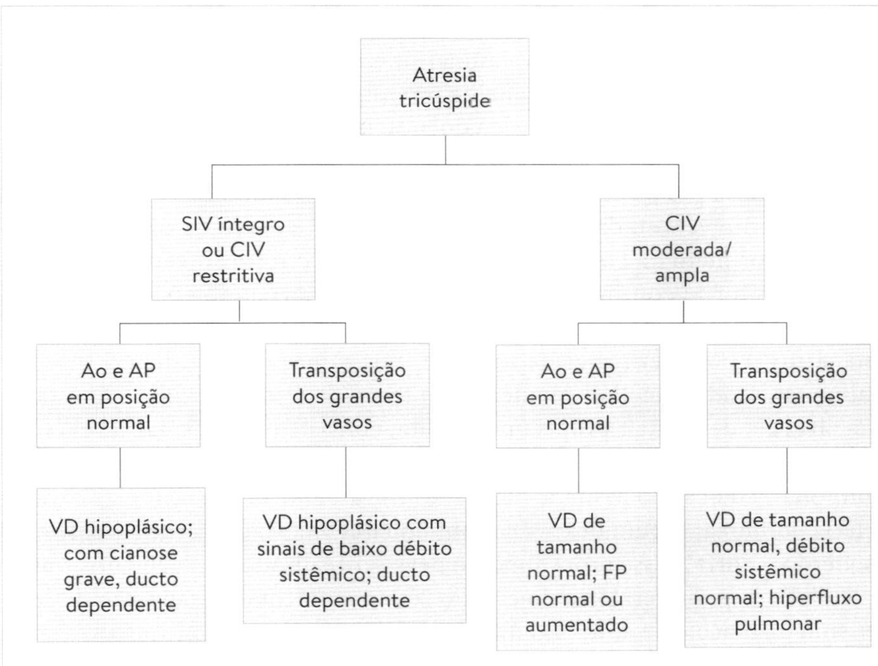

Figura 4 Variações anatômicas mais comuns da atresia tricúspide e sua fisiopatologia.
Ao: aorta; AP: artéria pulmonar; CIV: comunicação interventricular; FP: fluxo pulmonar; SIV: septo interventricular; VD: ventrículo direito.

Tratamento

O tratamento é cirúrgico e realizado por estágios, que visam à correção fisiológica da circulação.[4] O momento da primeira cirurgia e características dependem da associação morfológica encontrada. No período neonatal, necessitam de cirurgia aqueles pacientes com baixo débito pulmonar ou sistêmico, que dependem do canal arterial para manutenção do fluxo. Assim, pode ser necessária a realização de um *shunt* de Blalock-Taussig ou implantação de um *stent* no canal arterial, nesta fase da vida, ou a realização da correção de uma coarctação da aorta. Tudo depende da morfologia inicial. Nos casos em que houver hiperfluxo pulmonar, deve-se instituir medicação anticongestiva, como diuréticos e inibidores da enzima conversora da angiotensina, para tratamento da insuficiência cardíaca e a bandagem da artéria pulmonar pode também ser necessária.[4]

A correção fisiológica do defeito é uma correção com circulação univentricular chamada cirurgia de Fontan.[9] A correção consiste de maneira geral em manter o VE como ventrículo sistêmico, desviando o retorno venoso sistêmico, ou seja, o fluxo das veias cavas superior e inferior, diretamente para as artérias pulmonares, deixando somente o retorno venoso pulmonar chegar ao coração. Nas formas balanceadas da doença, isso se faz em 2 estágios, sendo o primeiro a conexão da veia cava superior ao ramo direito ou ao tronco principal da artéria pulmonar e se chama cirurgia de Glenn bidirecional.[13] Nessa fase, o retorno venoso da parte superior do corpo é desviado diretamente ao pulmão, por meio da conexão cavo-pulmonar e o retorno venoso da parte inferior do corpo continua chegando ao AD e retornando ao VE. Como há conexão entre uma veia e uma artéria, sem o coração para bombear o fluxo, esta cirurgia pode ser realizada somente após a queda da resistência vascular pulmonar, sendo o melhor momento em torno do 6º mês de vida.[10] O estágio 2, a cirurgia de Fontan propriamente dita, consiste em conectar a veia cava inferior ao VD, desviando desta vez o fluxo da veia cava inferior para a artéria pulmonar, colocando assim a circulação novamente em série (veias cavas > artéria pulmonar > pulmões > veias pulmonares > átrio esquerdo > ventrículo esquerdo > aorta). Esse procedimento deve ser realizado em torno dos 2 anos de vida.[13] No pré-operatório do estágio 2, é fundamental a realização de cateterismo cardíaco, que ainda é o único método capaz de quantificar a resistência vascular pulmonar.

A cirurgia de Fontan tem uma série de complicações em longo prazo, muitas atribuídas à perda da pulsatilidade do fluxo pulmonar, pela falta da impulsão ventricular ao fluxo pulmonar. Alguns pacientes necessitam de transplante cardíaco na vida adulta.[13]

ATRESIA PULMONAR COM SEPTO ÍNTEGRO

Aspectos epidemiológicos

A atresia pulmonar com septo íntegro é uma malformação relativamente rara, com incidência de 4 a 8:100.000 nascidos vivos e corresponde a cerca de 3% das cardiopatias congênitas.[14] Com o advento da ecocardiografia fetal, foi possível observar que a incidência da cardiopatia é maior na vida fetal, porém nas formas com regurgitação tricúspide grave ocorre aborto espontâneo em número significativo de casos.[14]

Embora a lesão consista na interrupção do contato entre o VD e a artéria pulmonar, o espectro morfológico é amplo e as alterações variam entre um VD de tamanho normal, com 3 porções (entrada, corpo e saída) e apenas com imperfuração da valva pulmonar, até um VD totalmente hipoplásico, em que nenhuma cavidade ou trato de saída possa ser identificado. São as variáveis do tamanho do VD e anel tricúspide, além das variantes do trato de saída do VD e malformações coronarianas, que determinam o tratamento e o prognóstico.[15]

Fisiopatologia

A fisiopatologia da atresia pulmonar com septo íntegro é muito semelhante àquela da atresia tricúspide sem CIV. O bloqueio do fluxo do VD, leva ao baixo fluxo pulmonar ao nascimento, sendo todo o fluxo pulmonar dependente do canal arterial e da presença de uma CIA que permita a passagem de todo o retorno venoso sistêmico para o átrio e o ventrículo esquerdos. Na vida intrauterina, os fetos que têm VD de tamanho normal ou próximo ao normal e valva tricúspide normal, conseguem chegar bem ao termo e nascem em boas condições. Já aqueles em que a regurgitação tricúspide é muito grave, podem desenvolver insuficiência cardíaca grave, com hidropsia e até morte fetal.[14] Pacientes com VD hipoplásico e valva tricúspide competente apresentam pressão suprassistêmica no VD e podem desenvolver alterações da circulação coronariana, como presença de sinusoides levando à circulação coronariana dependente da pressão de VD, impedindo completamente a descompressão desta cavidade (pelo risco de infarto agudo do miocárdio).[14]

Manifestações clínicas

As manifestações começam na vida fetal ou no período neonatal. Naqueles sem diagnóstico fetal, a apresentação mais comum é o aparecimento de cianose conforme o fechamento do canal arterial, nas primeiras horas ou primeiros dias de vida. Se não tratados evoluem com hipoxemia grave, acidose metabólica e óbito. Antes de um fechamento significativo do canal, o exame físico pode ser bastante inocente, consistindo em cianose leve apenas. Com o passar do tempo, o fechamento progressivo do canal arterial leva à piora do quadro de hipoxemia, cursando com cianose grave, sinais clínicos de baixo débito, com irritabilidade ou letargia, sudorese fria e siansi.

Quando há grave regurgitação tricúspide e insuficiência cardíaca intraútero, pode haver hidropsia fetal e o nascimento de uma criança criticamente enferma, mas este não é o quadro clínico mais comum.[15]

Tratamento

Por se tratar de uma cardiopatia dependente do ducto arterioso, os pacientes com diagnóstico pré-natal devem começar a receber prostaglandinas ao nascimento. Naqueles com diagnóstico tardio, hidratação venosa, pode ser necessário restabelecimento do equilíbrio hidroeletrolítico e acidobásico.

Do ponto de vista técnico, o tratamento da atresia pulmonar com septo íntegro vai depender da morfologia do VD, do trato de saída, do tamanho do anel da valva tricúspide pelo Z-escore e da presença ou não de circulação coronariana dependente do VD.

Paciente com VD de tamanho normal, o chamado tripartite (via de entrada, corpo e via de saída) e Z-escore da valva tricúspide menor que -3 e trato de saída do VD apenas com a valva fechada, sem fibrose do local, podem realizar valvotomia por radiofrequência e, se inicialmente não conseguirem manter o débito, receber implante de *stent* no canal arterial.[15] Os não candidatos à desobstrução do trato de saída do VD devem realizar *shunt* aortopulmonar, tipo Blalock-Taussig, no período neonatal e correção univentricular com cirurgia de Fontan (ver tratamento da atresia tricúspide).

DESAFIOS ATUAIS

Já está descrito que o ecocardiograma fetal propicia o diagnóstico precoce destas doenças, e com isso melhora o prognóstico clínico destes pacientes. A taxa mundial de detecção de cardiopatias congênitas no período pré-natal ainda é muito baixa em todo o mundo e seu aumento é de extrema importância. Também deve se salientar a importância da detecção precoce das cardiopatias complexas com o teste de saturação de oxigênio neonatal, mais conhecido como teste do coraçãozinho.

ORIENTAÇÕES AOS PAIS

A tetralogia de Fallot é a cardiopatia cianótica mais comum e em face deste diagnóstico o pediatra deve orientar os pais quanto à crise hipoxêmica, descrevendo-a clinicamente e explicando os primeiros-socorros, que começam pela colocação da criança em posição genupeitoral, assim como a necessidade de procurar atendimento médico de urgência, caso o episódio não desapareça em poucos minutos.

Pode orientar também que medidas que possam piorar o quadro clínico, como desidratação e banhos de imersão muito quentes, principalmente no recém-nascido (fazem cair a resistência periférica).

Manter a manutenção do hematócrito e hemoglobina dentro de níveis aceitáveis, que em geral são um pouco maiores que a média nas cardiopatias cianóticas, por policitemia secundária à hipoxemia.

Nos pacientes em pós-operatório de Glenn e Fontan, a cabeceira um pouco mais elevada para dormir facilita a drenagem das veias cavas para as artérias pulmonares.

Manter também a carteira de vacinação em dia, evitando doenças preveníveis que podem se manifestar de forma mais grave, principalmente naqueles muito hipoxêmicos.

✓ CONCLUSÃO

As cardiopatias cianóticas com fluxo pulmonar diminuído podem ter manifestação nos primeiros dias de vida ou mais tarde. A maioria necessita intervenção para correção, e o melhor momento pode estar no período neonatal ou ao longo do 1º ano de vida. Para os pacientes com cardiopatia canal-dependente, o diagnóstico pré-natal é fundamental e possibilita, em casos selecionados, a intervenção intraútero ou o estabelecimento de medidas de tratamento imediatamente após o parto. Na ausência de diagnóstico fetal, deve-se dar importância aos sinais e sintomas de diminuição do fluxo pulmonar, especialmente a cianose central, a irritabilidade exagerada ou a apatia.

REFERÊNCIAS BIBLIOGRÁFICAS

1. Swamy P, Bharadwaj A, Varadarajan A, Pai RG. Echocardiographic evaluation of tetralogy of Fallot. Echocardiography. 2015;32(Suppl 2):S148-56.
2. Karl TR, Stocker C. Tetralogy of Fallot and its variants. Pediatr Crit Care Med. 2016;17(8 Suppl 1):S330-6.
3. Apitz C, Webb GD, Redington AN. Tetralogy of Fallot. Lancet. 2009;374(9699):1462-71.
4. Rao PS. Diagnosis and management of cyanotic congenital heart disease: Part I. Indian J Pediatr. 2009;76(1):57-70.
5. Zucker EJ, Koning JL, Lee EY. Cyanotic congenital heart disease: essential primer for the practicing radiologist. Radiol Clin North Am. 2017;55(4):693-716.
6. Woldu KL, Arya B, Bacha EA, Williams IA. Impact of neonatal versus nonneonatal total repair of tetralogy of Fallot on growth in the first year of life. Ann Thoracic Surg. 2014;98(4):1399-404.
7. Lee CH, Kwak JG, Lee C. Primary repair of symptomatic neonates with tetralogy of Fallot with or without pulmonary atresia. Korean J Pediatr. 2014;57(1):19-25.

8. Montero JV, Nieto EM, Vallejo IR, Montero SV. Intranasal midazolam for the emergency management of hypercyanotic spells in tetralogy of Fallot. Pediatr Emer Care. 2015;31(4):269-71.
9. Tsze DS, Vitberg YM, Berezow J, Starc TJ, Dayan PS. Treatment of tetralogy of Fallot hypoxic spell with intranasal fentanyl. Pediatrics. 2014;134(1):e266-9.
10. Waldman JD, Wernly JA. Cyanotic congenital heart disease with decreased pulmonary blood flow in children. Pediatr Clin North Am. 1999;46(2):385-404.
11. Oxenius A, Attenhofer Jost CH, Prêtre R, Dave H, Bauersfeld U, Kretschmar O, et al. Management and outcome of Ebstein's anomaly in children. Cardiol Young. 2013;23(1):27-34.
12. da Silva JP, Baumgratz JF, da Fonseca L, Franchi SM, Lopes LM, Tavares GM, et al. The cone reconstruction of the tricuspid valve in Ebstein's anomaly. The operation: early and midterm results. J Thorac Cardiovasc Surg. 2007;133(1):215-23.
13. Frock BW, Jnah AJ, Newberry DM. Living with tricuspid atresia: case report with review of literature. Neonatal Netw. 2017;36(4):218-28.
14. Chikkabyrappa SM, Loomba RS, Tretter JT. Pulmonary atresia with an intact ventricular septum: preoperative physiology, imaging, and management. Semin Cardiothorac Vasc Anesth. 2018;22(3):245-55.
15. El Louali F, Villacampa C, Aldebert P, Dragulescu A, Fraisse A. Pulmonary stenosis and atresia with intact ventricular septum. Arch Pediatr. 2011;18(3):331-7.

15

CARDIOPATIAS CIANÓTICAS COM FLUXO PULMONAR NORMAL OU AUMENTADO

Maria de Fátima Monteiro P. Leite
Anna Esther Araujo e Silva

OBJETIVOS

- ✓ Descrever os principais sinais e sintomas das cardiopatias cianóticas com fluxo pulmonar normal ou aumentado.
- ✓ Auxiliar no diagnóstico diferencial entre elas.
- ✓ Incluir a suspeita de cardiopatia cianótica na avaliação do recém-nascido com hipoxemia.

INTRODUÇÃO

Cardiopatias cianóticas são anomalias cardíacas com características anatômicas que permitem que parte do retorno venoso sistêmico, proveniente das veias cavas superior (VCS) e inferior (VCI), alcance a circulação sistêmica (aorta) sem passar pelos pulmões. Em consequência, o sangue insaturado chega à circulação sistêmica.

De maneira simples, existem basicamente dois grupos de cardiopatias cianóticas: as cardiopatias com baixo fluxo pulmonar, nas quais se incluem a tetralogia de Fallot, as doenças com obstrução do fluxo da valva tricúspide e da valva pulmonar, e as cardiopatias com fluxo pulmonar normal ou aumentado, que incluem a transposição dos grandes vasos, a drenagem anômala das veias pulmonares e o *truncus arteriosus*.

Recém-nascidos (RN) com cardiopatia cianótica que se manifesta nos primeiros dias de vida (p. ex., atresia pulmonar, estenose pulmonar crítica, transposição dos grandes vasos) dependem do canal arterial patente para prover o fluxo pulmonar ou para promover mistura adequada de sangue oxigenado na circulação sistêmica. Em todas essas situações, a cianose começa a se manifestar, em geral, após 24 a 48 horas de vida, quando o canal arterial inicia o fechamento. Logo, há a necessidade de manutenção do canal arterial pérvio para sobrevida. Após o período neonatal, as cardiopatias cianóticas foram parcialmente corrigidas ou têm mecanismos que permitem a sobrevida não dependente do canal arterial, embora permaneçam com baixa saturação de oxigênio. O teste de saturação de oxigênio, conhecido como "teste do coraçãozinho" é uma importante ferramenta para diagnóstico, que podem ter o exame físico cardiovascular normal, cursando apenas com queda da saturação que pode ser pouco perceptível nos primeiros dias de vida.

Neste capítulo, serão abordadas as principais cardiopatias cianóticas com fluxo pulmonar normal ou aumentado, que cursam com a circulação em paralelo.

TRANSPOSIÇÃO DAS GRANDES ARTÉRIAS

Aspectos epidemiológicos

A transposição dos grandes vasos ou transposição das grandes artérias (TGA) é a segunda cardiopatia congênita cianótica mais comum, respondendo por cerca de 5% das cardiopatias congênitas em geral.[1] É considerada a cardiopatia congênita cianótica mais comum no período neonatal, sendo mais prevalente no sexo masculino.[2,3] A mortalidade no período neonatal é alta, pois sem tratamento 30% dos pacientes morrem na 1ª semana de vida e 90% terão morrido até 1 ano de idade.[3]

A transposição não tem outros defeitos associados, além do forame oval e do canal arterial patentes em 50% dos casos (transposição pura ou simples).[4] A presença de estenose subpulmonar (EP) dinâmica não é rara, decorrendo do aumento de pressão no ventrículo direito (VD) que empurra o septo interventricular contra a via de saída do ventrículo esquerdo (VE) na sístole, provocando obstrução.[4] A estenose pulmonar fixa é mais rara. Quando presentes, os principais defeitos associados são comunicação interventricular (CIV) em 30 a 40% dos casos e outros menos comuns são coarctação de aorta, interrupção do arco aórtico, atresia pulmonar e *straddling* ou *overriding* das valvas atrioventriculares, que em geral acompanham a CIV.[4]

Fisiopatologia

Nesta situação, a aorta origina-se do VD e a artéria pulmonar, do VE. O sangue insaturado proveniente das VCS e VCI vai para o VD e a aorta; o sangue proveniente das veias pulmonares, oxigenado, alcança o VE e a artéria pulmonar. Estabelece-se, portanto, uma circulação em paralelo, com dois circuitos fechados, incompatíveis com a vida. Para a sobrevida, há a necessidade de alguma comunicação entre estes circuitos (em nível atrial, ventricular ou arterial) que promova mistura adequada e passagem de sangue mais bem oxigenado para a aorta e a circulação sistêmica.[3] Durante a vida fetal, em razão dos *shunts* fisiológicos (forame oval e canal arterial), há a circulação adequada sem prejuízo da saturação. No período neonatal precoce, o tipo de TGA de apresentação mais frequente é aquele com septo interventricular intacto.[4] Nesses casos, a mistura de sangue e consequente saturação sistêmica dependerão do forame oval patente (FOP) e da persistência do canal arterial.[3] Quanto menor o FOP ou canal arterial, pior a mistura e a saturação. Após o nascimento, com a adaptação do feto à vida extrauterina, essas estruturas iniciam o processo de fechamento e o neonato manifesta cianose intensa, tornando-se gravemente enfermo. É importante que o pediatra reconheça essas alterações para que sejam estabelecidas medidas clínicas salvadoras.

Quadro clínico

O quadro clínico depende da anatomia; nos casos de transposição simples, o RN começa a ficar cianótico com poucas horas de vida, conforme ocorre o fechamento do canal arterial. O exame físico é bastante inocente, podendo haver impulsão ventricular direita palpável e 2ª bulha única, ambos de percepção difícil no RN. Na presença de CIV ou EP, pode haver sopro e, nos casos em que a CIV for ampla, a cianose pode ser menos intensa, mais tardia e com a queda da resistência pulmonar pode haver sinais clínicos de congestão pulmonar, como dispneia.[5]

Diagnóstico

O ecocardiograma é o método mais eficiente para o diagnóstico da transposição dos grandes vasos, pois é um exame não invasivo, realizado à beira do leito, com excelente custo-benefício e capaz de definir a morfologia do defeito, os defeitos associados e as implicações hemodinâmicas.[6] O ecocardiograma fetal contribui de forma importante para o diagnóstico precoce, fazendo com que o tratamento seja instituído imediatamente após o nascimento, inclusive auxiliando na suspeita de forame oval restritivo, que pode aumentar a gravidade do quadro nas primeiras horas após o nascimento.[7] A Figura 1 mostra um ecocardiograma fetal de um paciente com transposição dos grandes vasos.

Outros exames podem fornecer importantes pistas diagnósticas, com a radiografia de tórax que tem como padrão clássico o mediastino superior estreitado pela posição dos vasos da base e pela involução do timo, o que dá ao coração um aspecto de "ovo", presente em alguns casos.[5] O eletrocardiograma (ECG) mostra sobrecarga do VD, o que é o padrão normal do RN, não sendo muito específico na detecção da transposição. Outros exames de imagem são necessários em caso de dúvida diagnóstica, e o cateterismo cardíaco pode ser utilizado como parte do tratamento.

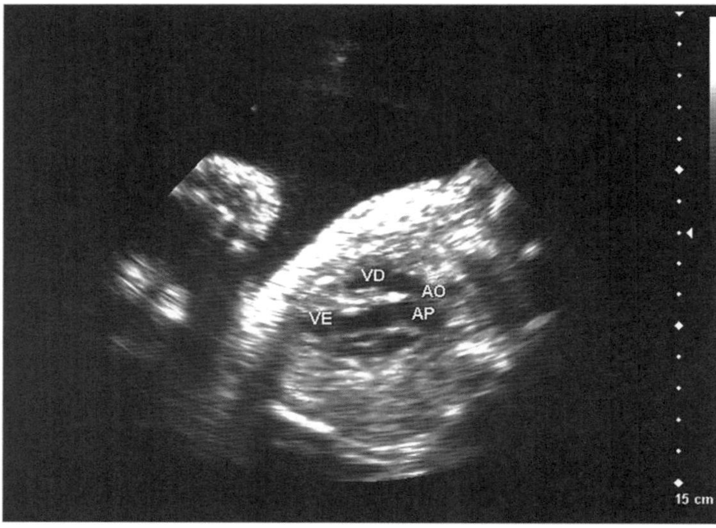

Figura 1 Ecocardiograma fetal da transposição dos grandes vasos.
VD: ventrículo direito; VE: ventrículo esquerdo; AO: aorta; AP: artéria pulmonar.

Tratamento

O tratamento definitivo é cirúrgico, porém para chegar à correção cirúrgica é necessário manter o paciente estabilizado do ponto de vista clínico. Assim, são fundamentais as prostaglandinas para manutenção do canal arterial pérvio, com isso mantendo melhor saturação de oxigênio. Utiliza-se prostaglandina E1 na dose 0,02 a 0,03 mcg/kg/minuto, sendo a dose máxima recomendada 0,1 mcg/kg/minuto.[8]

Além disso, é também muito importante corrigir a acidose, a hipercapnia e a hipovolemia, que costumam estar presentes em casos de diagnóstico tardio.[5]

Quando o forame oval é restritivo e a saturação de O_2 difícil de manter em níveis aceitáveis, a atriosseptostomia com balão é o procedimento de escolha, principalmente nas transposições simples, e quando a cirurgia não pode ser realizada precocemente.[8] O procedimento é realizado passando-se um cateter balão através do septo interatrial e posteriormente inflando o balão e o puxando com o intuito de atravessar e rasgar o forame oval criando uma comunicação interatrial (CIA).[8] Com o advento do diagnóstico pré-natal e a correção cirúrgica precoce, a necessidade de atriosseptostomia de rotina diminuiu.

A correção cirúrgica da transposição simples consiste na correção anatômica do defeito, chama-se translocação arterial, mas é conhecida com cirurgia de Jatene. Na presença de malformações associadas, são realizadas outras técnicas cirúrgicas. A cirurgia de Jatene deve ser realizada nos primeiros dias de vida, já que, com a queda da resistência vascular pulmonar, após a 2ª ou 3ª semana de vida, o VE perde a capacidade de tolerar a resistência vascular sistêmica por perda do tônus muscular. Existem técnicas para possibilitar a cirurgia, mas a realização aumenta o tempo de internação e a morbidade.

Prevenção e prognóstico

A etiologia da transposição é desconhecida, existe uma relação preestabelecida com o diabetes melito, porém há algumas suspeitas de associação com exposição materna a drogas antiepilépticas, pesticidas e venenos para ratos, porém em artigos isolados. Do ponto de vista genético, a tentativa de associação com mutações genéticas explica uma minoria dos casos.[4]

Em relação ao prognóstico, após o advento da cirurgia de Jatene, o prognóstico em longo prazo, livre de intervenções chega a 88% em 10 anos. É importante lembrar que na vida intrauterina o fluxo cerebral proveniente da aorta tem saturação mais baixa, e que o diagnóstico tardio prolonga o período de hipoxemia e acidose metabólica, podendo levar a danos cognitivos no futuro.[8]

DRENAGEM ANÔMALA TOTAL DAS VEIAS PULMONARES

Aspectos epidemiológicos

A drenagem anômala total das veias pulmonares (DATVP) consiste em uma alteração anatômica na qual as veias pulmonares em vez de drenar normalmente no átrio esquerdo (AE) drenam totalmente para o lado direito do coração, seja na veia cava superior, seja no próprio átrio direito (AD), seja em outros sítios venosos, como o seio coronariano e a veia inominada ou mesmo a veia porta que ao final drenam para o AD. Ou seja, a drenagem venosa pulmonar fica conectada à drenagem venosa sistêmica.[9] É uma doença relativamente rara, correspondendo a cerca de 1 a 3% do total de cardiopatias congênitas, geralmente ocorre isoladamente, mas é muito comum na presença de isomerismo direito.[10]

A drenagem anômala também pode ser parcial, quando pelo menos uma veia drena no AE e as outras em diferentes sítios venosos, terminando por drenar no AD. Existem 4 tipos de drenagem venosa anômala: (i) supracardíaca – quando as veias pulmonares drenam em uma veia vertical, que drena na veia inominada e finalmente na veia cava superior; (ii) cardíaca – as veias pulmonares drenam no seio coronariano e são direcionadas ao AD; (iii) infradiafragmática – as veias pulmonares fazem um trajeto inferior, através de uma veia descendente e desembocam no sistema porta; e (iv) mista – as veias pulmonares drenam em vários sítios, sendo o mais comum as veias pulmonares esquerdas drenando em uma veia vertical e na inominada, enquanto as veias pulmonares direitas seguem para o seio coronariano.

Fisiopatologia

Todo o retorno venoso drena para o AD. A fisiopatologia depende da distribuição do retorno venoso misto entre as circulações pulmonar e sistêmica. Essa distribuição do fluxo vai depender do tamanho da CIA e da presença ou não de obstrução ao retorno venoso pulmonar.

Pacientes com CIA restritiva manifestam-se com baixo débito cardíaco e cianose, por impossibilidade do retorno venoso pulmonar chegar à circulação sistêmica. Por outro lado, há também aumento da pressão do AD, e como o retorno venoso sistêmico e o retorno venoso pulmonar chegam a esta cavidade, haverá aumento da pressão venosa nos 2 lados do coração. Quando a CIA é ampla e não restritiva e não havendo obstrução ao retorno venoso pulmonar, há comunicação livre entre as 2 cavidades atriais, e isto facilita a mistura do retorno venoso. Com a queda progressiva da resistência pulmonar, há a tendência ao hiperfluxo, podendo manifestar sinais de insuficiência cardíaca (IC), com saturação normal ou próxima ao normal. Se o paciente sobreviver, ocorre hipertensão pulmonar irreversível na 3ª ou 4ª década de vida. No caso de obstrução ao retorno venoso pulmonar, a pressão aumentada nas veias pulmonares se transmite diretamente aos capilares pulmonares, ocorre edema pulmonar e constrição reflexa das arteríolas pulmonares, hipertensão pulmonar e falência do VD com queda da saturação de O_2 e cianose significativa, que caracteriza o quadro clínico de drenagem anômala de veias pulmonares obstrutiva.[5,9] A Figura 2 mostra as principais formas de drenagem anômala das veias pulmonares.

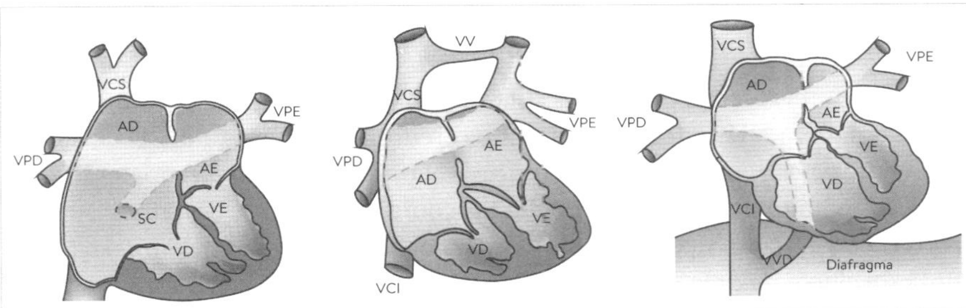

Figura 2 Esquema demonstrando as formas mais comuns de drenagem anômala das veias pulmonares. A primeira mostra drenagem venosa pulmonar ao seio coronariano, a segunda drenagem à veia cava superior e a terceira a drenagem infradiafragmática (adaptada de desenhos da Dra. Áurea Grippa).

AD: átrio direito; AE: átrio esquerdo; VD: ventrículo direito; VE: ventrículo esquerdo; VCS: veia cava superior; VCI: veia cava inferior; SC: seio coronariano; VPD: veias pulmonares direitas; VPE: veias pulmonares esquerdas; VV: veia vertical.

Quadro clínico

Como já descrito na fisiopatologia, o quadro clínico depende basicamente do tamanho da CIA e da presença ou não de obstrução ao fluxo das veias pulmonares. O mais comum, na DATVP supracardíaca ou cardíaca, é a CIA ampla, sem obstrução, que apresenta ao nascimento cianose leve ou moderada, dependente da mistura em nível atrial, que com a queda progressiva da resistência vascular pulmonar apresenta-se como hiperfluxo e insuficiência cardíaca. Esses pacientes são aqueles que apresentarão sintomas mais tardios, em torno do final do 1º mês de vida até o 3º mês.[5] Nos pacientes com CIA restritiva ou com obstruções na drenagem das veias pulmonares, os sintomas são bem precoces, começando ao nascimento ou poucos dias depois. Consistem em sinais de aumento de pressão capilar pulmonar, com dispneia grave, cianose e instabilidade hemodinâmica e necessidade de suporte inotrópico e ventilatório.[11]

No exame físico cardiovascular, há VD palpável na borda esternal esquerda, a 2ª bulha (B2) pode apresentar desdobramento amplo e estar aumentada à custa do componente pulmonar (P2) (embora esta ausculta seja difícil no período neonatal, quando presente chama muito a atenção). Pode haver um sopro sistólico ejetivo no foco pulmonar por hiperfluxo e ainda um sopro holossistólico secundário à regurgitação tricúspide, sempre presente nas grandes dilatações do VD. Quando a drenagem se dá para a veia inominada, um zumbido venoso poder ser auscultado na base do pescoço, à direita ou à esquerda.[5,10]

Diagnóstico

No ECG, merecem destaque os sinais de sobrecarga atrial direita com ondas P apiculadas em DII e bloqueio do ramo direito, a hipertrofia do VD existe naturalmente na criança, principalmente no RN pela resistência pulmonar aumentada.[5] Na radiografia de tórax, são achados comuns a todos os pacientes: aumento do AD e VD, com hipertrofia do VD e hiperfluxo pulmonar. Com relação aos sítios específicos de drenagem, as imagens são características. Quando a drenagem se dá para a veia inominada, forma-se uma imagem em 8 ou boneco de neve, formada pela veia vertical (à esquerda), veia inominada na porção superior e veia cava superior (à direita). Quando a drenagem anômala se dá para a veia cava superior, a dilatação desta estrutura forma uma proeminência na borda superior direita do coração. Quando a drenagem é infradiafragmática, não há uma imagem específica, porém há maior chance de obstrução ao retorno venoso pulmonar, o que leva ao aumento acentuado da pressão venocapilar pulmonar e congestão, dando à radiografia um aspecto algodonoso nos campos pulmonares, em muitos casos, é difícil de diferenciar de infiltrado ou aspiração.

O ecocardiograma é uma ferramenta fundamental para o diagnóstico por ser um método não invasivo, de fácil acesso e pode ser realizado à beira do leito, sendo capaz de fazer um diagnóstico detalhado da anatomia do coração e da drenagem das veias pulmonares. A imagem comum a todos consiste no aumento de AD e VD e num AE geralmente pequeno, com o VE rechaçado pelo VD (Figura 3). O tamanho da FO é fundamental para a passagem de sangue oxigenado para o AE e CIA restritivas promovem RN muito cianóticos. Além disso, o ecocardiograma permite a determinação do tipo de drenagem anômala e a presença de obstruções do retorno venoso pulmonar ao átrio, que são responsáveis por graves quadros de congestão pulmonar.[12]

Outro método muito utilizado para avaliação é a tomografia computadorizada, que fornece excelentes imagens da anatomia das veias pulmonares e do trajeto até o coração. Mas, necessita o transporte da criança até a máquina, o que muitas vezes é bastante difícil. Porém as imagens são muito fidedignas e esclarecem dúvidas anatômicas.[10]

O cateterismo cardíaco está reservado para situações de exceção ou para a atriosseptostomia, necessária quando há restrição do fluxo entre os átrios.

Tratamento

Na forma não obstrutiva e sem restrição ao fluxo pela CIA, o paciente pode ser assintomático e o tratamento é cirúrgico, a partir do momento do diagnóstico, se não houver prematuridade ou muito baixo peso. No intervalo entre o diagnóstico e a cirurgia, pode haver congestão pulmonar, que pode se beneficiar de diuréticos.[12]

As formas obstrutivas têm o prognóstico mais reservado e podem necessitar correção cirúrgica de urgência. As formas com CIA restritiva, na maioria das vezes, necessitam atriosseptostomia e correção definitiva após o procedimento.

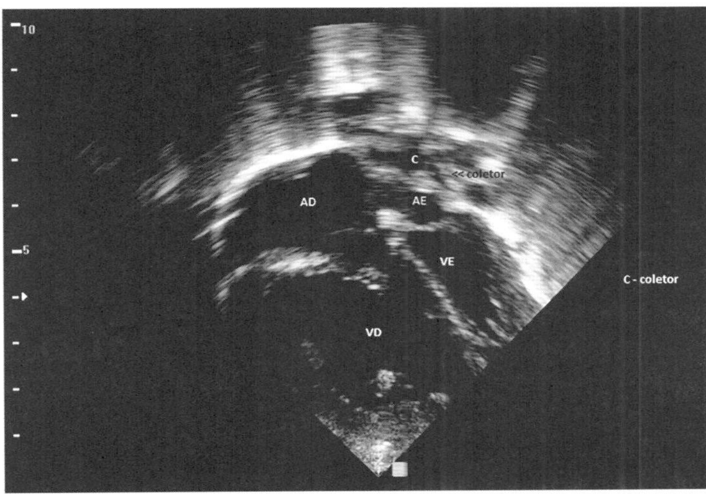

Figura 3 Drenagem anômala das veias pulmonares.

AD: átrio direito; AE: átrio esquerdo; VD: ventrículo direito; VE: ventrículo esquerdo; C: coletor (observa-se um ducto coletor posterior ao AE, em que chegam as veias pulmonares, que não se conectam ao AE).

DESAFIOS ATUAIS

A ecocardiografia fetal é um método capaz de realizar o diagnóstico da transposição ainda na vida fetal, permitindo a programação do nascimento em unidade terciária e sempre que possível dotada de centro para cirurgia cardíaca. Evita-se assim o período neonatal com hipoxemia prolongada e o risco do transporte do RN. Porém em nosso meio, apenas uma minoria de pacientes tem acesso a esta ferramenta diagnóstica.[8]

ORIENTAÇÕES AOS PAIS

A maioria dos pacientes com cardiopatias com circulação em paralelo deve ser submetida à correção ou à paliação cirúrgica nas primeiras semanas de vida e é orientada pelo neonatologista em ambiente hospitalar. O pediatra em geral já recebe o paciente operado e quando a correção é definitiva e sem intercorrências essas crianças devem ter uma vida normal. É sempre recomendado o seguimento com o cardiologista pediátrico, cuja frequência será determinada pelas sequelas cirúrgicas que porventura ocorram. No mais, na presença de pequenas alterações pós-operatórias, pode haver risco de endocardite infecciosa, e como na criança a principal porta de entrada é a cavidade oral, o pediatra deve sempre orientar o adequado cuidado. Devendo recomendar visitas frequentes ao odontologista e se necessário profilaxia para endocardite infecciosa nos procedimentos.

✓ CONCLUSÃO

As cardiopatias cianóticas com fluxo pulmonar ou aumentado devem sempre que possível ser diagnosticadas no período fetal e quando não for possível, o teste de saturação de O_2 (teste do coraçãozinho) aliado ao cuidadoso exame físico são fundamentais para a instituição do tratamento. A maioria destes pacientes necessita cirurgia corretiva ou paliativa nos primeiros dias de vida.

REFERÊNCIAS BIBLIOGRÁFICAS

1. Campbell M. Incidence of cardiac malformations at birth and later, and neonatal mortality. Br Heart J. 1973;35(2):189-200.
2. Samanek M. Congenital heart malformations: prevalence, severity, survival, and quality of life. Cardiol Young. 2000;10(3):179-85.
3. Wernovsky G. Transposition of the great arteries and common variants. Pediatr Crit Care Med. 2016;17(8 Suppl 1):S337-43.
4. Martins P, Castela E. Transposition of great arteries. Orphanet J Rare Dis. 2008;3:27.
5. Grifka RG. Cyanotic congenital heart disease with increased pulmonary blood flow. Pediatr Clin North Am. 1999;46(2):405-25.
6. Zucker EJ, Koning JL, Lee EY. Cyanotic congenital heart disease. Essential primer for the practicing radiologist. Radiol Clin North Am. 2017;55(4):693-716.
7. Vigneswaran TV, Zidere V, Miller O, Simpson JM, Sharland GK. Usefulness of the prenatal echocardiogram in fetuses with isolated transposition of the great arteries to predict the need for balloon atrial septostomy. Am J Cardiology. 2017;119(9):1463-7
8. Séguéla PE, Roubertie F, Kreitmann B, Mauriat P, Tafer N, Jalal Z, et al. Transposition of great arteries: Rationale for tailored preoperative management. Arch Cardiovasc Dis. 2017;110(2):124-34.
9. Vanderlaan RD, Caldarone CA. Surgical approaches to total anomalous pulmonary venous connection. Semin Thorac Cardiovasc Surg Pediatr Card Surg Ann. 2017;21:83-91.

10. Türkvatan A, Güzeltaş A, Tola HT, Ergül Y. Multidetector computed tomographic angiography imaging of congenital pulmonary venous anomalies: a pictorial review. Can Assoc Radiol J. 2017;68(1):66-76.
11. Muntean I, Mărginean C, Stanca R, Togănel R, Pop M, Gozar L. Prenatal diagnoses of an uncommon isolated obstructed supracardiac total anomalous pulmonary venous connection: Case report and review of the literature (CARE compliant). Medicine (Baltimore). 2017;96(5):e6061.
12. Files MD, Morray B. Total anomalous pulmonary venous connection: preoperative anatomy, physiology, imaging, and interventional management of postoperative pulmonary venous obstruction. Semin Cardiothorac Vasc Anesth. 2017;21(2):123-31.

16

PERSISTÊNCIA DO CANAL ARTERIAL NO PREMATURO

Lilian P. Stewart

OBJETIVOS

- ✓ Identificar os prematuros de risco para persistência do canal arterial.
- ✓ Avaliar causas e consequências da persistência do canal arterial no prematuro.
- ✓ Avaliar os manejos terapêuticos clínico e cirúrgico.

INTRODUÇÃO

A persistência do canal arterial (PCA) é comum em recém-nascidos prematuros (RNPT). Embora funcionalmente essencial para a circulação fetal, a persistência causa alterações significativas no prematuro, incluindo hiperfluxo pulmonar e hipoperfusão sistêmica, com morbidade pós-natal significativa resultando, respectivamente, em doença pulmonar crônica e enterocolite necrosante. Os sinais clínicos iniciais da PCA hemodinamicamente significativa podem ser inespecíficos, como hipotensão, aumento dos parâmetros ventilatórios e acidose metabólica, exigindo avaliação ecocardiográfica precoce.[1]

A maior possibilidade de sobrevida de prematuros extremos tem aumentado a necessidade de intervenção terapêutica ou cirúrgica do canal arterial.

EPIDEMIOLOGIA

A incidência de PCA em prematuros varia de acordo com a idade gestacional e o quadro respiratório. Em neonatos com peso inferior a 1.000 g a incidência é de aproximadamente 40 a 45%.[1-3]

FISIOPATOLOGIA

Na vida fetal, a placenta é responsável pela troca gasosa e perfusão em paralelo a outras regiões vasculares. O ventrículo direito responde por dois terços do débito cardíaco (DC), sendo a maior parte direcionada através do canal arterial para a aorta descendente. Somente 6 a 8% do DC efetivamente perfundem os pulmões. Após o nascimento, a resistência vascular pulmonar cai, resultando em aumento do fluxo pulmonar em 10 vezes. A consequente elevação da pressão no átrio esquerdo contribui para o fechamento funcional do forame oval. O clampleamento do cordão umbilical promove aumento na resistência vascular sistêmica e reversão do fluxo ductal.[1] O fechamento do canal arterial ocorre, então, em dois estágios. O funcional é consequência de contração muscular dependente de fatores humorais e bioquímicos na camada muscular ductal. Essa constrição resulta no desenvolvimento de uma zona de hipóxia na camada média muscular que é o estímulo para o fechamento irreversível. Esse estágio ocorre em 90% dos RN sadios em 72 horas de vida. O fechamento anatômico depende do remodelamento ductal, que consiste em espessamento neointimal e perda das células musculares lisas na camada muscular. O remodelamento começa da parte pulmonar para a aórtica.

Os vasodilatadores prostaglandina (PGE2) e óxido nítrico (NO), assim como a hipoxemia, se opõem ao fechamento do canal arterial no feto. Após o nascimento, o aumento da pO_2, a diminuição de prostaglandinas circulantes e a redução da pressão intraluminal contribuem para o fechamento do canal. O fluxo ductal diminui e a parede se torna progressivamente mais isquêmica e subsequentemente fibrótica.[1]

A imaturidade ductal causa menor responsividade ao oxigênio (constritor) e maior sensibilidade a PGE2 (vasodilatador), o que leva à incidência aumentada de canal arterial patente em prematuros. Após o nascimento, a ausência de fechamento do canal arterial coincide com a redução da resistência vascular pulmonar, resultando em fluxo esquerdo-direita através do canal, o qual causa hiperfluxo pulmonar e hipoperfusão tecidual.

A magnitude do *shunt* depende do diâmetro do canal arterial e da direção do fluxo. O prematuro de baixo peso tem menor capacidade de compensar mudanças hemodinâmicas e é mais suscetível à insuficiência ventricular esquerda, edema pulmonar e síndrome de baixo débito com todas as sequelas decorrente do roubo de fluxo sistêmico (p. ex., enterocolite necrosante, hemorragia intraventricular, leucomalacia periventricular, disfunção renal e miocárdica).

QUADRO CLÍNICO

A apresentação clínica clássica inclui a presença de sopro sisto-diastólico ou somente sistólico, precórdio hiperdinâmico, pulsos céleres e pressão de pulso ampla.[1,4]

Na primeira semana, embora já exista a PCA hemodinamicamente significativa (PCA HS), os sinais clínicos estão frequentemente ausentes (*ductus* silencioso). Sendo de reconhecimento tardio, as consequências da hipoperfusão tecidual ou hiperfluxo pulmonar podem causar mais danos. É importante atentar para os sinais clínicos do *ductus* silencioso como choque tardio (2° ou 3° dia de vida), falha na oxigenação, necessidade de aumento progressivo dos parâmetros ventilatórios, acidose metabólica (Figura 1).

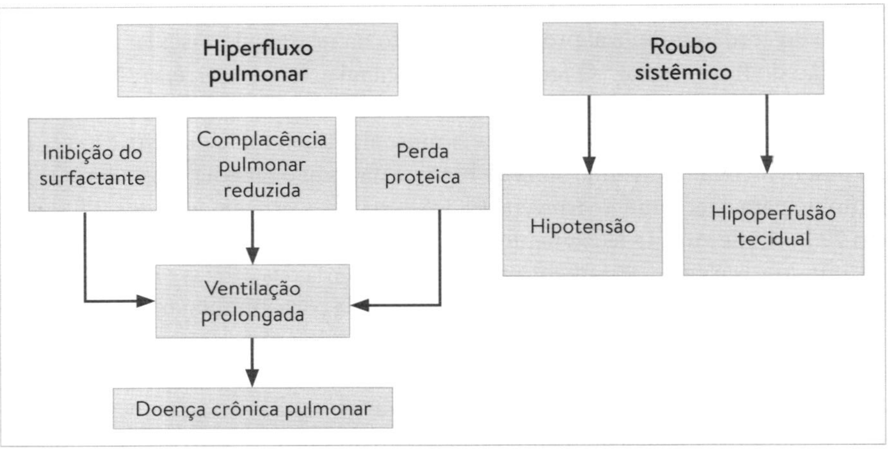

Figura 1 Consequências da persistência do canal arterial (PCA) hemodinamicamente significativa.
Fonte: adaptada de Teixeira e McNamara).[1]

PROPEDÊUTICA

O ecocardiograma bidimensional com Doppler colorido é o padrão-ouro para diagnosticar, quantificar a significância hemodinâmica do canal arterial e afastar lesões cardíacas dependentes do canal. O exame é realizado à beira do leito, de maneira não invasiva, com risco mínimo ao paciente.

O ecocardiograma permite identificar a anatomia do canal, sendo possível medir o diâmetro interno e avaliar as características de fluxo através dele (velocidade e direção), avaliar a sobrecarga de cavidades esquerdas (aumento de átrio e ventrículo esquerdos), verificar se existe diminuição do fluxo para as artérias mesentéricas, cerebrais e renais com evidências de ausência de fluxo na diástole ou fluxo reverso, avaliar se há diminuição do fluxo na veia cava superior e lesões cardíacas associadas, como comunicação interatrial ou interventricular, que potencializam o risco de hiperfluxo pulmonar (Figura 2).

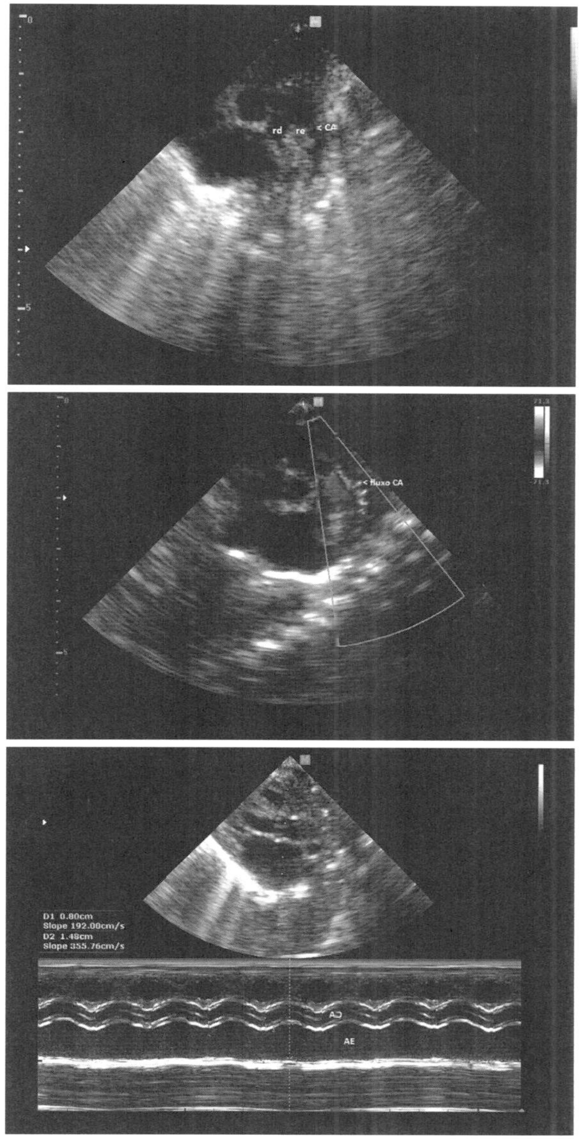

Figura 2 Imagens de ecocardiograma de persistência do canal arterial hemodinamicamente significativo (PCA HS) (A), corte transverso alto dos vasos da base, evidenciando canal arterial entre o tronco da artéria pulmonar e aorta; (B) corte transverso alto dos vasos da base evidenciando fluxo da aorta para artéria pulmonar, pelo Doppler; (C) modo M mostrando a dilatação de AE.

CA: canal arterial; re: ramo esquerdo de artéria pulmonar; rd: ramo direito de artéria pulmonar.

Canais arteriais com fluxo significativo geralmente estão associados a achados ecocardiográficos de diâmetro interno ≥ 1,5 mm, relação da dimensão do átrio esquerdo para raiz aórtica ≥ 1,5:1, fluxo irrestrito esquerdo-direita com velocidade máxima < 2 m/s, sobrecarga de volume de ventrículo esquerdo e fluxo reverso em aorta descendente ou artérias cerebral e renal.[5,6]

A radiografia de tórax é pouco sensível, mas pode evidenciar cardiomegalia e congestão pulmonar.

O eletrocardiograma pode identificar sobrecarga de cavidades esquerdas e detectar isquemia subendocárdica secundária à hipoperfusão coronariana na PCA ampla com muito roubo sistêmico.

TRATAMENTO

O objetivo é diminuir o hiperfluxo pulmonar e aumentar o débito sistêmico e a perfusão dos órgãos. O uso profilático de indometacina em prematuros de muito baixo peso não é preconizado pelo risco inerente ao tratamento e à possibilidade de fechamento espontâneo em 40% dos casos.[1-3]

As estratégias ventilatórias que visam a diminuir a vasodilatação e o hiperfluxo pulmonar são manter PCO_2 entre 45 e 55 mmHg, pH entre 7,25 e 7,35, saturação de O_2 entre 88 e 93% e aumento da pressão expiratória final positiva (PEEP) para recrutamento pulmonar adequado.

Deve-se usar suporte cardiológico no caso de disfunção miocárdica com inotrópicos que possuam menor efeito alfa-adrenérgico para evitar o aumento da resistência vascular sistêmica e consequente aumento do *shunt* esquerdo-direita através do *ductus*.

O manejo hídrico deve ser consciencioso. Deve-se evitar restrição hídrica que possa causar diminuição do DC. Considerá-la nos casos de hipervolemia e oligúria, principalmente após uso de indometacina. Os diuréticos devem ser usados apenas nos casos de edema pulmonar ou insuficiência ventricular esquerda.

A alimentação deve ser criteriosa levando em conta o risco de enterocolite necrosante naqueles que apresentarem fluxo reverso nas artérias mesentéricas ou tenham tido crescimento intrauterino retardado.

Tratamento específico

Pode ser medicamentoso ou cirúrgico, dependendo das evidências de repercussão clínica e ecocardiográfica do canal arterial.

No tratamento medicamentoso são usados anti-inflamatórios não hormonais (AINH) que inibem a ciclo-oxigenase e induzem o fechamento ductal. São consideradas contraindicações a discrasia sanguínea, sangramentos, insuficiência renal, infecções, enterocolite necrotizante.[7]

As medicações mais comumente utilizadas são a indometacina, 0,2 mg/kg a cada 12 horas (3 doses) ou 0,1 mg/kg/dia (7 dias) uso intravenoso ou oral e o ibuprofeno, que tem menor risco de insuficiência renal, porém maior risco de *kernicterus*, na dose de 10 mg/kg (dose de ataque) e 2 doses subsequentes de 5 mg/kg com intervalo de 24 horas. A administração oral mostrou-se tão efetiva quanto a venosa.[2,7,8] Dudell et al., em um estudo colaborativo nos Estados Unidos, registraram índices de fechamento do canal arterial de 80% após a administração de indometacina nas crianças com peso ao nascer inferior a 1.750 g, se administrada até 14 dias de vida.

O controle ecocardiográfico é importante, pois a persistência de fluxo pelo *ductus* após um ciclo de AINH sugere menor probabilidade de resposta a outros ciclos de tratamento, sendo indicada cirurgia.

Outra terapêutica medicamentosa que tem sido usada recentemente é o paracetamol, analgésico, antipirético derivado de acetanilide com propriedades anti-inflamatórias fracas. Usado na dose de 10 mg/kg/dose, 6/6 horas, inibe a síntese de prostaglandina. Pode ser usado de 1 a 7 dias, sendo a média de tratamento de 3 dias. Tem a vantagem de não ter efeitos vasoconstritores periféricos e pode ser usado nos prematuros que tenham contraindicação clínica ao uso dos AINH. Pode ser usado nas falhas terapêuticas do ibuprofeno.[8,9]

Estudo recente comparativo da eficácia do tratamento com AINH e o não tratamento de canais arteriais em prematuros com menos de 28 semanas mostrou não haver diferença na mortalidade e na incidência de broncodisplasia entre os grupos quando avaliados com 36 semanas de idade pós-menstrual.[7]

Em até 35% dos casos que responderam inicialmente à droga, pode haver a reabertura.

A cirurgia é indicada na falha ou na contraindicação ao AINH. O procedimento é mais comumente realizado com incisão subcostal lateral esquerda. As complicações pós-operatórias são instabilidade cardiorrespiratória em razão da adaptação fisiológica, pneumotórax ou pneumomediastino, edema pulmonar, choque ou hipotensão que precise de suporte vasopressor, paralisia do nervo laríngeo recorrente, ligadura de ramo da artéria pulmonar ou aorta.

A cirurgia de ligadura do canal arterial está associada à imediata hipertensão sistólica e diastólica com aumento da perfusão cerebral. Teoricamente, após período prolongado de hipoperfusão tecidual relacionada ao *ductus*, a matriz germinativa pode ser mais suscetível à hemorragia por mecanismo de isquemia-reperfusão. A falha da oxigenação e evidências radiológicas de edema pulmonar em alguns pacientes entre 8 e 24 horas após a ligadura podem advir da súbita elevação da pressão arterial, com consequente aumento da resistência vascular sistêmica acarretando insuficiência ventricular esquerda.[10,11]

PREVENÇÃO/PROGNÓSTICO

A persistência do canal arterial em prematuros é muito prevalente, mas não corresponde necessariamente a alterações clínicas significativas que mereçam intervenção. O intensivista neonatal deve estar vigilante nos primeiros 2 a 3 dias de vida para os sinais ou sintomas clínicos sugestivos de PCA amplo e solicitar ecocardiograma. A detecção precoce e a intervenção apropriada podem minimizar a morbidade atribuída ao hiperfluxo pulmonar ou hipoperfusão sistêmica. AINH continuam sendo a primeira linha de tratamento. A cirurgia precoce deve ser considerada se o canal arterial permanecer amplo apesar do tratamento medicamentoso ou se houver deterioração progressiva cardiopulmonar relacionada.

DESAFIOS ATUAIS

Como os sinais hemodinâmicos da significância do canal arterial são sutis, deve-se realizar triagem com ecocardiograma em prematuros de baixo peso entre o 2º e o 3º dias de vida. O tratamento profilático deve ser abandonado em favor de estratégias precoces baseadas em avaliações clínicas e ecocardiográficas.

✓ CONCLUSÃO

O fechamento funcional do canal arterial no RN a termo ocorre com 12 a 15 horas de vida, e o permanente, com 5 a 7 dias, alcançando, em alguns casos, até o 21º dia. No prematuro, o canal arterial permanece aberto por um período mais prolongado, e a frequência da persistência do canal arterial é proporcionalmente maior quanto mais imaturo for o RN. O diagnóstico precoce por meio da ecocardiografia/Doppler é uma importante ferramenta na avaliação da necessidade de tratamento medicamentoso ou cirúrgico. A maioria dos autores hoje tem optado por uma conduta observacional dos RN prematuros com mais 30 semanas e daqueles com canal arterial sem repercussão clínica ou hemodinâmica. Contudo, para os pacientes com canal arterial hemodinamicamente significativo, há consenso para fechamento com medicação ou procedimento cirúrgico.

REFERÊNCIAS BIBLIOGRÁFICAS

1. Teixeira LS, McNamara PJ. Enhanced intensive care for the neonatal ductus arteriosus. Acta Pædiatrica. 2006;95(4):394-403.
2. Schmidt B, Davis P, Moddemann D, Ohlsson A, Roberts RS, Saigal S, et al.; Trial of Indomethacin Prophylaxis in Preterms Investigators. Long-term effects of indomethacin prophylaxis in extremely-low-birth-weight infants. N Engl J Med. 2001;344(26):1966-72.
3. Clyman RI, Couto J, Murphy GM. Patent ductus arteriosus: are current neonatal treatment options better or worse than no treatment at all? Semin Perinatol. 2012;36(2):123-9.
4. Dudell GG, Stoll BJ. Respiratory tract disorders. The fetus and the neonatal infant. In: Kliegman RM, Jenson HB, Behrman RE, Stanton BF, editors. Nelson Textbook of Pediatrics. 18th ed. Philadelphia: Saunders Elsevier; 2007.
5. Benitz WE; Committee on Fetus and Newborn. Patent ductus arteriosus in preterm infants. Pediatrics. 2016;137(1):e20153730.
6. McNamara PJ, Sehgal A. Towards rational management of the patent ductus arteriosus: the need for disease staging. Arch Dis Child Fetal Neonatal Ed. 2007;92(6):F424-7.
7. Slaughter JL, Reagan PB, Newman TB, Klebanoff MA. Comparative effectiveness of nonsteroidal anti-inflammatory drug treatment vs no treatment for patent ductus arteriosus in preterm infants. JAMA Pediatr. 2017;171(3):e164354.
8. Ohlsson A, Walia R, Shah SS. Ibuprofen for the treatment of patent ductus arteriosus in preterm or low birth weight (or both) infants. Cochrane Database Syst Rev. 2018 Sep 28;9:CD003481.
9. Ohlsson A, Shah PS. Paracetamol (acetaminophen) for patent ductus arteriosus in preterm or low birth weight infants. Cochrane Database Syst Rev. 2018 Apr 6;4:CD010061.
10. Teixeira LS, Shivananda SP, Stephens D, Van AG, McNamara PJ. Postoperative cardiorespiratory instability following ligation of the preterm ductus arteriosus is related to early need for intervention. J Perinatol. 2008;28(12):803-10.
11. McNamara PJ, Stewart L, Shivananda SP, Stephens D, Sehgal A. Patent ductus arteriosus ligation is associated with impaired left ventricular systolic performance in premature infants weighing less than 1000 g. J Thorac Cardiovasc Surg. 2010;140(1):150-7.

SEÇÃO VII

CARDIOPATIAS ADQUIRIDAS

17

FEBRE REUMÁTICA

Márcia Fernanda da Costa Carvalho

OBJETIVOS

- ✓ Diagnosticar a febre reumática com base nos critérios clínicos.
- ✓ Reconhecer as formas de apresentação.
- ✓ Solicitar e interpretar os exames complementares essenciais ao diagnóstico.
- ✓ Tratar adequadamente as diferentes formas de apresentação.
- ✓ Realizar a profilaxia primária e secundária.

INTRODUÇÃO

A febre reumática (FR) é uma complicação de base imunológica de uma faringoamigdalite causada por estreptococos beta-hemolíticos do grupo A que acomete as articulações, o coração, a pele e o sistema nervoso central (SNC). É a principal causa de cardiopatia adquirida em crianças e adultos jovens nos países em desenvolvimento, haja vista que frequentemente está associada à pobreza e más condições de vida e assistência médica.[1]

EPIDEMIOLOGIA

A faixa etária mais acometida é de 5 a 15 anos. Não há predomínio de sexo, exceto nos casos de coreia, em que há discreto predomínio do sexo feminino na proporção de 1,5:1.[1,2]

As classes sociais desfavorecidas (C e D) têm maior número de casos da doença. No Brasil, não há registro dos casos agudos de FR, que não é uma doença de notificação compulsória.

ETIOPATOGENIA

Os fatores envolvidos na etiopatogenia da FR estão relacionados ao estreptococo beta-hemolítico do grupo A de Lancefield, aos fatores ambientais e socioeconômicos (alimentação deficiente, ambientes aglomerados, assistência médica deficiente) e fatores genéticos de suscetibilidade à doença. A principal teoria é a do mimetismo molecular, segundo a qual anticorpos e linfócitos T do hospedeiro produzido contra antígenos do estreptococo reconhecem estruturas do próprio hospedeiro.[1,2]

DIAGNÓSTICO

O diagnóstico de FR baseia-se nos critérios clínicos de Jones e dividem-se em maiores e menores (Tabela 1).[1]

Tabela 1 Critérios de Jones* (adaptada de SBC)[2]

Critérios maiores	Critérios menores
Cardite	Febre
Artrite	Artralgia
Coreia de Sydenham	Provas de atividade inflamatória alteradas (VHS, PCR)
Eritema marginado	Intervalo PR prolongado
Nódulos subcutâneos	

* O diagnóstico requer dois critérios maiores ou um critério maior mais dois menores, mais evidências de infecção estreptocócica prévia. Exceção para a coreia e cardite insidiosa, as quais exigem evidências de estreptococcia prévia ou outra manifestação maior, pela latência prolongada.
As evidências de estreptococcia baseiam-se na cultura de orofaringe ou, mais comumente, no exame sorológico por medição do título de antiestreptolisina O (ASO) ou anti-DNAse.

Os exames laboratoriais são inespecíficos e apenas colaboram para diagnosticar a doença. A velocidade de hemossedimentação (VHS) eleva-se no início da doença, assim como a proteína C-reativa (PCR). A alfa-1-glicoproteína ácida mantém-se elevada por mais tempo, sendo utilizada como marcador de cura.[2,3]

A radiografia de tórax, o eletrocardiograma e o ecocardiograma com Doppler colorido são utilizados para avaliação do acometimento cardíaco.[2,3]

A utilização cada vez maior do ecocardiograma bidimensional com Doppler colorido na avaliação das crianças com diagnóstico de FR permitiu que fossem observadas alterações valvares não detectadas à ausculta clínica (cardite subclínica), levando muitos consensos a considerar a alteração ecocardiográfica como um critério maior para o diagnóstico da FR.[4,5]

QUADRO CLÍNICO[2,3]

Artrite

É a manifestação mais comum da FR. Consiste em poliartrite migratória de grandes articulações que surge 2 a 3 semanas após a amigdalite, com curso autolimitado, sem sequelas. Responde rapidamente aos anti-inflamatórios não hormonais.

Cardite

A cardite envolve os 3 folhetos. As principais evidências são o sopro cardíaco e a taquicardia em repouso. A lesão valvar mais comum é a regurgitação mitral, seguida por insuficiências mitral e aórtica associadas. É a única manifestação que deixa sequela e pode causar óbito.

Coreia de Sydenham

Pode ocorrer até 6 meses após a estreptococcia. É a coreia adquirida mais comum na infância. Caracteriza-se por movimentos involuntários incoordenados, que desaparecem no sono e pioram com estresse. Há labilidade emocional e hipotonia muscular.

Eritema marginado

Manifestação rara. Eritema com bordas nítidas, centro claro, contornos arredondados ou irregulares, não pruriginoso, evanescente, podendo recorrer por meses. Geralmente associa-se à cardite (Figura 1).

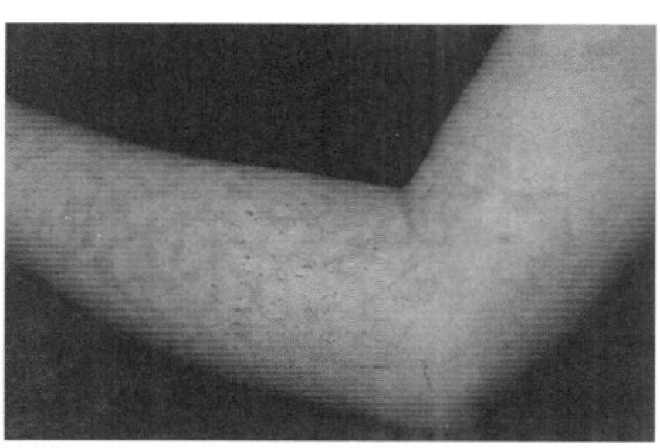

Figura 1 Eritema marginado (cedida pelo Dr. Flavio Stajnbok).

Nódulos subcutâneos

Outra manifestação rara. Associa-se à cardite grave. Nódulos firmes, móveis, indolores, nas faces extensoras das articulações e proeminências ósseas. Aparecimento tardio (Figura 2).

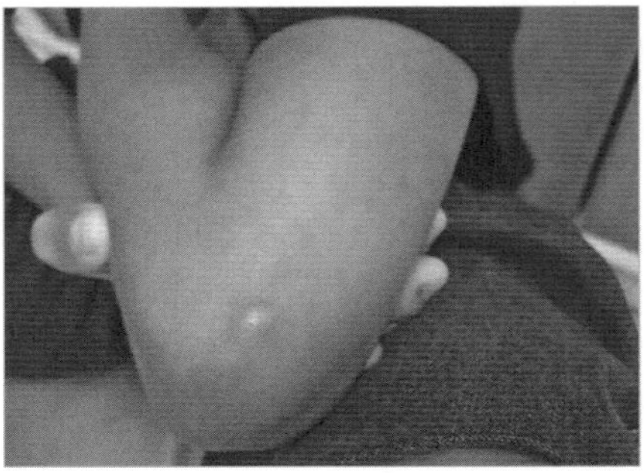

Figura 2 Nódulos subcutâneos (cedida pelo Dr. Flavio Stajnbok).

Os critérios de Jones foram revisados em 2015 (Tabela 1) pela American Heart Association (AHA), considerando as populações dos países como de baixo, médio ou alto risco para diagnóstico de FR. O Brasil é classificado como de alto risco. Com os critérios revisados, para populações de moderado a alto risco, o acometimento articular é considerado critério maior, mesmo quando monoartrite ou apenas poliartralgia. Para os países de baixo risco é necessário que haja poliartrite.

E como critério menor, para os países de moderado/alto risco, monoartralgia. Já para os de baixo risco deve haver poliartralgia. Para as provas de atividade inflamatória serem consideradas critério menor, para os países de baixo risco, a VHS deve ser maior ou igual a 60 mm na 1ª hora e/ou PCR maior ou igual a 3, enquanto nos países de moderado/alto risco a VHS pode ser maior ou igual a 30 mm na 1ª hora e/ou PCR maior ou igual a 3.

Tabela 1 Novos critérios para diagnóstico de febre reumática[5,6]

Critérios de Jones modificados	Critérios de Jones revisados	
	Populações de baixo risco	Populações de risco moderado a alto
Critérios maiores		
Cardite	Cardite	Cardite
Poliartrite	Poliartrite (somente)	Mono ou poliartrite ou poliartralgia

(continua)

Tabela 1 Novos critérios para diagnóstico de febre reumática[5,6] (*continuação*)

Critérios de Jones modificados	Critérios de Jones revisados	
	Populações de baixo risco	Populações de risco moderado a alto
Critérios maiores		
Coreia	Coreia	Coreia
Nódulos subcutâneos	Nódulos subcutâneos	Nódulos subcutâneos
Eritema marginado	Eritema marginado	Eritema marginado
Critérios menores		
Febre	Febre	Febre
Artralgia	Poliartralgia	Monoartralgia
Provas de atividade inflamatória elevadas	VHS ≥ 60 mm e/ou PCR ≥ 3 mg/dL	VHS ≥ 30 mm e/ou PCR ≥ 3 mg/dL
Aumento de PR no ECG	Aumento de PR no ECG	Aumento de PR no ECG
Evidências de estreptococcia recente		
Cultura positiva da orofaringe para estreptococo beta-hemolítico do grupo A.		
Títulos elevados de ASO ou outro anticorpo estreptocócico, teste rápido para antígenos do estreptococo, escarlatina recente.		
O diagnóstico será positivo para febre reumática se houver a presença de 2 critérios maiores ou 1 critério maior e 2 menores, se acompanhados de evidência de infecção estreptocócica anterior.		

TRATAMENTO

A artrite é tratada com ácido acetilsalicílico, 80 a 100 mg/kg/dia, no máximo 6 a 8 g/dia, em 4 tomadas durante 2 semanas, reduzindo para 60 mg/kg/dia por 4 semanas. Outras opções: naproxeno (10 a 20 mg/kg/dia em 2 tomadas), com maior comodidade posológica e indometacina (1 a 3 mg/kg/dia, 3 a 4 ×/dia) para apresentação atípica.[2,3]

Os casos de cardite moderada e grave devem ser internados. Apesar de não haver estudos validados que demonstrem o efeito benéfico da corticoterapia em evitar a progressão da lesão valvar, há consenso na indicação da prednisona para o tratamento das cardites moderada e grave. Na cardite leve, cada serviço poderá escolher o tratamento baseado na própria experiência, embora ainda seja usual tratá-la com corticoide. A prednisona é utilizada na dose de 2 mg/kg/dia (dose máxima de 60 mg/dia) por 2 a 3 semanas, com redução gradual (20 a 25% da dose) a cada semana, ao longo de 12 semanas na cardite moderada/grave e 8 semanas na forma leve.[2,3]

A coreia é tratada com haloperidol, na dose inicial de 1 mg/dia em 2 tomadas, podendo ser aumentada em 0,5 mg a cada 3 dias, até o controle dos sintomas ou atingir a dose máxima de 5 mg/dia. Outras opções: ácido valproico, benzodiazepínicos, carbamazepina e corticoide.[2,3]

PROFILAXIA

Profilaxia primária

O tratamento da faringite (profilaxia primária) visa a reduzir a exposição antigênica do paciente ao estreptococo e impedir a propagação de cepas reumatogênicas, além de prevenir complicações agudas. A distinção entre as amigdalites virais e bacterianas, e as considerações quanto à presença de fatores de risco devem ser para indicar a profilaxia primária. A prevenção da doença baseia-se no tratamento adequado da faringoamigdalite estreptocócica, preferencialmente com a penicilina G benzatina. O risco de alergia à droga é mínimo e passível de ser resolvido com medicação. A Portaria n. 156 do Ministério da Saúde, de 19 de janeiro de 2006, normatiza a utilização de penicilina nas unidades básicas de saúde e outras unidades do Sistema Único de Saúde (SUS).

O escore de Centor modificado (Tabela 2) é uma ferramenta validada para a indicação desta profilaxia, devendo indicar tratamento sempre que somar 3 ou 4 pontos. Se houver somente 2 pontos, o tratamento dependerá da realização do teste rápido, o que pode ser impraticável em nosso meio, justificando o tratamento em populações de médio e alto riscos.[5-9]

Tabela 2 Escore de Centor modificado[7-9]

3-14 anos	+ 1
15-44 anos	0
≥ 45 anos	-1
Edema ou exudato tonsilar	+ 1
Linfadenomegalia	+ 1
Ausência de tosse	+ 1
Presença de tosse	0

O tratamento é feito preferencialmente com penicilina benzatina. Opção para tratamento oral é a amoxicilina ou ampicilina e para os alérgicos à penicilina pode-se utilizar a eritromicina, clindamicina ou azitromicina (Tabela 3).[2,3]

Tabela 3 Profilaxia primária (adaptada de SBC)[2]

Penicilina benzatina	600.000 UI (< 20 kg) 1.200.000 UI (> 20 kg) IM dose única
Amoxicilina	25-50 mg/kg/dia VO, máx. 500 mg 8/8h por 10 dias
Ampicilina	100 mg/kg/dia 8/8h por 10 dias
Eritromicina	40 mg/kg/dia, máx. 1 g/dia 8/8h por 10 dias
Clindamicina	15-25 mg/kg/dia, máx. 1.800 mg/dia por 10 dias
Azitromicina	20 mg/kg/dia, máx. 500 mg/dia por 5 dias

Profilaxia secundária

Consiste na administração contínua do antibiótico para evitar nova infecção estreptocócica, com recidiva da doença e agravamento da lesão valvar preexistente. A penicilina benzatina é o medicamento de escolha, sendo administrada de 21 em 21 dias. As opções de medicamentos para aqueles alérgicos à penicilina e a duração da profilaxia são mostradas nas Tabelas 4 e 5.[2,3]

Tabela 4 Profilaxia secundária (adaptada de SBC)[2]

Penicilina benzatina	600.000 UI (< 20 kg) a 1 200.000 UI (> 20 kg) IM	21/21 dias
Sulfadiazina	500 mg (< 30 kg) a 1 g (≥ 30) VO	1 x/dia
Eritromicina	250 mg VO	12/12h

Tabela 5 Duração da profilaxia secundária (adaptada de SBC)[2]

FR sem cardite prévia (artrite, coreia)	Até 21 anos ou 5 anos após último surto*
FR com cardite prévia, insuficiência mitral leve residual ou resolução da lesão valvar	Até 25 anos ou 10 anos após o último surto*
Lesão valvar residual moderada/grave	Até 40 anos ou por toda a vida
Após cirurgia cardíaca	Por toda a vida

* Considerar o período de maior cobertura.
Para reduzir a dor no momento da injeção e nas 24 horas seguintes, pode-se acrescentar 0,5 mL de lidocaína a 2% sem vasoconstritor à penicilina benzatina.

DESAFIOS ATUAIS

A FR apresenta graves consequências e as sequelas cardíacas acompanham o indivíduo por toda a vida, com elevado risco da necessidade de cirurgia nas válvulas do coração. Apresenta forte caráter social, sendo registrada com maior frequência em nações com baixos índices de qualidade de vida e situação de pobreza. Exige repetidas consultas, internações hospitalares e cirurgias cardíacas, acarretando grande custo econômico para os sistemas de saúde. A doença é totalmente passível de prevenção. O desafio sempre atual é a manutenção de ações e programas de saúde pública que auxiliem não somente na prevenção da doença, mas no diagnóstico precoce, tratamento e controle das recorrências.

ORIENTAÇÕES AOS PAIS

O tratamento da amigdalite ou faringite causada pelo *Streptococcus pyogenes*, deve ser seguido rigorosamente sem interrupção. O tratamento correto de toda infecção de garganta é essencial para prevenir complicações.

Jamais medicar a criança com anti-inflamatório sem orientação do especialista, porque a substância pode mascarar os sintomas, atrasando o uso do medicamento adequado.

Para o paciente com FR, a principal precaução é o acompanhamento regular para avaliar se a prevenção de novas infecções está sendo realizada corretamente.

✓ CONCLUSÃO

A FR é uma complicação tardia de faringoamigdalite estreptocócica. É a principal causa de cardiopatia adquirida na infância/adolescência no Brasil.

Pode se manifestar nas formas articular (mais comum), cardíaca (única que deixa sequela) e coreica (de manifestação mais tardia). O tratamento depende da apresentação clínica: com anti-inflamatório não hormonal (articular), corticoide (cardite) e neuroléptico (coreia). As profilaxias primária e secundária são fundamentais ao controle da doença.

REFERÊNCIAS BIBLIOGRÁFICAS

1. Carapetis JR, Brown A, Walsh W; National Heart Fundation of Australia, Cardiac Society of Australia and New Zealand. Diagnosis and management of acute rheumatic fever and rheumatic heart disease in Australia: an evidence-based review. Heart Foundation; 2006. Available in: Diagnosis and management of acute rheumatic fever and rheumatic heart disease in Australia: an evidence-based review.
2. Sociedade Brasileira de Cardiologia [SBC]. Diretrizes Brasileiras para o Diagnóstico, tratamento e Prevenção da Febre Reumática. Arq Bras Cardiol. 2009;93(3 Suppl 4):1-18.
3. Pereira BAF. Associação Médica Brasileira, Conselho Federal de Medicina, Sociedade Brasileira de Pediatria. Projeto Diretrizes: febre reumática, 2002. Disponível em: https://diretrizes.amb.org.br/_BibliotecaAntiga/febre-reumatica.pdf.
4. World Health Organization [WHO]. Rheumatic fever and rheumatic heart disease: report of a WHO expert consultation on rheumatic fever and rheumatic heart disease. World Health Organization. Geneva: 2001. Available in: https://www.who.int/cardiovascular_diseases/publications/trs923/en/.

5. Gewitz MH, Baltimore RS, Tani LY, Sable CA, Shulman ST, Carapetis J, et al.; American Heart Association Committee on Rheumatic Fever, Endocarditis, and Kawasaki Disease of the Council on Cardiovascular Disease in the Young. Revision of the Jones Criteria for the diagnosis of acute rheumatic fever in the era of Doppler echocardiography: a scientific statement from the American Heart Association. Circulation. 2015;131(20): 1806-18.
6. Knupp S, Magalhães C, Marques L. Diretriz em Febre Reumática. Sociedade Brasileira de Pediatria SBP. Novos critérios para diagnóstico de febre reumática. fev de 2016.
7. Centor RM, Witherspoon JM, Dalton HP, Brody CE, Link K. The diagnosis of strep throat in adults in the emergency room. Med Decis Making. 1981;1(3):239-46.
8. McIsaac WJ, Kellner JD, Aufricht P, Vanjaka A, Low DE. Empirical Validation of Guidelines for the Management of Pharyngitis in Children and Adults. JAMA. 2004;291(13): 1587-95.
9. Fine AM, Nizet V, Mandl KD. Large-scale validation of the Centor and McIsaac scores to predict group A Streptococcal Pharyngitis. Arch Intern Med. 2012;172(11):847-52.

18

ENDOCARDITE INFECCIOSA

Carla Verona Barreto Farias
Paulo Renato Travancas
Nadia Barreto Tenorio Aoun

OBJETIVOS

- ✓ Suspeitar de endocardite infecciosa com base nos critérios clínicos.
- ✓ Conhecer os principais agentes etiológicos.
- ✓ Solicitar e interpretar os exames complementares essenciais ao diagnóstico.
- ✓ Tratar adequadamente a endocardite infecciosa.
- ✓ Indicar adequadamente a profilaxia.

INTRODUÇÃO

Endocardite infecciosa (EI) é definida como uma infecção do endotélio das estruturas cardíacas (valvas, paredes e grandes vasos), assim como do material de próteses cardíacas (valvas protéticas e/ou condutos). Os agentes etiológicos principais são as bactérias, principalmente as Gram-positivas, e sendo mais rara a EI como resultado de infecção fúngica, por riquétsias e clamídias (Gram-negativas) ou micobactérias.[1]

Na maioria das vezes, ocorre em indivíduos com anormalidades preexistentes do sistema cardiovascular. E na ausência de lesão cardíaca prévia, é considerada rara em crianças. Em adultos, é frequente em usuários de droga intravenosa (IV) e em pessoas de 50 anos de idade ou mais.[1]

Apesar dos avanços no diagnóstico, na terapia antimicrobiana, nas técnicas cirúrgicas e no manejo das complicações, a EI permanece como um problema clínico grave, e é comum o risco de morte, que varia de 5 a 10%.[2]

Nos anos 1970, 30 a 50% da população pediátrica dos Estados Unidos (EUA) diagnosticada com EI eram de portadores de doença cardíaca reumática. Com a diminuição da prevalência de febre reumática em países desenvolvidos, a cardiopatia congênita se tornou a doença de base predominante para o desenvolvimento da EI.[3]

Aproximadamente 35 a 60% dos casos de EI em crianças ocorrem em portadores de cardiopatia congênita.[4] Nos países em desenvolvimento, a EI apresenta maior morbimortalidade em função do retardo no diagnóstico e do tratamento em unidades de saúde que não possuem condições de realização de exames complementares.[5] E associada à precariedade dos serviços de saúde nos países subdesenvolvidos, a febre reumática continua sendo a cardiopatia mais frequentemente associada à EI.[5,6] No Brasil, a febre reumática ainda representa uma grande causa de EI em lesões das valvas aórtica e mitral em crianças e adolescentes.

Os sinais e sintomas são inespecíficos, devendo o médico ter alto grau de suspeição para firmar um diagnóstico precoce.

Apesar de ser uma infecção relativamente rara na infância, a incidência vem aumentando por diversos fatores, como maior número de cirurgias cardíacas; maior sobrevida de cardiopatas submetidos a cirurgias com implantes de retalhos e próteses; maior complexidade de manuseio nas unidades de tratamento intensivo pediátrico e neonatal; e uso crescente de cateteres venosos profundos.

A EI pode se manifestar como uma complicação tardia do pós-operatório de cirurgia cardíaca, aparecendo anos após a correção da cardiopatia congênita, e pode estar associada à evolução fulminante ou à falha na terapia antibiótica.[3]

Aproximadamente 8 a 10% dos casos de endocardite em crianças ocorrem sem a presença de cardiopatia ou qualquer fator de risco identificável. Nesses casos, há envolvimento das valvas aórtica ou mitral secundário à bacteremia por *Staphylococcus aureus*.[3]

FISIOPATOLOGIA

Lesões ou erosões no endotélio cardíaco podem ocorrer quando há fluxo sanguíneo turbulento de alta velocidade, que ocorrem por alterações estruturais cardíacas, principalmente por estenoses ou regurgitações valvares.[3] O desenvolvimento da EI é o resultado da interação complexa entre o patógeno na corrente sanguínea e os locais em que existem danos endocárdicos celulares. O endotélio cardíaco intacto é resistente à colonização por microrganismos, porém qualquer tipo de lesão ao endocárdio, seja por estresse hemodinâmico ou mecânico, pode ser um potente estímulo para a trombogênese.[7]

A seguinte sequência de eventos resulta na EI: um jato de alta velocidade através de um orifício ou de regurgitação valvar provoca lesão do endotélio cardíaco, assim como um cateter intravenoso. Essa lesão deflagra um processo de trombogênese com depósito de plaquetas, fibrina e eritrócitos, levando à formação de endocardite trombótica não bacteriana.[8] Quando microrganismos entram na corrente sanguínea, a colonização da superfície endotelial lesionada converte a endocardite trombótica não bacteriana em EI. Traumas na mucosa oral, principalmentenas gengivas, no trato genitourinário ou no gastrointestinal estão associados ao risco aumentado de bacteremia.[7] Bacteremias transitórias permitem a aderência de microrganismos e a proliferação desses germes no trombo levando à formação de uma vegetação por EI. As principais fontes de bacteremia são infecções de pele, manipulações cirúrgicas e procedimentos odontológicos (Tabela 1). Em crianças, percentuais relatados de bacteremia foram de 30 a 65% após extração dentária, embora culturas positivas tenham sido transitórias. No entanto, a crença predominante é que as atividades da vida diária (p. ex., escovar os dentes, mastigar etc.) são as que mais causam bacteremia transitória e, portanto eventos que podem precipitar a EI. Manutenção da higiene oral ainda é a prática mais eficaz para prevenção da EI.[4]

As cardiopatias congênitas com maior incidência de EI são comunicação interventricular pequena, tetralogia de Fallot, anomalias da valva aórtica, persistência do canal arterial e *shunt* sistêmico-pulmonar das cardiopatias cianóticas complexas. Os agentes relacionados à EI são diversos e variam de acordo com a população avaliada. Os principais agentes etiológicos são: *Streptococcus viridans, Streptococcus bovis, Staphylococcus aureus,* estafilococo coagulase negativo, enterococo, bactérias do grupo HACEK (*Haemophilus* spp., *Aggregatibacter* sp (antigo *Actinobacillus actinomycetemcomitans), Cardiobacterium hominis, Eikenella corrodense, Kingella kingae).* A EI causada por fungos é menos frequente.

No passado, estudos reportavam que, na maioria dos casos de EI em pediatria, o agente etiológico era o *Streptococcus viridans*. Porém um estudo recente com 632 casos de endocardite em crianças observou os seguintes agentes etiológicos: *S. aureus* (57%), *Streptococcus viridans* (20%) e estafilococo coagulase negativo (14%).[9] No entanto, dados recentes mostram grande porcentagem de EI com culturas negativas em pediatria, variando de 8 a 36% dos casos.[4] Os estreptococos alfa-hemolíticos (*S. viridans*) são a causa mais comum de EI após procedimentos dentários ou naqueles pacientes com dentes cariados ou doença periodontal. Os enterococos são os organismos mais frequentemente encontrados após cirurgia ou instrumentação genitourinária ou gastrointestinal. Os organismos mais comumente encontrados na endocardite pós-operatória são os estafilococos. A endocardite em prótese valvar é uma doença grave, com mortalidade em torno de 30 a 70%, com prognóstico pior nos casos de endocardite precoce (até 60 dias da cirurgia). Geralmente é causada por contaminação intraoperatória, em cerca de 50% dos casos por estafilococo coagulase-negativo (*S. epidermidis*) ou germes como *S. aureus*, bacilo Gram-negativo, fungo e estreptococo. Em portadores de prótese valvar de implante tardio, os estafilococos persistem como agentes mais comuns e têm prognóstico melhor. Além disso, muitas das manifestações clínicas da EI provêm da resposta imune do paciente ao microrganismo causador.

Tabela 1 Percentual de bacteremia após procedimentos (adaptada de Carvalho, Lucas e Leite[10])

Procedimento	
Extração dentária	60%
Cirurgia periodontal	88%
Tonsilectomia	35%
Broncoscopia rígida	15%
Entubação traqueal	10%
Inserção/remoção de dispositivo intrauterino	13%
Endoscopia alta	4%
Enema baritado	10%
Colonoscopia	5%
Cateterização cardíaca	2%

QUADRO CLÍNICO

As manifestações clínicas da EI são variáveis e dependem do grau de acometimento do coração, da virulência do microrganismo relacionado à infecção e da comorbidade presente no paciente. A infecção pode se apresentar com sintomas inespecíficos, como febre (presente em mais de 90% dos pacientes), fadiga, astenia e emagrecimento, e a evolução tende a ser lenta, tornando o diagnóstico um desafio em muitos casos. Em situações nas quais ocorre destruição valvar, o paciente apresenta sinais e sintomas de insuficiência cardíaca.

A evolução lenta da infecção caracteriza o quadro da EI subaguda, sendo o estreptococo o principal agente. Uma evolução fulminante caracteriza a EI em que o estafilococo é o principal patógeno. Os achados da EI estão relacionados com bacteremia, valvulite, formação de imunocomplexos e embolização.

Os sintomas associados à bacteremia ou à fungemia incluem febre, vasodilatação e taquicardia pela redução da resistência vascular periférica. A valvulite pode resultar na mudança do timbre ou no aparecimento de um sopro. Em alguns pacientes, taquipneia e hipotensão são sinais de insuficiência cardíaca, que ocorre por perfuração da valva, ruptura de cordas tendíneas ou redução da função ventricular. Em pacientes com cardiopatia congênita cianótica com *shunt* sistêmico pulmonar, o sopro pode não mudar, mas há diminuição na saturação sistêmica de oxigênio por obstrução ao fluxo, dependendo da localização da vegetação. Os pacientes com EI subaguda podem apresentar glomerulonefrite em consequência de doença imunomediada. Outras sequelas imunológicas, como as manchas de Roth (alteração na retina decorrente de fenômeno embólico, vista no fundo de olho como lesão ovalada, esbranquiçada, rodeada por halo hemorrágico), manchas de Janeway (máculas eritematosas, hemorrágicas, indolores nas palmas e plantas) e nódulos de Osler (lesões pequenas, dolorosas, que se localizam nas polpas dos dedos, atribuídas à combinação de embolias sépticas e fenômenos imunológicos), são menos comuns em crianças do que em adultos.

Nas crianças com EI, êmbolos sépticos são comuns, resultando em infecções extracardíacas (osteomielite, pneumonia) ou infarto em vasos principais ou órgãos. Êmbolos para o cérebro podem produzir sintomas neurológicos (convulsões, cefaleia, isquemia ou alterações do estado mental). Outros órgãos que podem estar sob risco de episódios embólicos incluem rins, trato gastrointestinal, membros e pulmões.

No recém-nascido, os sinais e sintomas de EI são mais variáveis e menos específicos. Incluem intolerância à dieta, taquicardia, dificuldade respiratória, hipotensão e um sopro novo ou de timbre alterado. A febre pode estar ausente na EI aguda e na subaguda. A EI por fungo é mais comum no recém-nascido e pode se apresentar na forma fulminante aguda. A apresentação clínica da EI neonatal pode ser indistinguível de sepse ou insuficiência cardíaca congestiva.

DIAGNÓSTICO

Os achados da anamnese, exame físico e exames complementares formam a base para o estabelecimento dos critérios diagnósticos da EI. Esses são os chamados critérios de Duke modificados, largamente utilizados em crianças e jovens. Por meio dos critérios de Duke (Quadro 1), o diagnóstico é classificado como: definitivo, possível e excluído (Quadro 2).

Quadro 1 Definição dos termos usados nos critérios modificados de Duke para diagnóstico de endocardite infecciosa (adaptado de Baltimore et al.[3])

Critérios maiores
Hemocultura positiva para EI
Microrganismos compatíveis com EI em 2 amostras de hemoculturas: *S. viridans*, *S. bovis*, grupo HACEK, *Staphylococcus aureus* ou enterococos adquiridos na comunidade, na ausência de um foco primário
Microrganismos compatíveis com EI em hemoculturas persistentemente positivas, definidas como no mínimo 2 amostras positivas coletadas com intervalo > 12 h; ou total de 3 amostras ou a maioria de 4 ou mais amostras (independentemente do tempo); hemocultura única positiva para *Coxiella burnetti* ou título de IgG antifase> 1:800

(continua)

Quadro 1 Definição dos termos usados nos critérios modificados de Duke para diagnóstico de endocardite infecciosa (adaptado de Baltimore et al.[3]) (*continuação*)

Critérios maiores
Evidência de envolvimento endocárdico
Ecocardiograma positivo para EI (ETE recomendado em próteses valvares ou EI complicada, ETT como primeiro exame nos outros pacientes): massa intracardíaca móvel nas valvas ou estruturas subvalvares, no trajeto de jatos regurgitantes ou em materiais implantados (na ausência de uma explicação anatômica; ou abscessos; ou nova deiscência parcial de próteses valvares; ou nova regurgitação valvar)
Critérios menores
Condição cardíaca predisponente
Febre (> 38°)
Fenômenos vasculares: embolização arterial, infartos pulmonares sépticos, aneurisma micótico, hemorragia intracraniana, hemorragia conjuntival ou lesões de Janeway
Fenômenos imunológicos: glomerulonefrite, nódulos de Osler, manchas de Roth e fator reumatoide
Evidência microbiológica: hemocultura positiva, mas que não fecha critério maior; ou evidência orológica de infecção ativa com organismo compatível com EI

HACEK: *Haemophilus* sp., *Aggregatibacter* sp., *Cardiubacterium hominis*, *Eikenella corrodens* e *Kingella* sp.; EI: endocardite infecciosa; ETE: ecocardiograma transesofágico; ETT: ecocardiograma transtorácico.

Quadro 2 Critérios de Duke para diagnóstico de endocardite infecciosa (adaptado de Baltimore et al.[3])

EI definitiva
Critério patológico
Microrganismos demonstrados por cultura ou exame histológico de vegetação ou amostra de abscesso cardíaco; ou
Lesões patológicas; vegetação ou abscesso intracardíaco confirmado por exame histológico mostrando endocardite ativa
Critérios clínicos (definidos no Quadro 1)
2 critérios maiores; ou
1 critério maior e 2 menores
5 critérios menores
EI provável
1 critério maior e 1 critério menor; ou
3 critérios maiores
Exclusão
Outro diagnóstico para explicar os achados sugestivos de endocardite
Resolução dos sinais e sintomas de EI com antibioticoterapia por no máximo 4 dias
Ausência de evidência patológica de EI em cirurgia ou autópsia com antibioticoterapia por no máximo 4 dias

EI: endocardite infecciosa.

DIAGNÓSTICO LABORATORIAL

Realizado por meio de hemoculturas positivas, hemograma, velocidade de hemossedimentação (VHS), proteína C-reativa (PCR), fator reumatoide (FR) e elementos anormais no sedimento urinário (EAS). As hemoculturas devem ser colhidas dos pacientes com febre de origem obscura e sopro cardíaco patológico, história de doença cardíaca ou endocardite prévia. Deve-se obter 3 hemoculturas em sítios diferentes de venopunção nas primeiras 24 horas, e caso não haja crescimento de microrganismos até o 2º dia de incubação, devem ser colhidas mais 2 ou 3 amostras.[3] Nos pacientes graves com quadro agudo de EI, deve-se colher 3 hemoculturas em locais diferentes de venopunção no curto período de 1 a 2 horas, e iniciar terapia antibiótica.[3] O diagnóstico de endocardite com culturas negativas é feito quando o paciente possui evidências clínicas e ecocardiográficas de EI, porém com hemoculturas persistentemente negativas. As causas mais comuns de endocardite com culturas negativas são o uso prévio ou atual de antibióticos, ou infecções causadas por microrganismos com crescimento lento *in vitro*, tais como os do grupo HACEK.[3]

No hemograma, pode-se encontrar uma anemia normocítica e normocrômica em 70 a 90% dos pacientes. A VHS é elevada na maioria dos casos, acima 55 mm na primeira hora. Ocorre elevação da PCR e do FR, e a diminuição destes reflete uma boa resposta à terapia antimicrobiana. Hematúria microscópica e proteinúria podem estar presente no EAS em aproximadamente 50% dos casos.

O eletrocardiograma pode apresentar alterações compatíveis com a cardiopatia de base, além de alterações do ritmo, como ectopias ventriculares, ou distúrbios de condução, como o bloqueio atrioventricular, que denotam maior gravidade.

DIAGNÓSTICO POR IMAGEM

Ecocardiograma

O ecocardiograma é o método diagnóstico padrão para identificação das manifestações intracardíacas da EI. Pode demonstrar imagem de vegetação, que é caracterizada por ecos densos, de bordos irregulares, aspecto "aveludado e flocoso" e aderidos ao endocárdio valvar ou às cavidades, e associação com as repercussões hemodinâmicas, como disfunções valvares. Também detecta complicações, como derrame pericárdico ou formação de abscesso miocárdico.[10] O ecocardiograma transtorácico (ETT) é um método rápido, seguro e não invasivo para o diagnóstico de endocardite, e apresenta alta especificidade (98%) para visualização de vegetações e sensibilidade média de 81%, porém vegetações menores que 2 mm são de difícil visualização por este método.[11]

Em pacientes obesos ou com grande massa muscular, no pós-operatório de cirurgia cardíaca ou na presença de comprometimento respiratório grave, o ecocardiograma transesofágico (ETE) pode ser necessário, assim como na detecção de complicações na via de saída do ventrículo esquerdo, especialmente abscesso na raiz aórtica. Portanto, deve ser considerada a indicação de ETE para pacientes com envolvimento da valva aórtica que evoluam com alteração nas dimensões da raiz aórtica no ETT.[10] Grandes vegetações, com mais de 1 cm, aumento do tamanho das vegetações durante o tratamento, piora da disfunção valvar e da função ventricular, presença de abscesso cavitário ou pseudoaneurismas, são dados ecocardiográficos associados à maior probabilidade de complicações.[10]

Ressonância magnética

É indicada nos casos de EI com complicações, como abscesso perivalvar, aneurisma da parede aórtica ou fístulas cavitárias.[10]

Tomografia computadorizada de crânio

Realizada quando houver comprometimento neurológico por embolização.

Angiografia cerebral

Indicada na pesquisa de aneurismas micóticos.

TRATAMENTO CLÍNICO

Medidas gerais[11]

A EI é uma doença grave com acometimento em outros órgãos, logo o tratamento deve ser multissistêmico:

- Cardiovascular: estabilização hemodinâmica e tratamento da insuficiência cardíaca congestiva (ICC).
- Hematológico: correção da anemia e alterações da coagulação.
- Respiratório: manter suporte ventilatório adequado.
- Metabólico: correção de distúrbios hidroeletrolíticos, metabólicos e acidobásicos.
- Suporte nutricional, renal e neurológico.

Antibioticoterapia[3,10]

Na EI, os agentes etiológicos encontram-se embebidos em uma matriz de fibrina e plaquetas, e em grande concentração, além disso esses microrganismos possuem baixas taxas metabólicas e de divisão celular, sendo portanto menos sensíveis à ação dos antibióticos betalactâmicos e a outros que atuam na parede celular.

O tratamento tem como objetivo a erradicação completa do agente infeccioso, logo antibioticoterapia venosa deve ser prolongada (4 a 6 semanas) e a associação de antibióticos bactericidas é regra geral, devendo ser evitada, assim, a monoterapia. São necessários níveis muito acima da concentração inibitória mínima (MIC) durante longo período para que se trate adequadamente a infecção, e a terapia inicial geralmente consiste em antibióticos sinérgicos.

O tratamento da EI depende do microrganismo, do ambiente e das complicações de cada paciente. O início da terapêutica em pacientes suspeitos deverá ser sempre baseado em hemoculturas, conforme orientado no tópico de exames laboratoriais, identificação do germe e antibiograma. A maioria dos casos em que a hemocultura é negativa deve-se ao uso prévio de antibiótico. Em pacientes graves toxêmicos, após a coleta de pelo menos 3 pares para hemocultura, pode-se iniciar a antibioticoterapia com base na epidemiologia.

O tratamento empírico deve ser realizado quando as hemoculturas iniciais ou ainda em andamento forem negativas. A Tabela 2 mostra os esquemas antibióticos, segundo a atualização de 2015 da American Heart Association (AHA),[3] utilizados no tratamento empírico da EI quando não se tem a identificação do agente etiológico nas seguintes situações: EI comunitária em valva nativa; em prótese valvar com mais de 1 ano de cirurgia; EI nosocomial associada à canulação vascular; e EI em próteses valvares com menos de 1 ano de cirurgia.[3]

Tabela 2 Terapia antibiótica empírica para endocardite sem agente etiológico identificado ou com hemoculturas negativas (adaptada de Baltimore et al.[3])

Esquema ATB	Dose e via	Tempo de tratamento
EI comunitária em valva nativa		
Ampicilina com sulbactam	200-300 mg/kg/dia, 6/6h IV (dose máx. 12 g/dia)	4 a 6 semanas
+		
Gentamicina	3-6 mg/kg/dia, 8/8h IV (adulto 3-5 mg/kg/dia)	4 a 6 semanas
ou		
Vancomicina	60 mg/kg/dia, 6/6h IV (dose máx. 2 g)	4 a 6 semanas
+		
Gentamicina	3 mg/kg dia, 8/8h IV (adulto 3-5 mg/kg/dia)	4 a 6 semanas

(*continua*)

Tabela 2 Terapia antibiótica empírica para endocardite sem agente etiológico identificado ou com hemoculturas negativas (adaptada de Baltimore et al.[3]) (*continuação*)

Esquema ATB	Dose e via	Tempo de tratamento
EI em prótese valvar tardia (> 1 ano após a cirurgia)		
Ampicilina com sulbactam	200-300 mg/kg/dia, 6/6h IV (dose máx. 12 g/dia)	4 a 6 semanas
+		
Gentamicina	3-6 mg/kg/dia, 8/8 h IV (adulto 3-5 mg/kg/dia)	4 a 6 semanas
ou		
Vancomicina	60 mg/kg/dia, 6/6h IV (dose máx. 2 g)	4 a 6 semanas
+		
Gentamicina	3 mg/kg/ dia, 8/8h IV (adulto 3-5 mg/kg/dia)	4 a 6 semanas
+		
Rifampicina	20 mg/kg/dia, 8/8h IV (dose máx. 900 mg/dia)	6 semanas
EI nosocomial associada ao cateter ou em prótese valvar (precoce ≤ 1 ano)		
Vancomicina	60 mg/kg/dia, 6/6h IV (dose máx. 2g/dia)	6 semanas
+		
Gentamicina	3-6 mg/kg/dia, 8/8h IV (adulto 3-5 mg/kg/dia)	2 semanas
+		
Cefepime	100-150 mg/kg/dia, 8/8h IV (dose máx. 6 g/dia)	6 semanas
Ceftazidima	100-150 mg/kg/dia, 8/8h IV (dose máx. 2-4 g/dia)	6 semanas
+		
Rifampicina Rifampicina em EI (em próteses valvares)	20 mg/kg/dia, 8/8h IV (dose máx. 900 mg/dia)	6 semanas

EI: endocardite infeciosa; IV: intravenosa.

Antibioticoterapia para EI com hemocultura positiva para agentes etiológicos mais comuns[3]

- *Streptococcus viridans e bovis* altamente sensíveis à penicilina (concentração bactericida mínima – CBM ≤ 0,1 mcg/mL).

1ª escolha:

Penicilina cristalina, 200.000 a 300.000 UI/kg/dia, IV, 4/4 horas (dose máxima 12 a 24 UI/dia)

Ou

Ceftriaxona, 100 mg/kg/dia, 12/12 horas, IV, ou 80 mg/kg/dia, 24/24 horas (dose máxima 4 g/dia)

2ª escolha:

Vancomicina, 40 mg/kg/dia, 8/8 ou 12/12 horas, IV (dose máxima 2 g/dia)

Ou

Ceftriaxona, 100 mg/kg/dia, 12/12 horas, IV ou 80 mg/kg/dia 24/24 horas (dose máxima 4 g/dia)

Ou

Cefazolina, 100 mg/kg/dia, IV, 8/8 horas (dose máxima 12 g/dia)

- *Streptococcus viridans* menos sensíveis à penicilina e enterococos (CBM ≥ 0,2 mcg/mL)

1ª escolha:

Penicilina cristalina, 200.000 a 300.000 UI/kg/dia, IV, 4/4 horas (dose máxima 12 a 24 UI/dia)

Ou

Ampicilina, 200 a 300 mg/kg/dia, IV, 4/4 ou 6/6 horas (dose máxima 12 g/dia)

+

Gentamicina, 3 a 6 mg/kg/dia, IV, 8/8 horas (dose adulto 3 a 5 mg/kg/dia) (gentamicina para EI por enterococos por 2 semanas)

2ª escolha:

Vancomicina, 40 mg/kg/dia, 8/8 ou 12/12 horas, IV (dose máxima 2 g/dia)

+

Gentamicina, 3 a 6 mg/kg/dia, IV, 8/8 horas (dose adulto – 3 a 5 mg/kg/dia) (gentamicina para EI por enterococos por 2 semanas)

Ou

Ampicilina, 200 a 300 mg/kg/dia, IV, 4/4 ou 6/6 horas (dose máxima 12 g/dia)

+

Ceftriaxona, 100 mg/kg/dia, 12/12 horas, IV, ou 80 mg/kg/dia, 24/24 horas (dose máxima 4 g/dia)

- *Staphylococcus aureus* ou coagulase-negativo resistente à penicilina

1ª escolha:
Oxacilina 200 mg/kg/dia, IV, 4/4 ou 6/6 horas (dose máxima 12 g/dia)

+

Gentamicina, 3 a 6 mg/kg/dia, IV, 8/8 horas (dose adulto 3 a 5 mg/kg/dia) (gentamicina para EI por 3 a 5 dias)

2ª escolha:

Vancomicina, 40 mg/kg/dia, 8/8 ou 12/12 horas, IV (dose máxima 2 g/dia) (para pacientes alérgicos aos betalactâmicos)

Ou

Cefazolina, 100 mg/kg/dia, IV, 8/8 horas (dose máxima 12 g/dia)

- *Staphylococcus* resistente a oxacilina (CBM ≥ 4 mcg/mL)
  Vancomicina, 40 mg/kg/dia, 8/8 ou 12/12 horas, IV (dose máxima 2 g/dia)

- *Staphylococcus* resistente à vancomicina ou pacientes intolerantes
  Daptomicina 6 mg/kg, IV, 24/24 horas (pacientes < 6 anos: 10 mg/kg)

Na endocardite estafilocócica em material protético, administrar também rifampicina associada à gentamicina nas primeiras 2 semanas, conforme doses da Tabela 2. E nesses casos, o tratamento será por no mínimo 6 semanas.

Antibioticoterapia para EI com hemocultura positiva para agentes etiológicos menos comuns[10]

- Gram-negativos grupo HACEK:
  Devem ser tratados com ceftriaxona ou outra cefalosporina de 3ª geração, ampicilina + sulbactam ou ciprofloxacino por 4 ou 6 semanas, se houver prótese cardíaca.

- EI por fungos:
  Deve-se utilizar anfotericina B (com ou sem rifampicina). Pode-se utilizar flucitosina, que tem efeito sinérgico, com a anfotericina por 8 semanas. Para a maioria dos casos, além da terapia antifúngica, a cirurgia é necessária.

Tratamento cirúrgico[12]

O tratamento cirúrgico está indicado nas seguintes situações:

- Hemoculturas positivas após 1 semana de antibioticoterapia.
- Abscesso valvar ou no miocárdio.
- Um ou mais eventos embólicos importantes nas 2 primeiras semanas de tratamento.
- Ruptura de folhetos ou cordoalhas valvares, ruptura do seio de Valsalva e/ou do septo interventricular ou insuficiência valvular aguda com ICC intratável.
- Endocardite fúngica.

Após a cirurgia de troca da válvula afetada, utiliza-se o esquema antibiótico para prótese valvar infectada.[10]

PROFILAXIA DA ENDOCARDITE INFECCIOSA

Como exposto no tópico fisiopatologia, a lesão endotelial (principalmente consequente à lesão em jato em valvopatias e cardiopatias congênitas) pode resultar no depósito de plaquetas e fibrinas no local, levando à formação de endocardite trombótica não bacteriana. Com a ocorrência da bacteremia, é possível a aderência de microrganismos nesse composto, formando uma vegetação infecciosa que desencadeia toda a fisiopatologia da doença.

A partir de 1955, surgiram as recomendações da AHA para prevenção de EI antes de procedimentos dentários ou nos tratos digestivo e genitourinário. A análise de estudos subsequentes permitiu algumas observações que mudaram a profilaxia ao longo dos anos:

- A profilaxia é eficaz com menores doses de antibiótico.
- A maioria dos pacientes com EI não foi submetida a procedimentos médicos, cirúrgicos ou odontológicos.
- Não há uma correlação clara da percentagem de bacteremia pós-procedimento e ocorrência de EI, não se sabendo ao certo o inóculo e o tempo necessário para colonização do endocárdio.
- O risco de EI é maior em bacteremias recorrentes (p. ex., secundárias à saúde bucal precária, infecções ativas, cateteres vasculares de longa duração), quan-

do comparado a eventos isolados, como após procedimentos odontológicos, gastrointestinais ou genitourinários.

- A manutenção da boa saúde bucal é uma medida de profilaxia da EI provavelmente mais eficaz que a antibioticoterapia antes de procedimento odontológico.
- Pacientes sob risco de EI grave são os que mais se beneficiam da profilaxia.
- É provável que os efeitos adversos da antibioticoterapia profilática administrada de forma liberal excedam o benefício.
- A maioria das recomendações ainda é empírica e controversa.

As Diretrizes do American College of Cardiology/American Heart Association (ACC/AHA) publicadas em 2008 recomendam profilaxia como classe IIa aos pacientes sob alto risco, listados na Quadro 3, de EI que se submeterão a procedimentos que envolvam tecido gengival, região periodontal ou perfuração da mucosa oral (Tabela 3).

Quadro 3 Condições cardiovasculares de risco que necessitam de profilaxia para endocardite infecciosa (adaptada de Wilson et al.[8])

Prótese valvar
Endocardite infecciosa prévia
Cardiopatia congênita (CC): (i) CC cianótica não corrigida, incluindo *shunts* paliativos e condutos; (ii) CC com correção completa com uso de material protético ou dispositivo implantado por procedimento cirúrgico ou hemodinâmico nos primeiros 6 meses após o procedimento (endotelização ocorre após 6 meses); (iii) CC corrigida com lesão residual local ou adjacente a dispositivo ou reparo protético (que inibe a endotelização)
Pacientes receptores de transplante cardíaco que tenham desenvolvido doença valvar

Tabela 3 Profilaxia para endocardite infecciosa em procedimentos odontológicos (adaptada de Wilson et al.[8])

Indicada	Não recomendada
Pacientes sob alto risco de EI que serão submetidos a procedimentos que envolvam a manipulação do tecido gengival, região periodontal ou perfuração de mucosa oral	Anestesia local em tecido não infectado Radiografia em odontologia Colocação ou remoção de aparelhos ortodônticos Colocação de peças em aparelhos ortodônticos Queda natural de dente de leite Sangramento oriundo de trauma da mucosa oral ou dos lábios

Não é mais recomendada a administração de antibióticos somente para prevenir endocardite em pacientes submetidos a procedimentos do trato genitourinário, gastrointestinal ou respiratório. A única indicação que ainda persiste no trato respiratório, em pacientes sob alto risco de EI, é quando há incisão da mucosa, como na adenoamigdalectomia.

Na Tabela 4 estão os esquemas antibióticos para profilaxia da EI pacientes de alto risco.

Tabela 4 Esquema de profilaxia para endocardite infecciosa em procedimentos odontológicos (adaptada de Wilson et al.[8])

Regime: dose única, 30 a 60 minutos antes do procedimento			
Situação	Agente	Criança	Adulto
Via oral (VO)	Amoxicilina	50 mg/kg VO	2 g VO
Impossibilitados de uso via oral	Ampicilina	50 mg/kg IV	2 g IV
	Cefazolina	50 mg/kg IV/IM	1 g IV/IM
	Ceftriaxona	50 mg/kg IV/IM	1 g IV/IM
Alérgico à penicilina – via oral	Cefalexina	50 mg/kg VO	2 g VO
	Clindamicina	20 mg/kg	600 mg
	Azitromicina ou claritromicina	15 mg/kg	500 mg VO
Alérgicos à penicilina ou à ampicilina e impossibilidade de VO	Cefazolina ou ceftriaxona	50 mg/kg IM /IV	1 g IM/IV
	Clindamicina	20 mg/kg IM/IV	600 mg IM/IV

IM: intramuscular; IV: intravenoso; VO: via oral.

Toda Diretriz deve ser interpretada com cautela; deve ser útil como um guia. Conforme comentado, as recomendações sobre a profilaxia de EI mudaram muito ao longo dos anos, principalmente na última revisão, a partir das observações de estudos. É claro que, a depender do discernimento clínico e de situações peculiares de cada paciente, haverá uma indicação mais ampla de profilaxia de EI. Por exemplo, em populações de baixa renda, com outras cardiopatias que não as indicadas.

DESAFIOS ATUAIS[13]

Os desafios da EI são relevantes. A prevenção é, sem dúvida, a melhor estratégia para o controle da doença.

A etiologia, as manifestações clínicas e o curso são heterogêneos. O *Staphylococcus aureus* se tornou o organismo causador predominante no mundo desenvolvido e leva a uma forma agressiva da doença, frequentemente em populações vulneráveis, contudo existe hoje ainda uma grande falta de infraestrutura de pesquisa, financiamento, com poucos ensaios clínicos randomizados para orientar a prática clínica e delinear estratégias atuais e futuras para limitar o impacto.

ORIENTAÇÕES AOS PAIS[13]

O aleitamento materno deve ser estimulado, mas se necessário a mamadeira, desestimular a adição de açúcar (no leite, no suco, no chá etc.).

Após a erupção do primeiro dente, a alimentação durante o sono deve ser evitada, mas enquanto não for totalmente eliminada, higienizar a cavidade oral com gaze ou fralda úmida após a mamada.

Incentivar hábitos saudáveis para a dieta com disciplina de horário das refeições e lanches e evitar alimentação fora de hora. A ingestão de doces deve ser feita na sobremesa e escovar os dentes em seguida.

Evitar passar os alimentos no liquidificador, se necessário amassar com o garfo.

Iniciar a higiene bucal antes da erupção dos dentes, com fralda ou gaze úmida.

Após a erupção dos dentes, quando a criança mamar, sempre realizar a limpeza com a fralda. Iniciar a escovação dos dentes o mais precocemente possível.

Para evitar o uso da chupeta, recomendar a técnica correta de amamentação.

A mamadeira deve ser retirada por volta dos 12 meses.

Encaminhamento ao dentista antes da época de erupção dos dentes para que o dentista faça a devida orientação.

✓ CONCLUSÃO

A EI permanece como um problema clínico complexo e grave, com risco de morte significativo variando de 5 a 10%. Os sinais e sintomas são inespecíficos, devendo o médico ter um alto grau de suspeição para firmar um diagnóstico precoce, e os critérios de Duke modificados são utilizados para crianças e jovens para o diagnóstico de EI.

No Brasil, a febre reumática ainda representa uma grande causa de EI em lesões das valvas aórtica e mitral em crianças e adolescentes. As cardiopatias congênitas com maior incidência de EI são comunicação interventricular pequena, tetralogia de Fallot, anomalias da valva aórtica, persistência do canal arterial e *shunt* sistêmico-pulmonar das cardiopatias cianóticas complexas.

É causada mais frequentemente por bactérias Gram-positivas, e raramente por bactérias Gram-negativas, riquétsias ou clamídias e fungos.

O início da terapêutica em pacientes suspeitos deverá ser sempre baseado na hemocultura, identificação do germe e antibiograma. As recomendações para o tratamento cirúrgico na EI são derivadas basicamente de consenso entre especialistas.

As recomendações sobre profilaxia de EI mudaram muito ao longo dos anos. As Diretrizes existentes devem ser interpretadas com cautela e utilizadas como um guia. Estudos mostram atividades da vida diária (p. ex., escovar os dentes, mastigar etc.) como maiores causadores de bacteremia transitória e, portanto, eventos que possam precipitar a EI, logo a manutenção da higiene oral ainda é a prática mais eficaz para prevenção da EI.[4] A orientação tanto do pediatra quanto do dentista sobre a adequada saúde bucal deve ser prática obrigatória no acompanhamento ambulatorial pediátrico, e principalmente no paciente cardiopata.

REFERÊNCIAS BIBLIOGRÁFICAS

1. Pereira CAZ, Rocio SCGP, Ceolin MFR, Lima APNB, Borlot F, Pereira RST, et al. Achados clínico-laboratoriais de uma série de casos com endocardite infecciosa. J Pediatr. 2003;79(5):423-8.
2. Dixon G, Christov G. Infective endocarditis in children: an update. Curr Opin Infect Dis. 2017;30(3):257-67.
3. Baltimore RS, Gewitz M, Baddour LM, Beerman LB, Jackson MA, Lockhart PB, et al. American Heart Association Rheumatic Fever, Endocarditis, and Kawasaki Disease Committee of the Council on Cardiovascular Disease in the Young and the Council on Cardiovascular and Stroke Nursing. Infective endocarditis in childhood: 2015 update: A Scientific Statement From the American Heart Association. Circulation. 2015;132(15):1487-515.
4. Martin J, Lindgren C. Infectious endocarditis prophylaxis in children. Pediatr Emerg Care. 2018;34(10):743-6.
5. Sadiq M, Nazir M, Sheikh SA. Infective endocarditis in children-incidence, pattern, diagnosis and management in a developing country. Int J Cardiol. 2001;78(2):175-82.
6. Mirabel M, Rattanavong S, Frichitthavong K, Chu V, Kesone P, Thongsith P, et al. Infective endocarditis in the Lao PDR: Clinical characteristics and outcomes in a developing country. Int J Cardiol. 2015;180:270-3.
7. Taib R, Penny DJ. Infective endocarditis. In: Anderson RH, Baker EJ, Penny DJ, Redington AN, Rigby ML, Wernovsky G, editors. Pediatric cardiology. 3rd ed. Philadephia; 2010.
8. Wilson W, Taubert KA, Gewitz M, Lockhart PB, Baddout LM, Levison M, et al. Prevention of infective endocarditis guidelines from the American Heart Association a Guideline from the American Heart Association Rheumatic Fever, Endocarditis, and Kawasaki Disease Committee, Councilon Cardiovascular Disease in the Young, and the Councilon Clinical Cardiology, Councilon Cardiovascular Surgery and Anesthesia, and the Quality of Care and Outcomes Research Interdisciplinary Working Group. Circulation. 2007;116(15):1736-54.
9. Day MD, Gauvreau K, Shulman S, Shulman S, Newburger JW. Characteristics of children hospitalized with infective endocarditis. Circulation. 2009;119(6):865-70.
10. Carvalho MFC, Lucas E, Leite MFMP. Endocardite infecciosa. In: Silva LR, Campos Jr D, Burns DAR, Vaz ES, Borges WG, editores. Tratado de pediatria: Sociedade Brasileira de Pediatria. 4ª ed. Barueri: Manole; 2017.

11. Carlesse F, Moser LRDN, Santos MVC, Katina T. Endocardite infecciosa. In: Croti UA, Mattos SS, Pinto Jr. VC, Aiello VD, Moreira VM., editors Cardiologia e cirurgia cardiovascular pediátrica. 2ª ed. São Paulo: Roca; 2012.
12. Baddour LM, Wilson WR, Bayer AS, Fowler Jr VG, Bolger AF, Levison ME, et al. Infective endocarditis: diagnosis, antimicrobial therapy and management of complications: a statement for health care professionals from the Committee on Rheumatic Fever, Endocarditis and Kawasaki Disease, Council on Cardiovascular Disease in the Young and the Councils on Clinical Cardiology, Stroke and Cardiovascular Surgery and Anesthesia, American Heart Association: endorsed by the Infectious Diseases Society of America. Circulation. 2005;111(23):e394-434.
13. Schalka MM, Rodrigues CR. The importance of the pediatrician in oral health care promotion. Rev Saude Publica. 1996;30(2):179-86

19

DOENÇA DE KAWASAKI

Talita Nolasco Loureiro
Mariana Póvoa

OBJETIVOS

- ✓ Reforçar a importância do diagnóstico precoce da doença de Kawasaki na forma clássica ou completa e atípica ou incompleta.
- ✓ Prevenir a ocorrência de complicações como doenças coronarianas e infarto do miocárdio que pioram o prognóstico.

INTRODUÇÃO

A doença de Kawasaki (DK) é uma vasculite sistêmica, aguda e difusa da infância, mais prevalente em crianças com menos de 5 anos, que predominantemente afeta as artérias coronárias.[1] Também descrita como síndrome cutâneo-mucosa e linfonodal. Tomikasu Kawasaki foi o primeiro a descrevê-la no Japão, em 1967, em uma criança de 4 anos de idade.[2] É a causa mais comum de cardiopatia adquirida nos países desenvolvidos. A importância não está na mortalidade da fase aguda, rara, mas sim na possível evolução com sequelas coronarianas e risco aumentado de infarto agudo do miocárdio (IAM) e morte súbita.[3]

CLASSIFICAÇÃO

Pode apresentar-se de uma forma clássica, típica ou completa na qual encontram-se critérios que definem a doença ou uma forma atípica ou incompleta na qual estes critérios não aparecem na totalidade. A DK atípica é uma forma que por não preencher todos os critérios clínicos da forma clássica dificulta o diagnóstico e eleva a incidência de complicações de artérias coronárias. É mais comum em menores de 1 ano.

Sintomas da DK aparecem em fases. A primeira vai desde o 1º dia até o 11º dia; a segunda do 12º dia ao 21º dia e a terceira fase vai desde o 22º dia ao 60º dia. Na terceira fase da doença, sinais e sintomas desaparecem lentamente, a não ser que surjam complicações. É fundamental que o diagnóstico seja feito na fase aguda.

EPIDEMIOLOGIA

A etiologia permanece desconhecida. Os fatores predisponentes foram relatados inconsistentes. Supõe-se que seja infecciosa. Outra linha de evidência liga a sazonalidade da DK aos padrões de vento troposféricos, o que sugere o transporte de um agente que, quando inalado por crianças geneticamente suscetíveis, desencadeie a cascata imunológica da DK. Embora os resultados não tenham sido replicados, um estudo no estado de Washington sugeriu que o risco de DK pode estar ligado a exposições perinatais, incluindo idade materna mais avançada, colonização por estreptococos do grupo B materno e hospitalização na primeira infância por doença bacteriana, que foi associado com um risco 2,8 vezes maior.[4] Alguns agentes propostos são riquétsia, *Propionibacterium*, estreptococo ou seus produtos, antígenos da poeira doméstica ou retrovírus. No entanto, essas teorias não foram confirmadas.

Uma linha de investigação sugere infecção com um novo vírus de RNA que entra pelo trato respiratório superior. Há evidências de sazonalidade e predisposição genética baseada na incidência entre grupos étnicos variados, com taxas maiores entre asiáticos. Um estudo de associação em todo o genoma no Japão identificou um determinante do antígeno leucocitário humano que influenciou a suscetibilidade entre crianças japonesas e taiwanesas, mas não crianças de ascendência europeia. As variantes nos genes na via de sinalização do fator de crescimento transformante (TGF)-beta (TGF-beta-2, TGF-beta-R2 e SMAD3) foram associadas ao aumento do risco de formação de aneurisma em pacientes de descendência europeia. Em conjunto, esses resultados sugerem que a suscetibilidade à DK e o desfecho da doença, incluindo a formação do aneurisma e a resposta à imunoglobulina intravenosa (IGIV), são influenciados por variantes em diversos genes e caminhos de sinalização diferentes.[5] O risco relativo mais alto é em crianças asiáticas, especialmente as japonesas. A incidência anual em crianças japonesas é de cerca de 264 por 100.000 menores de 5 anos (último dado de 2012). A DK é rara em crianças com menos de 3 meses. Na América do Norte, a DK afeta aproximadamente 25 pacientes por 100.000 crianças com menos de 5 anos de idade por ano.[3] Na América do Sul, a incidência é de 3 por

100.000 com menos de 5 anos. Setenta e seis por cento dos casos ocorrem na faixa etária de até 5 anos. Os meninos são mais suscetíveis que as meninas na relação de 1,5:1.

É mais frequente no inverno e início da primavera no hemisfério norte, possuindo menor característica sazonal no hemisfério sul. Sintomas não específicos são comuns nos 10 dias anteriores ao diagnóstico. No Japão, a taxa de recorrência é de mais ou menos 3%, e o risco relativo de contrair a doença após o primeiro caso em uma família é 10 vezes maior. Observa-se que 50% dos casos de recidiva ocorram até 10 anos após o 1° episódio.

A taxa de letalidade é menor que 0,1% no Japão. A taxa de mortalidade na DK mundial varia de 0,5 a 2,8%, sendo geralmente relacionada com trombose das coronárias e miocardite. A morte geralmente ocorre na 3ª ou 4ª semana da doença. Aneurismas da artéria coronária na DK representam 5% das síndromes coronarianas agudas (ACS) em adultos com menos de 40 anos de idade.[3,4] A DK é a causa mais comum de cardiopatia adquirida nos países desenvolvidos e afeta predominantemente, mas não exclusivamente, crianças pequenas.[4]

FISIOPATOLOGIA

Um modelo recente, em 2012, propõe que a vasculopatia na DK envolva 3 processos que afetam as artérias musculares. O primeiro é uma arterite necrotizante, seguida de vasculite subaguda/crônica. O processo final é a proliferação miofibroblástica luminal.[6] A doença é de vasculite generalizada dos vasos de médio calibre nos primeiros 10 dias de doença, especialmente nas artérias coronárias. Do infiltrado arterial há evolução com fibrose progressiva e destruição da lâmina elástica do endotélio vascular, com dilatação coronariana. A artéria coronariana exibe dilatação difusa e espessamento perivascular (em 30 a 50% dos casos). Essas lesões podem progredir e evoluir para formação de aneurisma (em 15 a 20%) na média em 10 dias. A trombose advém de aumento do número e da adesividade das plaquetas, que são ativadas pelo endotélio e pela estagnação do fluxo sanguíneo gerado pelo aneurisma, podendo provocar IAM, que ocorre mais frequentemente dentro de 6 a 8 semanas. A isquemia miocárdica que ocorre tardiamente pode ser causada pela trombose ou por estenose progressiva da artéria coronária.

No Japão, 73% dos casos de IAM ocorrem durante o primeiro ano após a doença. No entanto, infartos fatais ocorreram 6 anos após a doença. Os aneurismas podem ser fusiformes, saculares, cilíndricos ou segmentares. Mais de 50% dos aneurismas regridem 1 a 2 anos após a doença. São mais frequentes no tronco da artéria coronariana esquerda, no segmento proximal da descendente anterior esquerda e na artéria coronariana direita. A artéria circunflexa é menos acometida. Em longo prazo, as alterações vasculares decorrentes da DK levam à disfunção endotelial crônica, conhecimento importante para o acompanhamento da criança durante o crescimento. A compreensão atual da resposta imune sugere resposta a um antígeno clássico que protege contra a exposição futura na maioria dos pacientes.[3,4]

QUADRO CLÍNICO

A forma clássica da DK caracteriza-se por 5 ou mais dias de febre (critério obrigatório) e 4 ou mais das seguintes características clínicas:

- Inflamação conjuntival bilateral.
- Erupção cutânea-exantema polimorfo.
- Alterações das extremidades dos membros: edema e/ou eritema palmar ou plantar, descamação periungueal.
- Linfadenopatiacervical.
- Alterações orais – no lábio e na mucosa oral: fissuras nos lábios, língua em framboesa ou faringite.

Deve-se sempre analisar o diagnóstico diferencial e excluir outras possibilidades. O diagnóstico diferencial da DK com escarlatina é muito importante, pois são entidades bastante semelhantes. Na escarlatina, contudo, não há hiperemia conjuntival e o ASO e as culturas do *swab* de orofaringe, nesse caso, são muito importantes para o diagnóstico.

A fase aguda da DK geralmente inicia-se com sintomas respiratórios altos ou pródromos gastrointestinais. Depois surge a febre, que é elevada e remitente entre 39 e 40° C. Na ausência do tratamento apropriado, a febre persiste por cerca de 11 dias, mas pode continuar por 3 a 4 semanas, contudo com tratamento adequado melhora em 2 dias.

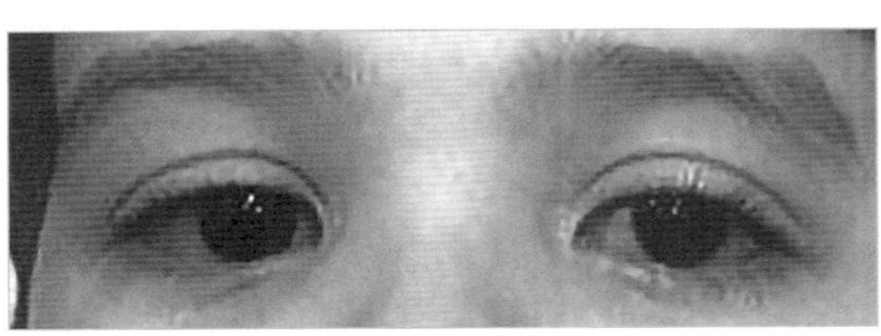

Figura 1 Hiperemia conjuntival bilateral com ausência de secreção purulenta (acervo pessoal do Dr. Flavio Sztajnbock).

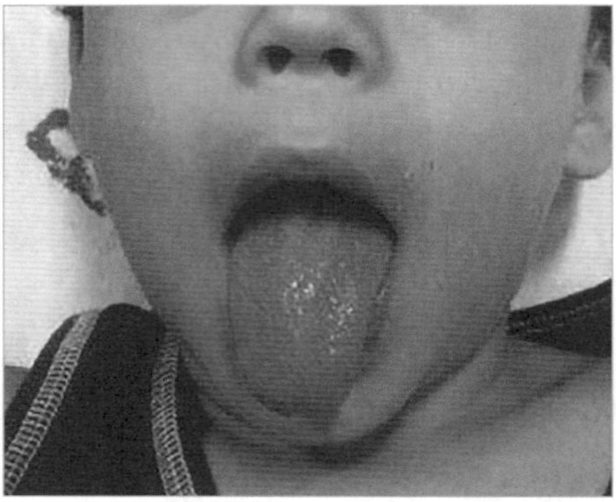

Figura 2 Eritema difuso da mucosa orofaríngea, lábios avermelhados e com fissuras, ressecamento, descamação, rachaduras com sangramentos, língua em framboesa, indistinguível daquela da escarlatina. Não são vistas ulcerações orais e exsudatos faríngeos (acervo pessoal do Dr. Flavio Sztajnbock).

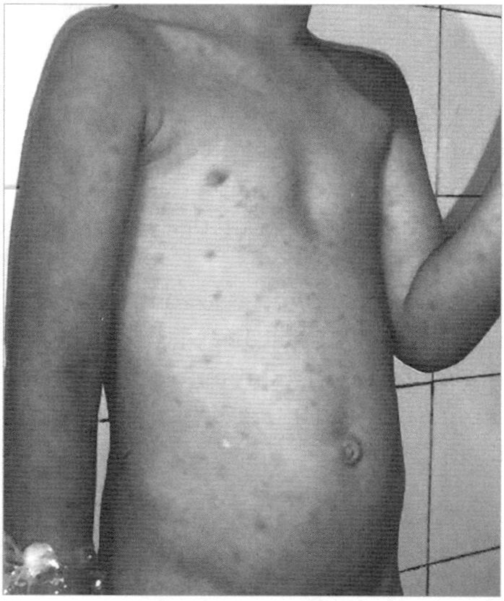

Figura 3 Exantema polimorfo (acervo pessoal Dr. Flavio Sztajnbock).

Pode ocorrer também erupção maculopapulosa, difusa, exantema urticariforme, eritrodermia, eritema multiforme ou, raramente, erupção micropustular fina. Erupções bolhosas e vesiculares não foram descritas.

A linfadenopatia é unilateral e confinada ao triângulo cervical anterior. Geralmente podem ser observados um (ou mais) linfonodo(s) maior(es) que 1,5 cm de diâmetro, firmes e não flutuantes. Não são acompanhados de eritema da pele sobrejacente.

As alterações cardiovasculares são mais evidentes por exames complementares. Além do acometimento coronariano clássico, pode-se observar ainda na fase aguda arritmias, acometimento de cordoalhas e valvulares, derrame pericárdico e disfunção cardíaca.

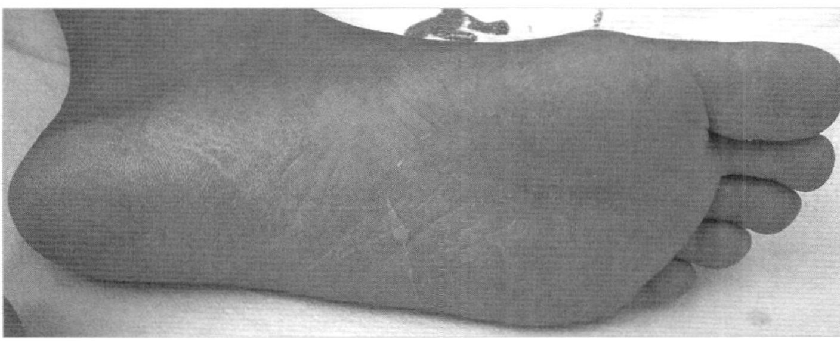

Figura 4 Eritema das palmas e das plantas. Induração dolorosa das mãos ou dos pés ocorrem ainda na fase aguda da doença (acervo pessoal do Dr. Flavio Sztajnbock).

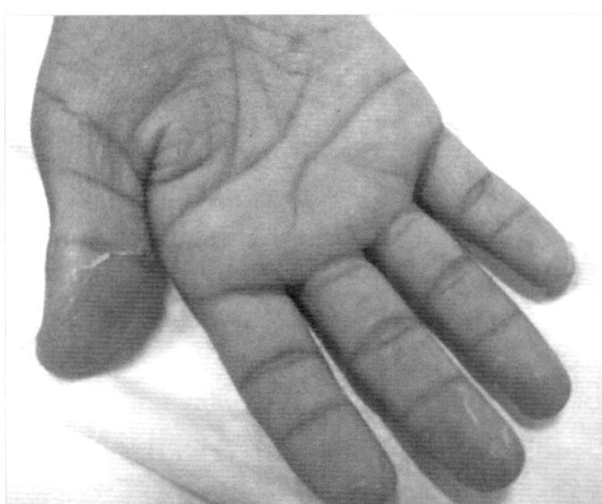

Figura 5 Na fase subaguda que acontece na 2ª a 4ª semana de doença, há descamação dos dedos das mãos e dos pés (acervo pessoal do Dr. Flavio Sztajnbock).

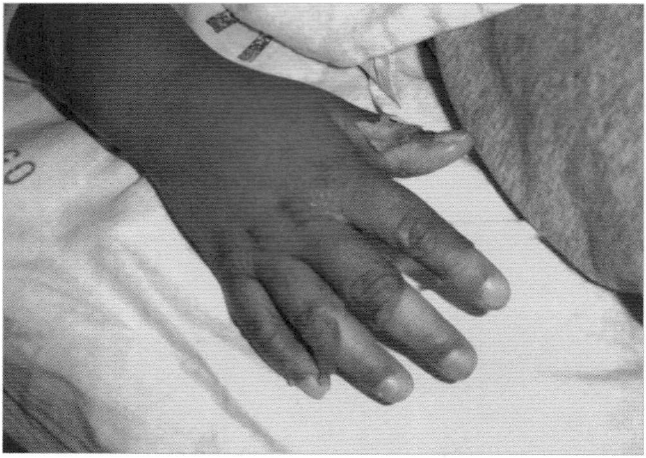

Figura 6 Descamação dos dedos dos pés começa na região periungueal e pode estender-se e incluir as palmas e plantas (acervo pessoal do Dr. Flavio Sztajnbock).

PROPEDÊUTICA CLÍNICA

Além da anamnese e do exame físico que definem o diagnóstico, é importante a realização de exames complementares para condução do caso.

As anormalidades laboratoriais, embora inespecíficas, auxiliam bastante na DK. São estas:

- Principais: velocidade de hemossedimentação (VHS) e proteína C-reativa (PCR) – são particularmente úteis, pois se elevam em níveis bem acima do habitual. VHS encontra-se geralmente acima de 40 mm/h e não infrequentemente ultrapassa 100 mm/h. A gamaglobulina endovenosa (IGEV) eleva a VHS, sendo a PCR o marcador de maior sensibilidade após o tratamento com (IGEV).
- Outras: hipoalbuminemia, anemia, TGO elevada, trombocitose (aparece na fase subaguda, coincidindo com o surgimento dos aneurismas), leucocitose, piúria estéril.

A DK atípica, diferente da clássica, depende desses exames laboratoriais para definição diagnóstica. É mais comum em menores de 1 ano. Logo, em crianças com febre inexplicada que se prolonga por mais de 5 a 7 dias e com os achados laboratoriais descritos, a DK deve ser considerada e o ecocardiograma solicitado e repetido 2, 6 e 8 semanas após o diagnóstico.

Como o diagnóstico é eminentemente clínico, pela combinação de achados da história, exame físico e laboratorial, a nova Diretriz da American Heart Association (AHA) 2017 sugere uma nova conduta nos casos suspeitos:

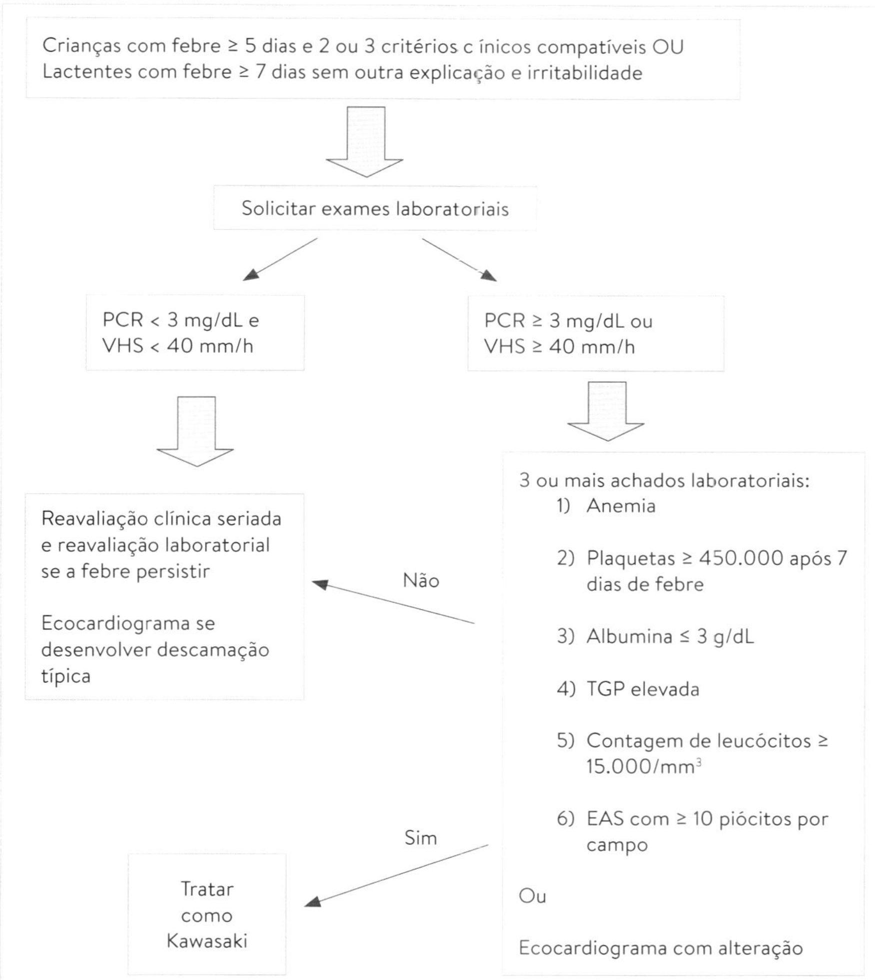

Figura 7 Algoritmo para definição de doença de Kawasaki atípica (acervo pessoal do Dr. Flavio Sztajnbock).

A radiografia de tórax evidencia anormalidade em 15% dos casos, como infiltrado peribrônquico, aumento da trama intersticial e ocasionais nódulos pulmonares.

O eletrocardiograma (ECG) pode mostrar arritmia, intervalo PR prolongado ou mudanças das ondas P e T e segmento ST.

No ecocardiograma, pode ser observado aumento de área cardíaca, disfunção sistólica, espessamento com derrame pericárdico (30% dos casos), miocardite, pericardite, regurgitação valvar e anormalidades das artérias coronarianas.

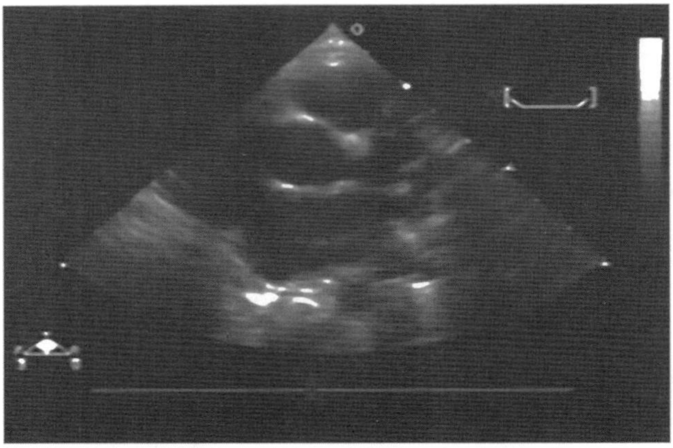

Figuras 8 Aneurismas coronarianos (acervo pessoal do Dr. Flavio Sztajnbock).

As alterações coronarianas são os principais achados ecocardiográficos na DK, sendo fundamental a análise criteriosa. Na Diretriz americana de 2017, para DK, a AHA classifica esta dilatação em função da relação entre o tamanho da coronária, a idade e a superfície corporal do paciente.[3,4] Com isso, o resultado é expresso em Z-escore, isto é, o quanto aquele tamanho está desviado da média:

- Normal: < 2.
- Ectasia (dilatação apenas): 2 a 2,5 (ou, se no início < 2, piorou em ≥ 1).
- Pequeno aneurisma: 2,5 a 5.
- Aneurisma médio: 5 a 10 e tamanho absoluto < 8 mm.
- Aneurisma gigante: ≥ 10 ou tamanho absoluto ≥ 8 mm.

Os pacientes que desenvolvem aneurisma gigante têm maior risco para desenvolver doenças coronarianas e IAM, por isso recomenda-se a avaliação com ecocardiograma inicialmente de 15 em 15 dias, até estabilização do quadro.

A ressonância magnética cardíaca é um método não invasivo de estudo do coração que vem ganhando importância na DK. Por meio da angiorressonância é possível obter imagens da árvore coronariana, buscando identificar lesões como aneurismas, estenoses e dilatações. Além disso, a cinerressonância realizada durante o exame permite a avaliação da mobilidade das paredes cardíacas, função global e até a presença de fibrose miocárdica (ao utilizar gadolínio). Existe ainda a ressonância magnética cardíaca de estresse que possibilita a identificação de áreas isquêmicas, sendo também um método diagnóstico promissor na DK. A associação da técnica de ressonância magnética cardíaca de estresse com a angiorressonância das coronárias e a cinerressonância permitirá no futuro reunir, em um único estudo, dados que permitirão traçar condutas e determinar prognóstico para os pacientes.

Atualmente, podem-se considerar algumas indicações para realização de estudo angiográfico e, portanto, de angiorressonância ou angiotomografia: paciente com aneurismas persistentes e que tiveram aneurismas que regrediram para a normalidade ou apenas dilatação, quando houver sintomas sugestivos de isquemia ou disfunção ventricular.

TRATAMENTO

O objetivo da terapia na fase aguda é reduzir a inflamação e o dano arterial e prevenir a trombose naqueles com anormalidades nas artérias coronárias.

Fase aguda

O ácido acetilsalicílico (AAS) tem sido usado no tratamento de DK por muitos anos. Embora o AAS tenha importante atividade anti-inflamatória (em altas doses) e atividade antiagregante plaquetária (em baixas doses), não parece diminuir a frequência de desenvolvimento de aneurisma coronariano.[7] Durante a fase aguda da doença, o AAS é administrado a cada 6 horas, com uma dose diária total de 80 a 100 mg/kg/dia. As práticas relacionadas à duração da administração de altas doses de AAS variam entre as instituições, com muitos centros reduzindo a dose após a criança ter ficado sem febre por 48 a 72 horas. Outros clínicos continuam em altas doses até o 14º dia de doença e pelo menos 48 a 72 horas após a cessação da febre. Quando as altas doses são descontinuadas, o AAS de baixa dose (3 a 5 mg/kg/dia) é iniciado e continuado até que o paciente não tenha evidências de alterações coronarianas em 6 a 8 semanas após o início da doença. Para crianças que desenvolvem anormalidades coronarianas, o AAS pode ser continuado indefinidamente. É de notar que o uso concomitante de ibuprofeno antagoniza a inibição plaquetária irreversível induzida pelo AAS;[3] assim, o ibuprofeno geralmente deve ser evitado para crianças com aneurismas de artéria coronária tomando AAS por efeitos antiplaquetários.

O tratamento com imunoglobulina intravenosa (IGIV) na fase aguda da doença associado ao AAS em altas doses, reduz a prevalência das alterações coronarianas de aproximadamente 25 a 30% para 2 a 4%. Cerca de 90% respondem prontamente ao início do tratamento com IGIV. Pacientes com critérios completos de DK e aqueles que preenchem os critérios do algoritmo para DK incompleta devem ser tratados com IGIV em altas doses (2 g/kg administradas em infusão intravenosa única) dentro de 10 dias do início da doença, mas o mais cedo possível após o diagnóstico. É razoável administrar IGIV crianças que se apresentam após o 10º dia de doença (ou seja, em quem o diagnóstico foi omitido mais cedo) se tiverem febre persistente sem outra explicação ou anormalidades nas artérias coronárias, juntamente com inflamação sistêmica contínua, como manifestado pela elevação de VHS ou PCR (PCR > 3 mg/dL).[4] O mecanismo de ação da imunoglobulina permanece desconhecido, embora possa estar associado à modulação de produção de citocinas, aumento da regulação da atividade de células T, supressão da síntese de anticorpos. Os efeitos colaterais da IGIV são febre, calafrios, anafilaxia e hipotensão. Dez a 20% das crianças terão febre persistente ou recorrente (≥ 36 horas) mesmo após a terapia primária de administração de IGIV (maior risco de aneurisma coronariano) com AAS, sendo considerado resistente à imunoglobulina. Para tratamento da DK resistente pode-se ministrar uma segunda dose de IGIV. A base imunológica da resistência à IGIV é desconhecida, em parte porque o mecanismo de ação da IGIV é pouco compreendido. É provável que fatores genéticos do hospedeiro, como polimorfismos nos receptores Fc gama, desempenhem um papel tanto na resposta quanto na resistência à IGIV.[9,10]

Terapias adjuvantes para tratamento primário

Os pacientes considerados de alto risco para o desenvolvimento de aneurismas da artéria coronária podem se beneficiar da terapia adjuvante primária.

Corticosteroides

Em caso de falha de resposta ao tratamento e permanência da febre, deve-se instituir pulsoterapia com metilprednisolona (30 mg/kg, IV durante 2 a 3 horas, uma vez ao dia por 1 a 3 dias). Essa terapia melhora os sintomas, mas os efeitos no aneurisma coronariano ainda são controversos.[11]

Recomendações para terapias adjuvantes para tratamento primário

- A metilprednisolona de pulso em dose única não deve ser administrada com IGIV como terapia primária de rotina para pacientes com DK.
- A administração de um curso mais longo de corticosteroide, com redução ao longo de 2 a 3 semanas, juntamente com 2 g de IGIV/kg e AAS, pode ser

considerada para tratamento de pacientes de alto risco com DK aguda, quando esse risco elevado puder ser identificado em pacientes antes do início do tratamento. A Diretriz de 2017 detalha o papel de opções terapêuticas adicionais, ainda em estudo, além da segunda dose de IGIV, como ciclofosfamida com prednisona, ciclosporina, plasmaférese, pentoxifilina (metilxantina que inibe especificamente o fator de necrose tumoral alfa e é utilizada como terapia adjunta ao tratamento-padrão) etc. É importante lembrar que a vacinação com vírus atenuado, para tríplice viral (sarampo, varicela e rubéola) e varicela podem ser realizadas somente 6 a 11 meses depois que a criança recebeu a alta dose de imunoglobulina. Contudo, para crianças que estejam sob alto risco de infecção por estes vírus (como em casos de surtos), pode-se realizar a vacinação e depois revacinar após passados os 11 meses da imunoglobulina. Deve-se também administrar anualmente vacina influenza em pacientes com DK em terapia com salicilato, para reduzir a possibilidade de síndrome de Reye. Caso exista alto risco de trombose, pode-se substituir temporariamente o salicilato por outro antiplaquetário como o dipiridamol (na dose a 3 mg/kg/dia, dividida em 2 vezes). A trombose da artéria coronária com oclusão real ou iminente da luz arterial deve ser tratada com terapia trombolítica ou, em pacientes de tamanho suficiente, pela restauração mecânica do fluxo sanguíneo coronariano no cateterismo cardíaco. Os agentes trombolíticos devem ser administrados em conjunto com doses baixas de AAS e de heparina, com monitoramento cuidadoso do sangramento. O tratamento da trombose da artéria coronária com possibilidade de aumento substancial do trombo e alto risco de oclusão pode ser realizado com uma combinação de terapia trombolítica em dose reduzida e abciximabe, ao invés do uso de altaplase (tPA) para prevenir a extensão do coágulo. O tratamento da trombose de pacientes com coronariopatia é feito com heparina (10 U/kg/h inicial, ajustada pelo PTT) e do AAS em baixa dose, realizando-se monitoração cuidadosa de sangramento.

- Trombolíticos: a estreptoquinase tem uso limitado pelo potencial alérgico quando a criança teve contato 6 meses antes com estreptococos. A tenecteplase-tPA é mais específica e tem potência fibrinolítica maior. Em isquemia miocárdica como consequência de aneurisma estenosado da artéria coronária, a intervenção percutânea e a cirurgia de revascularização deve ser realizada para restauração mecânica do fluxo coronariano.

Fase crônica

Na fase crônica, o objetivo do tratamento é evitar sobretudo a trombose coronariana e a isquemia miocárdica. Dessa forma, recomenda-se que todo paciente com aneurisma deve manter o AAS em dose antiplaquetária (5 mg/kg/dia). Nos pacientes de alto risco, a melhor evidência disponível até o momento sugere que todo paciente com aneurisma deve receber AAS, seja isoladamente ou associado a outra terapia de prevenção de trombose. Quando o aneurisma for de tamanho médio persistente, pode ser benéfica a terapia antiplaquetária dupla associando AAS e clopidogrel. Já nos aneurismas gigantes devem ser feitos AAS com anticoagulante varfarina (ou enoxaparina), com ou sem terapia antiplaquetária dupla. Não há experiência com os novos anticoagulantes orais nesse grupo, ainda. Contudo, crescem estudos com estatina em todos os pacientes com formação aneurismática e com os betabloqueadores nos pacientes de alto risco (aneurisma gigante). Na Diretriz de 2017, a estatina já passa a ser considerada para todos os pacientes que tiveram aneurisma em algum momento da vida. Deve se lembrar que nesses casos a função da estatina não seria pela redução dos níveis de colesterol, e sim pelos efeitos pleiotrópicos que ajudam a diminuir o risco de trombose.[3,12]

ACOMPANHAMENTO

O acompanhamento deve ser feito conforme evidências determinadas pela Diretriz de 2017 da AHA. A Tabela 1 resume o acompanhamento, conforme a estratificação de risco para IAM.[3,12]

PREVENÇÃO/PROGNÓSTICO

A prevenção da DK é dificultada por não se conhecer ainda a etiologia. Dessa forma, a assistência médica preventiva deve priorizar o não surgimento de sequelas, buscando realizar o diagnóstico precoce para instituição do tratamento com imunoglobulina antes dos primeiros 10 dias de doença.[3,12] O prognóstico da DK é dependente sobretudo das complicações cardíacas, variando principalmente com o grau de acometimento coronariano. Mesmo em crianças sem lesão coronariana evidente, observou-se em estudos com ressonância cardíaca sob estresse redução da reserva coronariana. Dessa forma, é fundamental que se reconheça em pacientes com história pregressa de DK o aumento do risco para doenças coronarianas, inclusive alertando os pais com informações de prevenção e reforçando a importância de que esta é parte permanente do histórico médico do paciente.[3,12] Avaliações envolvendo qualidade de vida demonstram que a DK não traz problemas em longo prazo na maioria das crianças. Da mesma forma, não foi observado impacto cognitivo ou social significativo na vida dos pacientes. Assim, a prevenção da doença coronariana se concretiza como o principal alvo das medidas preventivas.

Tabela 1 Resumo para o acompanhamento da doença de Kawasaki, conforme a estratificação de risco para infarto agudo do miocárdio

Nível de risco	Frequência de consulta com cardiologista	Aconselhamento para prevenção de fatores de risco cardiovascular	Realização de exame que induza isquemia miocárdica*	Realização de angiografia†	Recomendação para atividade física
Nenhum envolvimento	Alta entre 4 semanas e 12 meses de acompanhamento	Em toda visita médica – pelo médico da atenção primária	Nenhum	Nenhum	Atividade física sem restrições
Apenas dilatação de coronária	Alta após 1 ano, se normalizar; se mantiver dilatação, rever a cada 2 a 5 anos	Em toda visita médica – pelo médico da atenção primária	Nenhum	Nenhum	Atividade física sem restrições
Aneurisma pequeno persistente	Rever em 6 meses e depois anualmente	Em toda visita médica – pelo médico da atenção primária e pelo cardiologista	Realizar a cada 2 a 3 anos	Considerar a cada 3 a 5 anos	Atividade física com restrição para esporte de contato
Aneurisma pequeno que regrida para dilatação/ normalização	Rever a cada 1 a 3 anos	Em toda visita médica – pelo médico da atenção primária e pelo cardiologista	Realizar a cada 3 a 5 anos	Realizar em casos de isquemia induzida em exame	Atividade física com restrição para esporte de contato
Aneurisma médio persistente	Rever com 3, 6 e 12 meses, depois anualmente	Em toda visita médica – pelo médico da atenção primária e pelo cardiologista	Realizar a cada 1 a 3 anos	Realizar a cada 2 a 5 anos	Atividade física recreativa com restrição para esporte de contato/atividades competitivas conforme exames
Aneurisma médio que regride para aneurisma pequeno	Rever anualmente	Em toda visita médica – pelo médico da atenção primária e pelo cardiologista	Realizar a cada 2 a 3 anos	Realizar a cada 3 a 5 anos	Atividade física recreativa com restrição para esporte de contato/atividades competitivas conforme exames

(continua)

Tabela 1 Resumo para o acompanhamento da doença de Kawasaki, conforme a estratificação de risco para infarto agudo do miocárdio (*continuação*)

Nível de risco	Frequência de consulta com cardiologista	Aconselhamento para prevenção de fatores de risco cardiovascular	Realização de exame que induza isquemia miocárdica*	Realização de angiografia†	Recomendação para atividade física
Aneurisma médio que regride para dilatação/normalização	Rever a cada 1 a 2 anos	Em toda visita médica – pelo médico da atenção primária e pelo cardiologista	Realizar a cada 2 a 4 anos	Realizar em casos de isquemia induzida em exame	Atividade física recreativa com restrição para esporte de contato/atividades competitivas conforme exames
Aneurisma gigante persistente	Rever com 3, 6, 9 e 12 meses, depois manter revisão a cada 3 a 6 meses	Em toda visita médica – pelo médico da atenção primária e pelo cardiologista	Realizar a cada 6 a 12 meses	Realizar 2 a 6 meses após a primeira, depois a cada 1 a 5 anos	Atividade física recreativa com restrição para esporte de contato/atividades competitivas conforme exames
Aneurisma gigante que regrida para aneurisma médio	Rever a cada 6 a 12 meses	Em toda visita médica – pelo médico da atenção primária e pelo cardiologista	Realizar anualmente	Realizar a cada 2 a 5 anos	Atividade física recreativa com restrição para esporte de contato/atividades competitivas conforme exames
Aneurisma gigante que regrida para aneurisma pequeno	Rever a cada 6 a 12 meses	Em toda visita médica – pelo médico da atenção primária e pelo cardiologista	Realizar a cada 1 a 2 anos	Realizar a cada 2 a 5 anos	Atividade física recreativa com restrição para esporte de contato/atividades competitivas conforme exames
Aneurisma gigante que regrida para dilatação/normalização	Rever a cada 1 a 2 anos	Em toda visita médica – pelo médico da atenção primária e pelo cardiologista	Realizar a cada 2 a 3 anos	Realizar a cada 2 a 5 anos	Atividade física recreativa com restrição para esporte de contato/atividades competitivas conforme exames

* Podem ser realizados os seguintes exames para avaliação: ecocardiografia de estresse, RM cardíaca de perfusão sob estresse, cintilografia de perfusão miocárdica. O teste ergométrico não é indicado para avaliação de isquemia em pacientes com doença de Kawasaki.
† Podem ser realizados os seguintes exames para avaliação: angiotomografia, angiorressonância e cateterismo.

DESAFIOS ATUAIS

É evidente que a vasculite ocasionada na fase aguda modifica o risco de doença coronariana em longo prazo, tornando-se fundamental a atenção para prevenção de fatores que aumentem ainda mais o risco cardiovascular. Frente à epidemia de obesidade que o país vive, assim como a dificuldade de acesso das crianças à atividade física regular, realizar o controle destes fatores de risco passa a ser um diferencial na conduta destes pacientes, sobretudo pelo pediatra geral. Além disso, a transição do paciente pediátrico para a assistência médica do adulto também encontra problemas significativos no Brasil. Mesmo em países desenvolvidos, esta transição já enfrenta barreiras, necessitando programas específicos que auxiliem esta transição. No Brasil, existe esta dificuldade relacionada a diversas cardiopatias, tornando-se ainda mais relevante na DK para o paciente com aneurisma como sequela. Esse paciente necessita acompanhamento especializado que consiga comprometê-lo com a nova equipe que o assistirá, assim como esta equipe precisa compreender o risco de aumento da morbimortalidade já em um paciente com idade tão precoce.[3,12]

ORIENTAÇÕES AOS PAIS

A prevenção de doença coronariana precoce envolve a conscientização dos responsáveis, bem como, oportunamente, do próprio paciente que se torna adolescente. É imprescindível, portanto, explicar aos pais que mesmo na ausência de dilatação coronariana sempre haverá um risco maior de doença coronariana nos pacientes tratados para DK em relação à população saudável. Isso requer acompanhamento mesmo na fase adulta na atenção primária, com orientações para uma alimentação equilibrada e aquisição de hábito de atividade física. O estímulo a este estilo de vida saudável deve ser orientado pelo pediatra desde a infância, de forma ainda mais enfática do que se faz para os demais pacientes pediátricos, sempre relembrando aos pais que a prevenção de doença coronariana precoce é o ponto-chave do acompanhamento.

✓ CONCLUSÃO

A DK representa um grande desafio aos pediatras gerais e especialistas. Esse desafio vai desde a dificuldade em se determinar a etiologia da doença, e assim encontrar a prevenção para o problema, até o acompanhamento das complicações para determinar um desfecho que não leve à isquemia miocárdica. Ainda neste contexto, um desafio de mais fácil resolução é garantir o diagnóstico precoce, o que hoje já pode ser feito pela divulgação dos critérios diagnósticos, bem como do uso de algoritmo para avaliação de formas incompletas da Kawasaki.

Quanto mais precocemente o pediatra geral conseguir detectar casos da doença, menor a chance de sequelas irreversíveis, melhorando assim o prognóstico do paciente e, sobretudo, a qualidade de vida de crianças e adolescente.

REFERÊNCIAS BIBLIOGRÁFICAS

1. Gedalia A. Kawasaki disease: 40 years after the original report. Curr Rheumatol Rep. 2007;9(4):336-41.
2. Castro PA, Urbano LMF, Costa IMC. Doença de Kawasaki. An Bras Dermatol. 2009;84(4): 317-31.
3. McCrindle BW, Rowley AH, Newburger JW, Burns JC, Bolger AF, Gewitz M, et al.; American Heart Association Rheumatic Fever, Endocarditis, and Kawasaki Disease Committee of the Council on Cardiovascular Disease in the Young; Council on Cardiovascular and Stroke Nursing; Council on Cardiovascular Surgery and Anesthesia; and Council on Epidemiology and Prevention. Diagnosis, Treatment, and Long-Term Management of Kawasaki Disease: A Scientific Statement for Health Professionals from the American Heart Association. Circulation. 2017;135(17):e927-99.
4. Hayward K, Wallace CA, Koepsell T. Perinatal exposures and Kawasaki disease in Washington State: a population-based, casecontrol study. Pediatr Infect Dis J. 2012;31(10):1027-31.
5. Shimizu C, Jain S, Davila S, Hibberd ML, Lin KO, Molkara D, et al. Transforming growth factor-beta signaling pathway in patients with Kawasaki disease. Circ Cardiovasc Genet. 2011;4(2):16-25.
6. Orestein JM, Shulman ST, Fox LM, Baker SC, Takahashi M, Bhatti TR, et al. Three linked vasculopathic processes characterize Kawasaki disease: a light and transmission electron microscopic study. PLoS One. 7(6):e38998.
7. Baumer JH, Love SJ, Gupta A, Haines LC, Maconochie I, Dua JS. Salicylate for the treatment of Kawasaki disease in children. Cochrane Database Syst Rev. 2006;(4):CD004175.
8. Catella-Lawson F, Reilly MP, Kapoor SC, Cucchiara AJ, DeMarco S, Tournier B, et al. Cyclooxygenase inhibitors and the antiplatelet effects of aspirin. N Engl J Med. 2001;345(25):1809-17.
9. Khor CC, Davila S, Shimizu C, Sheng S, Matsubara T, Suzuki Y, et al.; US and Internacional Kawasaki Disease Genetics Consortia. O mapeamento de associação e associação genômica ampla identifica alelos de susceptibilidade em ABCC4 para doença de Kawasaki. J Med Genet. 2011;48(7):467-72.
10. Newburger JW, Takahashi M, Gerber MA, Gewitz MH, Tani LY, Burns JC, et al. Diagnosis, treatment, and long-term management of Kawasaki disease: a statement for health professionals from the Committee on Rheumatic Fever Endocarditis and Kawasaki Disease, Council on Cardiovascular Disease in the Young. Circulation. 2004;110(17):2747-71.
11. Shulman ST. Is there a role for corticosteroids in Kawasaki disease. J Pediatr. 2003;142(6):601-3.
12. Burns JC, Glodé MP. Kawasaki syndrome. Lancet. 2004;364(9433):533-44.
13. Freeman AF, Shulman ST. Kawasaki disease: summary of the American Heart Association Guidelines. Am Fam Physician. 2006;74(7):1141-8.

20

MIOCARDITE

Gesmar Volga Haddad Herdy

OBJETIVOS

✓ Relatar as causas mais frequentes.
✓ Estabelecer as medidas para diagnóstico.
✓ Traçar estratégias para o tratamento.

INTRODUÇÃO

A miocardite é um desafio na cardiologia, pois muitas vezes não é reconhecida clinicamente, pode levar à disfunção cardíaca grave e o tratamento é controvertido. Pode ser primária (presumivelmente por uma resposta autoimune após infecção viral) ou secundária, causada por um agente inflamatório específico.[1]

FISIOPATOLOGIA

Pode se apresentar por diversos modos: assintomática, insuficiência cardíaca aguda, arritmias, infarto do miocárdio, bloqueios de condução ou morte súbita por fibrilação ventricular.

Em modelo animal da infecção pelo vírus *Coxsackie*, os vírus cardiotrópicos penetram no organismo pelas vias aéreas ou pelo intestino. Observam-se várias fases:

1. Fase 1: durante a viremia, os agentes invadem o miocárdio nos primeiros 3 dias. A invasão do miocárdio provoca necrose dos miócitos e apoptose, o que

produz uma cascata de fenômenos imunológicos. As partículas virais do miocárdio são apresentadas ao receptor de célula T (TCR). O linfócito auxiliar estimula o linfócito citotóxico, que se une ao antígeno viral (CTL, ou seja, linfócito T citotóxico vírus-específico). Os miócitos infectados pelas ICAM (moléculas de aderência) têm efeito na produção de interferon-gama (IFN--gama) e fator de necrose tumoral-alfa (TNF-alfa). Esta união provoca a liberação de perforina, que lesiona os miócitos (Figura 1).

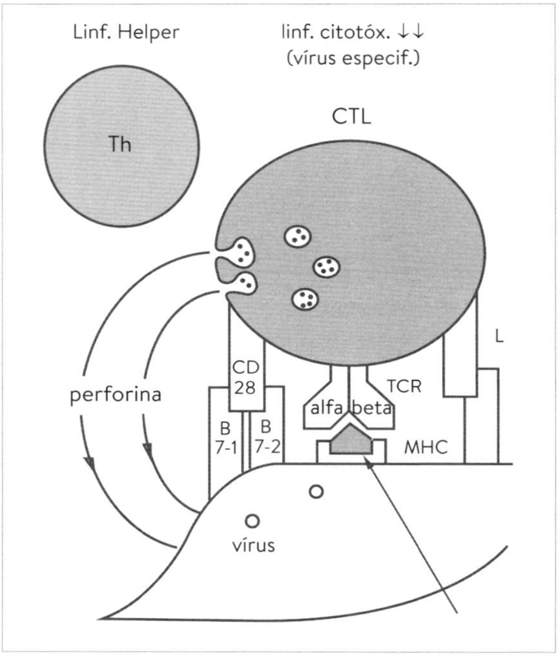

Figura 1 Mostra a fase 1 da infecção pelo vírus Coxsackie. Mecanismo das lesões miocárdicas na miocardite viral. Miócito com agente viral – esquema que mostra a evolução a partir da invasão viral, levando à miocardite com necrose, lesão crônica, perpetuação do genoma viral até a cardiomiopatia dilatada. Os miócitos infectados liberam linfocinas (em presença dos linfócitos *helper*-Lh e citotóxicos-CTL) e provocam aumento de ICAM que interagem com os linfócitos *killer*, os quais expressam perforina. Esses fatores lesam e destroem os miócitos.[3]

2. Fase 2: entre 3 e 14 dias após a penetração, os vírus se replicam nos miócitos causando miocitólise e resposta inflamatória com invasão de macrófagos, linfócitos *natural killer* (NK), citocinas, interferon, outras proteínas como perforina e anticorpos IgM. Há indução da produção de ICAM e óxido nítrico. Os fragmentos do vírus são processados no aparelho de Golgi e transportados à

superfície do miócito (epítetos). Estes são apresentados às células T, em colaboração com os antígenos de histocompatibilidade MHC, além das ICAM e TNF.[2] Os NK são cardioprotetores, limitando a replicação viral. As outras células T aumentam a inflamação com ativação de macrófagos e liberação de citocinas. São ao mesmo tempo protetoras e tóxicas ao miocárdio (Figura 2).

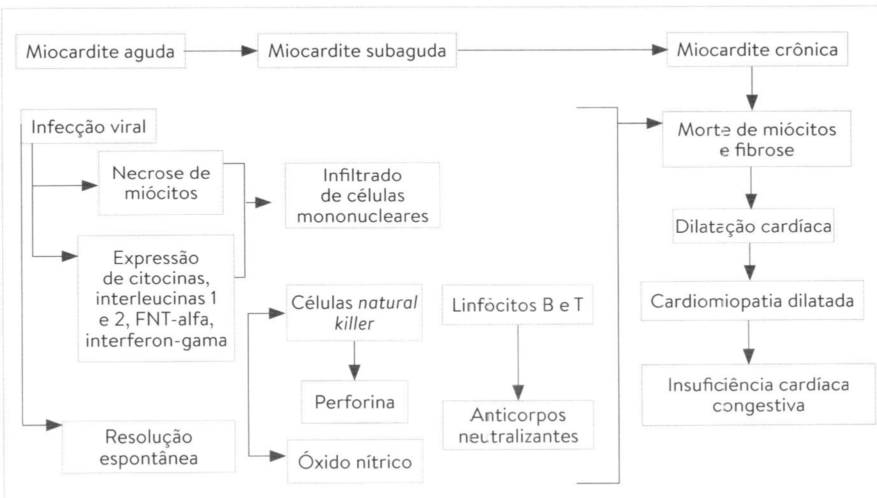

Figura 2 Mostra a evolução para a fases 2 e 3 da infecção pelo vírus *Coxsackie*. Esquema da patogênese da miocardite viral evoluindo para cardiomiopatia inflamatória.[3]

3. Fase 3: após o 14º dia, começa a fase de fibrose do miocárdio com dilatação das cavidades. A transformação da cardite aguda em cardiomiopatia dilatada depende da persistência do vírus, apoptose e fatores de autoimunidade. A persistência do vírus pode ser detectada por técnicas de detecção do RNA viral (hibridização *in situ*, PCR [reação em cadeia da polimerase]). Parece que, além do miocárdio, os músculos esqueléticos servem de reservatório ao vírus. A apoptose pode ser induzida pelas proteases virais, mediada por citocinas, e a morte celular é induzida pelo ciclo da caspase. As citocinas também deprimem a função cardíaca. O processo imunológico de agressão aos miócitos ocorre pela semelhança estrutural da proteína do capsídeo do vírus *Coxsackie* com a miosina, pois 40% da sequência de aminoácidos é idêntica (reação cruzada) e os autoanticorpos perpetuam o processo de destruição dos miócitos (Figura 3).

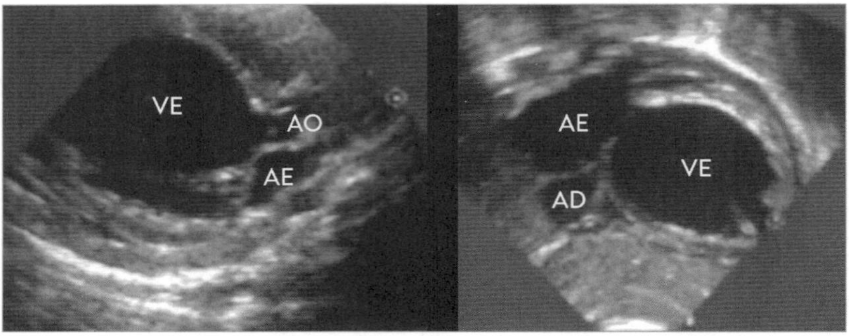

Figura 3 Mostra a fase 3 da infecção pelo vírus *Coxsackie*. Ecocardiograma de criança com miocardite viral mostrando cavidades esquerdas dilatadas (cortesia do prof. Francisco Chamie).

O mecanismo final é espasmo microvascular coronariano (desencadeado pelos anticorpos contra células endoteliais), necrose do miocárdio com fibrose, calcificação e dilatação do coração.[1-3]

ETIOLOGIA

Podem ocorrer por qualquer agente infeccioso, tóxico, medicamentoso ou autoimune.

- Bactérias: estreptococos, estafilococos, meningococo, pneumococos, bacilo diftérico, *Clostridium*, brucela, gonococos, hemófilos, micoplasma, salmonelas, legionelas, *Escherichia coli*.
- Vírus: adenovírus, enterovírus (especialmente *Coxsackie*), parvovírus B19, citomegalovírus, Epstein-Barr, sarampo, hepatites B e C, herpes-vírus, rubéola, raiva, caxumba, vírus sincicial respiratório, HIV.
- Fungos: actinomices, *aspergillus*, blastomices, cândida, coccidioides, histoplasma, nocardia, esporotrix.
- Riquétsias: febre das Montanhas Rochosas, febre Q.
- Espiroquetas: borrelia, leptospira, treponemas.
- Helmintos: cisticerco, equinococos, esquistossomo, toxocara, triquinela.
- Protozoários: entamoeba, leishmania, tripanossoma, toxoplasma.
- Doenças autoimunes.
- Fármacos.[5]

Toxinas bacterianas podem causar miocardite, por exemplo, após infecção urinária ou intestinal por *E. coli*.[6] Além disso há vários relatos de miocardite em doenças autoimunes, principalmente artrite reumatoide, lúpus eritematoso sistêmico, dermatomiosite, até como primeira manifestação da doença.[7]

CLASSIFICAÇÃO

A classificação das miocardites segundo o exame histológico, ou seja, de acordo com o infiltrado inflamatório:[8] miocardite linfocítica, eosinofílica, polimórfica, de células gigantes, sarcoidose cardíaca.

De acordo com a evolução podem ser:

- Miocardite fulminante: os sintomas clínicos de febre e insuficiência cardíaca devem ter início recente (1 a 2 dias) e história da infecção viral há menos de 2 semanas. O quadro clínico é grave, exigindo altas doses de vasopressores (dopamina ou dobutamina, dose ≥ 5 mcg/kg/minuto) ou assistência circulatória. No ecocardiograma, a fração de ejeção deve ser menor que 40%. Na biópsia, há infiltrado inflamatório significativo com linfócitos e necrose de miócitos.
- Miocardite aguda **não fulminante:** os sintomas de insuficiência cardíaca congestiva (ICC) ocorrem semanas ou meses antes, sem febre. O quadro hemodinâmico é estável com doses de vasopressores menores que 5 mcg/kg/minuto. No ecocardiograma, a fração de ejeção é ≥ 40% e a biópsia mostra infiltrado linfocítico com necrose.
- Miocardite *borderline*: o quadro clínico começa semanas ou meses antes. O ecocardiograma mostra fração de ejeção > 40%. Na biópsia, o infiltrado inflamatório não mostra necrose.
- Miocardite crônica: depois do 15º dia, o vírus já não está mais circulando, e a lesão miocárdica persiste insidiosamente. As cavidades cardíacas ficam aumentadas, aparece fibrose, principalmente na parede livre do ventrículo esquerdo (cardiomiopatia dilatada) e é frequente a presença de células gigantes. Isso ocorre no modelo animal em torno de 90 dias após a invasão viral. O processo de transição entre a miocardite aguda e a cardiomiopatia dilatada parece obedecer ao mecanismo autoimune, mediado por células (linfócitos T) e interleucinas (a IL1 provoca dilatação cardíaca). Nessa fase, o baço e os linfonodos periféricos podem ser reservatórios dos vírus.

QUADRO CLÍNICO

O quadro de infecção viral (nas vias aéreas ou trato gastrointestinal) costuma ser leve ou despercebido pelo paciente ou em alguns dias começam os sinais de insuficiência cardíaca (cansaço, dispneia, taquicardia), dor precordial (quando há pericardite), arritmia ou morte súbita. A maior parte dos doentes internados com diagnóstico de miocardite relata história de infecção respiratória aguda prévia.[8] A ausculta revela taquicardia, ritmo de galope, arritmia, abafamento da 1ª bulha (pela diminuição da contratilidade), atrito pericárdico e eventualmente sopro de regurgitação mitral. Há hepatomegalia, turgência jugular e às vezes edema de membros inferiores.

Há casos gravíssimos, a chamada miocardite fulminante, que apresentam evolução rápida com deteriorização clínica em dias, podendo exigir suporte hemodinâmico, mas quando o paciente ultrapassa a fase crítica há melhora gradativa e possibilidade de cura. Vários autores constataram a mesma evolução.

A maioria dos autores concorda que em torno de 25% evoluem para a cura e mais ou menos 40% desenvolvem a forma crônica com cardiomiopatia dilatada. Dominguez et al. mostraram que a persistência da replicação viral no miocárdio é um fator de prognóstico reservado, evoluindo para a forma dilatada.[3]

O eletrocardiograma é inespecífico, mas frequentemente alterado, com alterações do segmento ST e da onda T, extrassistolias, taquicardia supraventricular ou ventricular.

À radiografia de tórax, observa-se cardiomegalia e congestão dos vasos pulmonares. Pode haver achados compatíveis com derrame pericárdico ou pleural.

O ecocardiograma é inespecífico, mas ajuda no diagnóstico, no acompanhamento e no prognóstico. Mede a dilatação das cavidades, presença de líquido pericárdico e o grau de disfunção pela medição da porcentagem de encurtamento e fração de ejeção. Por meio do Doppler mede-se a regurgitação nas valvas atrioventriculares.

As dosagens de troponina cardíaca específica estão elevadas, principalmente a troponina C e a CK-MB menos frequentemente. A troponina C é a mais específica. A especificidade é 100% e a sensibilidade é 62,5%.[9] Pode-se dosar anticorpos contra o sarcolema e alfamiosina e, na insuficiência cardíaca progressiva, citocinas como o TNF e a interleucina 6 estão aumentadas.

TÉCNICAS DE IMAGEM NÃO INVASIVAS

Ecocardiograma

Varia muito de acordo com o quadro clínico e a evolução do caso. Pode haver dilatação das cavidades esquerdas, disfunção sistólica e diastólica, presença de líquido na pleura, mesmo na fase aguda. Não é bom método para diferenciar as fases da doença.

Cintilografia com gálio ou com anticorpos antimiosina

Pode detectar necrose miocárdica com boa sensibilidade, entretanto há o inconveniente de exposição à irradiação e demora na obtenção das imagens.

Ressonância magnética de realce tardio

Após a administração de contraste DTPA (penta-acetato de gadolínio dietilenotriamina), obtêm-se imagens ponderadas em T2, o que aumenta a sensibilidade para inflamação. O acúmulo de gadolínio no miocárdio comprova substituição do tecido normal por necrose de cardiomiócito e fibrose, o que indica miocardite.[10]

Biópsia endomiocárdica

Permite classificar a fase e a gravidade da miocardite.

Com as técnicas de PCR e imuno-histoquímica para tipagem dos linfócitos pode-se comprovar a presença de RNA viral e, portanto, a etiologia. Deve-se coletar sangue para pesquisa de anticorpos mostrando a viragem sorológica, a fim de excluir contaminação secundária no fragmento de biópsia. A biópsia usando a técnica de PCR é o padrão-ouro para o diagnóstico.[3]

No Instituto de Cardiologia Laranjeiras (Rio de Janeiro), os principais agentes etiológicos obtidos por biópsia com detecção do genoma viral foram: parvovírus B19 (26%), herpes-vírus (25%), adenovírus (22%) e *Coxsackie* (4%) (Montera M, comunicação pessoal).

A Tabela 1 compara as diversas técnicas quanto à sensibilidade e especificidade para o diagnóstico.

Tabela 1 Comparação dos métodos quanto à sensibilidade e especificidade para o diagnóstico (baseado em Montera et al.[5] e Rady e Zekri[9])

Modalidade	Sensibilidade%	Especificidade%
ECG	47	?
CPK-MB	34	89
Troponina C	6	100
Anticorpos contra o vírus e antimiosina	32	40
Biópsia (critério de Dallas)	35-50	75
Cintilografia	90	53
Ressonância com gadolínio, imagem ponderada em T2	50-80	80-90
Biópsia com PCR (genoma viral)	38	100

TRATAMENTO

No tratamento da miocardite, pode-se utilizar os seguintes medicamentos:

- Inotrópicos positivos (dopamina, dobutamina, digitálicos).
- Inibidores da enzima conversora de angiotensina (ECA): captopril ou enalapril.
- Bloqueadores da angiotensina II (p. ex., losartana).
- Diuréticos.
- Betabloqueadores.
- Anticoagulantes.
- Dispositivos de suporte mecânico.

Para as miocardites virais, foram descritos os seguintes agentes:

- Gamaglobulina em altas doses.
- Interferon B.
- Inibidor da fosfodiesterase tipo II: levosimendana que é vasodilatador.
- Inibidor do óxido nítrico: vesnarinona.
- Bloqueador do canal de cálcio: anlodipino.
- Aminoguanidina: inibe os efeitos do óxido nítrico.
- Antivirais: ribavirina em aerossol, aciclovir ou ganciclovir.
- Imunomoduladores (anticorpos monoclonais).
- Drogas imunossupressoras, se usadas na fase aguda, provocam a persistência dos vírus, portanto, são contraindicadas. Na miocardite de células gigantes, é indicado o tratamento com antitimoglobulina, associada à azatioprina e à cortisona. O uso de agentes imunossupressores (como prednisona e azatioprina) também mostrou benefício em micardite hipereosinofílica, depois do tratamento anti-helmíntico.[3] Naqueles cujo PCR detectou persistência do genoma viral no miocárdio, os resultados foram desanimadores, evoluindo para cardiomiopatia dilatada, óbito ou transplante. Vários autores mostraram que casos com disfunção ventricular esquerda e genoma viral no miocárdio, demonstrado por PCR, tratados com interferon-beta, subcutaneamente, por 24 semanas, ocorreu negativação dos títulos virais e melhora dos parâmetros sistólicos e diastólicos em todos. Essa droga age como virostática e imunomoduladora. A melhor resposta dessa droga é para parvovírus B19 e enterovírus.

O uso da gamaglobulina intravenosa em altas doses (1 g/kg/dia em 2 dias ou 2 g/kg em dose única) foi defendido por alguns autores, que demonstraram melhora da função cardíaca e diminuição das citocinas (FNT-alfa e interleucina 6) e da PCR. Robinson et al. mostraram que em 62 adultos com miocardite aguda, que receberam 2 g/kg de gamaglobulina intravenosa, ocorreu melhora significativa em 10, logo concluíram que os dados foram insuficientes para recomendar o uso rotineiro na miocardite aguda.[11] O maior benefício dessa droga é para a miocardite por adenovírus, citomegalovírus e parvovírus B19.[5] Alguns trabalhos mostram que altas doses de imunoglobulina (2 g/k) IV deram resultados favoráveis, tanto para miocardite fulminante como para casos crônicos. Um estudo prospectivo, usando gamaglobulina venosa (2 g/kg) para crianças com cardiomiopatia dilatada de início recente, possivelmente consequente à miocardite viral, obteve resultados favoráveis.[12,13] Para vírus herpes, usa-se o aciclovir.

A miocardite de células gigantes é uma forma rara, podendo ocorrer em qualquer idade. Há associação frequente com doenças autoimunes, como artrite reumatoide, tireoidite de Hashimoto, alopecia etc. Os pacientes podem apresentar arritmias de difícil controle. O diagnóstico baseia-se na biópsia, na qual se encontram focos de necrose, infiltrado inflamatório com linfócitos, histiócitos, eosinófilos e células gigantes multinucleadas sem a formação de granulomas. A sobrevida é limitada e há trabalhos que mostram melhora com tratamento imunossupressor. Os pacientes podem precisar de suporte circulatório, balão de contrapulsação intra-aórtico e transplante cardíaco.[5]

PROGNÓSTICO

Nos casos de miocardite fulminante muitas vezes é necessária assistência circulatória. Os autores concluíram que este tipo de miocardite pode exigir suporte hemodinâmico, mas quando o paciente ultrapassa a fase crítica, o prognóstico é melhor do que o da miocardite aguda.[2,13]

Estudo prospectivo de Herdy et al. mostrou que, dos 16 casos confirmados de miocardite por vírus *Coxsackie* B1, B2, B4 e B5, ocorreu cura em 43%, óbito em 6%, cardiomiopatia dilatada em 25% e outros 25% tiveram alta melhorados, porém sem acompanhamento no longo prazo.[14] Nos casos de miocardite por infecções oportunistas em pacientes com aids, o prognóstico piora quando a carga viral do HIV é elevada e melhora quando medicados com associação de vários antirretrovirais.[15]

Nos casos de miocardite fulminante, muitas vezes é necessária assistência circulatória. Os autores concluíram que este tipo de miocardite pode exigir suporte hemodinâmico, mas quando o paciente ultrapassa a fase crítica, o prognóstico é melhor do que o da miocardite aguda.[12,13]

RELATO DE CASO

Criança de 2 anos deu entrada no setor de emergência com dispneia, tosse, cansaço às mamadas e febre baixa, com evolução de 2 dias, tendo piorado nas últimas horas. Na anamnese, havia história de enterovirose, com diarreia leve e febre baixa 1 semana antes. Pelo exame físico havia peso e altura compatíveis com a idade, irritabilidade acentuada, choro à movimentação e à manipulação, estertores subcrepitantes nas bases dos 2 pulmões, frequência cardíaca de 140 bpm e ritmo de galope. Pulsos rápidos simétricos, ritmo regular, palpação do precórdio com impulsão moderada do íctus do coração. Na ausculta cardíaca, as bulhas eram pouco hipofonéticas. Não foram ouvidos sopros. O exame do abdome mostrou hepatomegalia, fígado palpado a 4 cm abaixo do rebordo costal direito, doloroso, baço impalpável. À radiografia de tórax, havia sinais de congestão pulmonar bilateral e aumento da área cardíaca. O eletrocardiograma mostrou ritmo sinusal, baixa voltagem nas derivações precordiais e algumas extrassístoles esparsas supraventriculares e alteração da repolariação em D1, D2, V5 e V6. O ecocardiograma mostrou dilatação das cavidades esquerdas e moderada quantidade de líquido pericárdico. Fração de ejeção de 40%. Instituiu-se o diagnóstico de miocardites virais, provavelmente por enterovírus. Foram realizados testes laboratoriais: hemograma completo, VHS, PCR, DHL, troponina I, CPK-MB, que se mostraram alterados e iniciou-se o tratamento com furosemida, enalapril e metoprolol. Enquanto se aguardava o agendamento para a ressonância magnética, a criança teve melhora acentuada dos sintomas e sinais. Área cardíaca e a congestão pulmonar diminuíram, a fração de ejeção aumentou gradativamente para 55 e 60% e o derrame pericárdico desapareceu. Teve alta após 10 dias com a mesma medicação iniciada e com controle ambulatorial durante 6 meses. Após normalizarem todos os exames teve alta definitiva.

Observa-se que não foi medicada com nenhuma droga imunossupressora e teve evolução favorável.

DESAFIOS ATUAIS

Miocardite aguda é um desafio diagnóstico em crianças. O curso é progressivo e o custo do tratamento é bastante elevado. Em 5 anos de acompanhamento, aproximadamente 2,5% evoluem com morte súbita e cerca de 30% tem indicação de transplante cardíaco. Existem poucos estudos sobre o diagnóstico e o tratamento de cardiomiopatia dilatada em pediatria com bom nível de evidência. Por isso, o objetivo de proporcionar e aperfeiçoar recurso para diagnóstico e instituição do tratamento adequado o mais precocemente possível, com certeza possibilitará a redução da morbimortalidade. Estudos multicêntricos em crianças precisam ser desenvolvidos sobre esse tema.

ORIENTAÇÕES AOS PAIS

As crianças com quadro de infecção respiratória aguda, ou diarreia viral, que evoluem com cansaço e aumento da dispneia, devem ser levadas ao pediatra para que seja afastada a miocardite aguda. Quanto mais o diagnóstico for precoce, há maior possibilidade de recuperação.

✓ CONCLUSÃO

Em vista dos fatos apresentados, se houver persistência do genoma viral no miocárdio ou nos casos agudos ou duvidosos, os agentes imunossupressores são contraindicados. Nos casos agudos de ICC após infecção viral, nos quais não é possível realizar biópsia, pode-se fornecer imunoglobulina intravenosa, além das drogas e/ou dispositivos de suporte circulatório.

As miocardites podem ser primárias (desencadeada por mecanismo autoimune após infecção viral) ou secundárias a infecções conhecidas. O diagnóstico depende da etiologia e as alterações mais frequentes e importantes são as do eletrocardiograma e ecocardiograma, bem como a ressonância magnética de realce tardio com gadolínio.

O tratamento depende da etiologia. Nos casos mais graves e agudos, como na miocardite viral fulminante, é importante usar medidas de suporte circulatório para manter a criança estável nos primeiros dias, pois em muitos casos ocorre melhora significativa sem outro tratamento mais agressivo. Estão contraindicados imunossupressores nos casos de evolução aguda. Além de se usarem as medidas gerais de tratamento da insuficiência cardíaca, quando não se conhece o agente viral que desencadeou o processo, pode ser usada a gamaglobulina intravenosa em altas doses.

REFERÊNCIAS BIBLIOGRÁFICAS

1. Spicer R, Ware SM. Diseases of myocardium and pericardium. In: Stanton BF, Geme III, JW, Schor NF, editors. Nelson textbook of pediatrics. 20th ed. Elsevier; 2016.
2. Kawai C. From myocardits to cardiomyopathy mechanisms of inflammation and cell death. Circulation. 1999;99(8):1091-100.
3. Dominguez F, Kühl U, Pieske B, Garcia-Pavia P, Tschöpe C. Update om myocarditis and inflammatory cardiomyopathy remengence of myocardial biopsy. Rev Esp Cardiol. 2016;69(2):178-87.
4. Durani Y, Giordano K, Goudie BW. Myocarditis and pericarditis in children. Pediatr Clin N Am. 2010;57(6):1281-303.

5. Montera MW, Mesquita ET, Colafranceschi AS, Oliveira AC Jr, Rabischoffsky A, Ianni BM, et al.; Sociedade Brasileira de Cardiologia. Diretriz Brasileira de Miocarditese Pericardites. Arq Bras Cardiol. 2013;100(4 Suppl 1):1-36.
6. Carvalho GD, Busato SB, Picato Jr F, Foppa M, Berger SV, Gus M. Miocardite aguda sob a forma de síndrome coronariana aguda após infecção do trato urinário. Clin Biomed Res. 2017;37(1):51-4.
7. Rebelato JB, Silveira CFSMP, Valadão TF, Reis FM, Bazan R. Miocardite com choque cardiogênico com primeira manifestação de lúpus eritematoso sistêmico. Arq Bras Cardiol. 2018;111(6):864-6.
8. Caforio ALP, Pankuweit S, Arbustini E, Basso C, Gimeno-Blanes J, Felix SB, et al.; European Society of Cardiology Working Group on Myocardial and Pericardial Diseases. Current state of knowledge on aetiology, diagnosis, management, and therapy of myocarditis: a position statement of the European, Society of working group on myocardial and pericardial diseases. Eur Heart J. 2013;34(33):2636-48.
9. Rady HI, Zekri H. Prevalence of myocarditis in intensive care unit cases presenting with other system involvement. J Ped. 2015;91(1)93-7.
10. Grani C, Eichhorn C, Biere L, Murthy VL, Agarwal V, Kaneko K, et al. Prognostic value of cardiac magnetic resonance tissue characterization in risk stratifying patients with suspected myocarditis. J Am Coll Cardiol. 2017;70(16):1964-76.
11. Robinson JL, Hartling L, Vandermeer B, Klassen TP. Intravenous immunoglobulin gamma globulin for presumed viral. Cochrane Data Base Syst Rev. 2015 May 20;(5): CD004370.
12. Heidendael JR, Den Boer S, Wildenbeest JG, Dalinghaus M, Straver B, Pajkrt D. Intravenous immunoglobulins in children with new onset dilated cardiomyopathy. Cardiol Young. 2018;28(1):46-54.
13. Amabile N, Fraisse A, Bouvenot J, Chetaille P, Ovaert C. Outcome of fulminant myocarditis in children. Heart. 2006;92(9):1269-73.
14. Herdy GVH, Al Odeh C, Cunha JP, et al. Vírus Coxsackie em crianças com miocardite aguda. Arq Bras Cardiol. 1991;56:20.
15. Herdy GVH, Pinto CAM, Lopes VGS, et al. Estudo das alterações cardíacas em crianças com SIDA em relação à terapêutica com antiretrovirais. Estudo prospectivo de 47 casos. Arq Bras Cardiol. 2003;80:311-5.

21

PERICARDITE

Monica Celente
Renata Labronici Figueira Rodrigues

OBJETIVOS

- ✓ Reconhecer os sinais e sintomas clínicos para a investigação diagnóstica.
- ✓ Reconhecer e tratar as formas de apresentação, principalmente as de maior risco.
- ✓ Solicitar e interpretar os exames complementares.
- ✓ Identificar as causas que necessitam de terapias específicas.

INTRODUÇÃO

O pericárdio é um saco constituído de 2 camadas; o pericárdio visceral e o parietal, que envolvem o coração e se estende até os grandes vasos. Cada camada mede aproximadamente 1 a 2 mm. Entre as camadas, há 15 a 35 mL de um fluido seroso, semelhante ao plasma, que permite o deslizamento entre elas. A função é formar uma barreira protegendo o coração de infecções, limitar a distensão aguda do miocárdio e modular a interdependência ventricular. Além disso, secreta prostaglandinas que modulam os reflexos cardíacos e o tônus coronariano. Não é essencial à vida, podendo ocorrer ausência congênita total ou parcial.

Pericardite aguda é uma inflamação envolvendo o pericárdio que tem múltiplas causas e se apresenta tanto como doença primária quanto secundária, com ou sem derrame pericárdico. Na forma primária, geralmente é benigna e autolimitada, os sinais e sintomas são de duração de 1 a 2 semanas, com etiologia variável, na maioria viral. A sintomatologia varia de acordo com a gravidade do acometimento e a presença e o tamanho do derrame pericárdico.[1]

ASPECTOS EPIDEMIOLÓGICOS

Não existem dados epidemiológicos oficiais no Brasil referentes ao comprometimento pericárdico. Mesmo os disponíveis na literatura internacional são escassos e certamente sofrem a influência das características de cada centro. A pericardite aguda é subdiagnosticada, sendo a incidência de difícil determinação. Os dados referentes a serviços de emergência mostram que 5% dos pacientes com queixa de dor torácica nos quais foi afastada doença coronariana aguda e 1% daqueles com supradesnivelamento de segmento ST tinham pericardite aguda.[2]

A etiologia é sempre mais difícil do que o diagnóstico, pois é muito variável. Em pacientes imunocompetentes, a pericardite tem etiologia viral em 80 a 90% dos casos e é geralmente classificada como idiopática. A tuberculose, que no Brasil ainda tem alta prevalência, deve sempre ser considerada hipótese diagnóstica. As causas de pericardite são demonstradas no Quadro 1.[3]

Os vírus mais comumente identificados como causadores de pericardite aguda são *Coxsackie* B e ecovírus.

A pericardite bacteriana tem alta mortalidade e costuma se apresentar com quadro séptico grave e febre alta.

Nos casos de derrame pericárdico sem sinais de inflamação (dor e atrito), considerar neoplasias. Os tumores primários são raros, sendo o mesotelioma o mais comum. As metástases respondem por 40 vezes mais com sítios primários no pulmão, na mama e no melanoma nos adultos e linfoma e leucemia em crianças. A radioterapia para tumores torácicos também é causa de pericardite.

Os pacientes com vírus da imunodeficiência humana (HIV) e síndrome da imunodeficiência adquirida podem apresentar pericardite em mais de 20% dos casos, sendo a manifestação cardiovascular mais comum. Pode ser causada por bactéria, citomegalovírus (CMV) e tuberculose.

A síndrome de Dressler é a pericardite, normalmente com derrame, que acontece após infarto agudo do miocárdio ou cirurgia cardíaca com pericardiotomia. Acredita-se que ocorra por uma reação autoimune.[1]

Vinte por cento dos pacientes com insuficiência renal crônica podem apresentar derrame pericárdico grande. A pericardite nesses casos pode estar associada à uremia, incidência de 6 a 10% se ureia > 60, ou à diálise, em 13%.[4]

O acometimento pericárdico na tuberculose pode se apresentar de diversas maneiras: pericardite aguda com ou sem derrame, tamponamento, sintomas de toxemia com febre persistente, pericardite constritiva aguda, subaguda ou crônica e calcificações pericárdicas.

Quadro 1 Causas de pericardite[3]

Infecciosas **Viral**: *Cocksackie*, herpes, enterovírus, CMV, HIV, Epstein-Barr (EBV), varicela, rubéola, influenza etc. **Bacteriana**: pneumococo, meningococo, *haemophilus*, *chlamydia*, micobactérias, micoplasma, leptospira etc. **Fúngica**: cândida, histoplasma **Parasitária**: toxoplasma, entamoeba *hystolitica* etc.
Doenças do sistema autoimune Lúpus eritematoso sistêmico, artrite reumatoide, febre reumática, esclerodermia, espondilite anquilosante, esclerose múltipla, dermatomiosite, periarterite nodosa, polimiosite, poliarterite nodosa, púrpura trombocitopênica, síndrome pós--pericardiotomia e pós-infarto do miocárdio, mixedema, dentre outras
Doenças de órgãos adjacentes Miocardites, infarto do miocárdio, dissecção aórtica, infarto pulmonar, pneumonia, empiema, doenças do esôfago, hidropericárdio na insuficiênca cardíaca, síndromes paraneoplásicas
Doenças metabólicas Insuficiência renal (uremia), diálise, doença de Addison, cetoacidose diabética
Doenças neoplásicas **Primárias**: mesotelioma, sarcoma, fibroma, lipoma e outros **Secundárias**: neoplasias de pulmão, mama, estômago e cólon, leucemia e linfoma, melanoma, sarcoma, dentre outras
Radiação do mediastino
Trauma **Direto**: ferimento penetrante de tórax, perfuração de esôfago, corpo estranho **Indireto**: trauma de tórax não penetrante, irradiação mediastinal
Outras situações ou síndromes Síndromes de lesão pericárdica e miocárdica, doença inflamatória de Bowel, síndrome de Loffler, síndrome de Stevens-Johnson, aortite de células gigantes, síndrome eosinofílica, pancreatite aguda, gravidez, dentre outras
Idiopática

FISIOPATOLOGIA

Os sinais e sintomas são decorrentes da inflamação das camadas do pericárdio, com aumento ou não de líquido entre elas. A presença e a gravidade das manifestações clínicas vão depender da velocidade e da quantidade do acúmulo de líquido intrapericárdico. O rápido acúmulo de grande quantidade de líquido pode levar ao colapso circulatório (tamponamento cardíaco), enquanto o lento acúmulo de grande quantidade é mais bem tolerado.

O tamponamento cardíaco ocorre quando a quantidade de líquido é grande o suficiente para que a pressão intrapericárdica seja alta a ponto de não permitir o enchimento ventricular. Há aumento da pressão venosa sistêmica e diminuição do débito cardíaco, sendo acionados mecanismos compensatórios, como a venoconstrição pulmonar para melhorar o enchimento cardíaco e a vasoconstrição sistêmica para evitar o choque, que pode ser fatal se não tratado rapidamente. Por causa da pressão mais baixa, o ventrículo direito e, principalmente, o átrio direito são mais suscetíveis à compressão pelo derrame pericárdico. O colapso das câmaras é pior na expiração quando o enchimento do lado direito está reduzido. A taquicardia também é um mecanismo compensatório.[5]

QUADRO CLÍNICO

Crianças com pericardite não complicada frequentemente se apresentam assintomáticas ou oligossintomáticas. As manifestações clínicas são decorrentes de 3 fisiopatologias: inflamação do pericárdio gerando dor torácica e febre; derrame pericárdico podendo levar ao tamponamento cardíaco; e espessamento, retração e calcificação do pericárdio configurando a pericardite constritiva.[6] A dor pode ser forte e geralmente em pontada, piorando na inspiração. O início é abrupto e a localização no esterno, epigástrio ou hemitórax esquerdo. Na maioria das vezes, tem irradiação para o trapézio, já que a inervação pelo nervo frênico é a mesma do pericárdio. Melhora na posição sentada e piora quando deitado. Em muitos casos, a dor precordial é atípica se confundido com outras causas, como infarto agudo do miocárdio em adultos. Em crianças pequenas pode ser difícil de ser caracterizada.

O atrito pericárdico é o sinal mais característico da doença pericárdica, porém nem sempre é fácil de ser auscultado já que o paciente pode estar taquicárdico e choroso em caso de crianças pequenas. É causado pela fricção entre os folhetos pericárdicos, na borda esternal esquerda, na posição sentada, e com o diafragma. É dinâmico podendo desaparecer e reaparecer em curto período e ser confundido com um sopro. Tem 3 componentes: pré-sistólico, causado pela contração atrial, sistólico pela contração ventricular e diastólico pelo enchimento rápido ventricular. Na presença de grande derrame, pode não haver atrito e as bulhas cardíacas podem estar abafadas.

A história clínica deve sempre investigar processos virais anteriores, principalmente respiratórios e gastrointestinais (febre, tosse, mialgia, diarreia) e ser direcionada para outras doenças que possam evoluir com pericardite.

Nos casos de tamponamento cardíaco, pode ser identificado o pulso paradoxal, definido como a queda da pressão sistólica > 10 mmHg na inspiração. Também pode estar presente a tríade de Beck, que consiste em turgência jugular, hipotensão e abafamento de bulhas.[1]

Os marcadores de alto risco na pericardite aguda são: elevação de enzimas de necrose miocárdica, febre acima de 38° C e leucocitose (elevada possibilidade de pericardite purulenta), derrames pericárdicos volumosos com ou sem tamponamento cardíaco, pacientes imunocomprometidos, história de anticoagulação oral, disfunção ventricular pelo ecocardiograma, sugerindo miocardite concomitante, ausência de resposta aos anti-inflamatórios não esteroidais (AINE) após 1 semana do início e trauma. Esses marcadores indicam a necessidade de admissão hospitalar, intensificação da avaliação etiológica e otimização terapêutica.[7]

PROPEDÊUTICA

O hemograma pode apresentar leve leucocitose com predomínio linfocitário nas pericardites virais, porém em muitos casos pode estar normal. Na presença de leucocitose importante, deve-se pensar em outras etiologias. Os marcadores de fase aguda como proteína C-reativa (PCR) e a velocidade de hemossedimentação (VHS) podem estar aumentados. Quando muito altos, pensar em doença autoimune (solicitar provas reumatológicas) ou tuberculose.

Os marcadores de lesão miocárdica como troponina I, principalmente, e creatinoquinase MB (CK-MB) podem estar elevados se houver lesão miocárdica, mesmo sem miocardite aparente.

A radiografia de tórax é normal ou pode haver aumento de área cardíaca por derrame pericárdico associado, que ocorre quando o volume do líquido excede 250 mL.

O eletrocardiograma (ECG) é o mais importante exame na pericardite. Altera-se desde o início da dor e 90% dos pacientes apresentam supradesnivelamento do segmento ST com concavidade para cima. Ele vai apresentar alterações divididas em 4 estágios de acordo com o tempo de evolução:[8]

1. Supradesnivelamento do segmento ST com concavidade para cima em todas as derivações, exceto em AVR e V1, em que ocorre infradesnivelamento (em menos de 24 horas do início dos sintomas).
2. Normalização dos segmentos ST e PR e achatamento da onda T (1,5 dia após início até 9 dias).
3. Inversão difusa da onda T (aproximadamente no nono dia).
4. Normalização da onda T (semanas ou meses após o início do quadro).

Oscilação do eixo do QRS em cada batimento pode indicar derrame pericárdico grande.

O ecocardiograma mostra o derrame pericárdico, se presente, e o quantifica, além de poder mostrar maior refringência e espessamento do pericárdio. Deve-se também avaliar a função miocárdica para afastar o envolvimento miocárdico e observar os sinais de tamponamento e pericardite constritiva. O derrame pericárdico é classificado, em adultos, como leve (< 10 mm), moderado (10 a 20 mm) e grave (> 20 mm).[4]

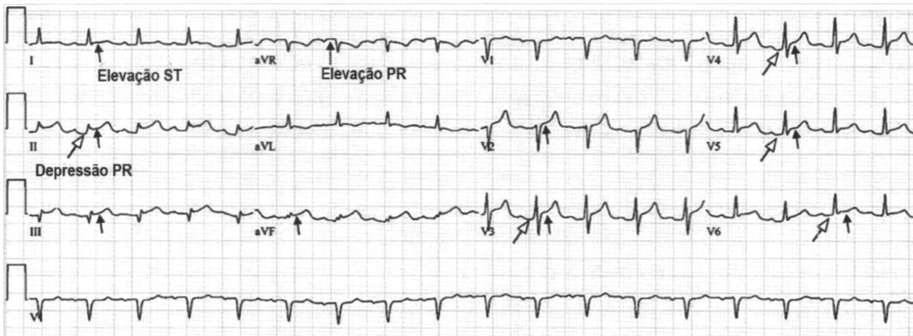

Figura 1 Alterações do eletrocardiograma na pericardite[5]

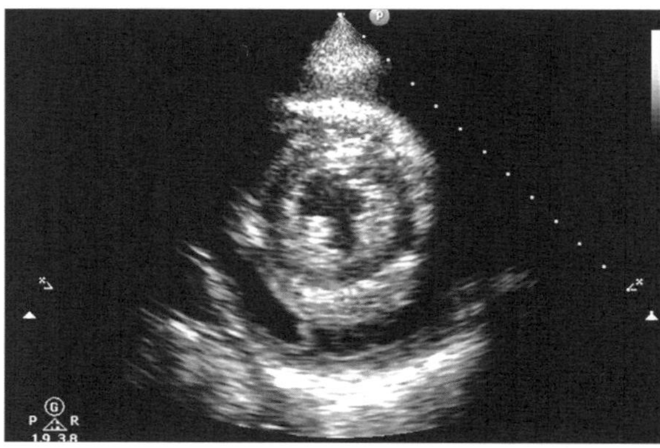

Figura 2 MS, 16 anos. Iniciou quadro de febre baixa e dor torácica por 18 dias. Radiografia de tórax com área cardíaca aumentada. Realizado ecocardiograma que mostrou pericárdio espessado com derrame volumoso e presença de fibrina. Exame do líquido pericárdico diagnosticou tuberculose pericárdica.

Outros exames complementares podem ser utilizados no auxílio do diagnóstico, principalmente etiológico, como sorologias, culturas, isolamentos virais e imuno-histoquímica no sangue, no líquido pericárdico (por pericardiocentese) e no fragmento pericárdico retirado por biópsia. Porém como a sensibilidade para o diagnóstico etilológico é baixa, estes exames não são facilmente disponíveis no Brasil e, na maioria das vezes, o tratamento é genérico nos casos de pericardite viral e com boa evolução em imunocompetentes, estes exames geralmente não são realizados.

Na presença de derrame, a análise do líquido é de grande importância na caracterização de transudato ou exsudato com análise de celularidade, glicose, proteína e antígeno carcinoembrionário nos casos de suspeita de neoplasia.

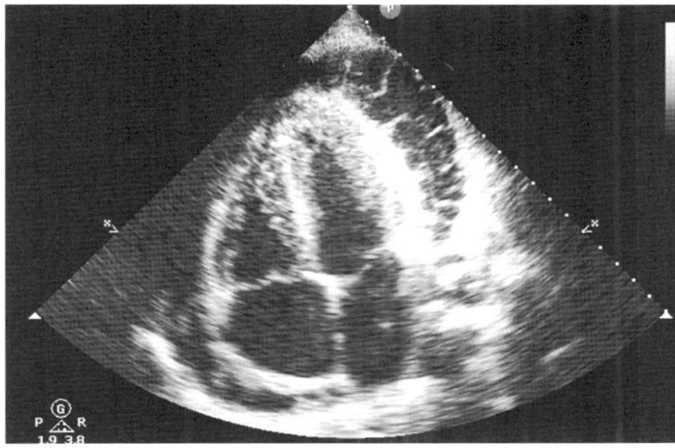

Figura 3 PASL, 13 anos. Dor torácica associada à falta de ar. Avô diagnosticado com tuberculose pulmonar. Realizou ecocardiograma que mostrou pericárdio espessado, derrame e presença de fibrina. Análise do líquido pericárdico confirmou tuberculose pericárdica.

O diagnóstico da pericardite tuberculosa é realizado pela identificação do *Mycobacterium tuberculosis* no líquido ou no tecido pericárdico, este último podendo demonstrar granuloma caseoso. A análise do líquido mostrará aumento da adenosina deaminase (ADA) e do interferon-gama, com boa sensibilidade e especificidade,[9] além do aumento de proteína e linfocitose. O teste tuberculínico (PPD) pode ter falso-negativo em 25 a 33% dos casos e falso-positivo em 30 a 40%.[10]

Atualmente, a tomografia computadorizada (TC) e a ressonância magnética (RM) têm sido de grande valia e de maior acurácia do que o ecocardiograma no diagnóstico da pericardite. A RM pode mostrar espessamento pericárdico (> 4 mm), sinais de edema e realce tardio por inflamação ativa do pericárdio. A Figura 4 mostra imagens de RM com espessamento pericárdico.

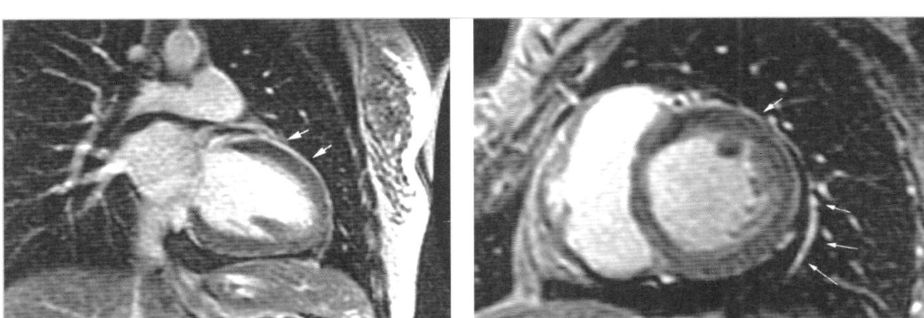

Figura 4 Espessamento pericárdico à ressonância magnética (setas brancas).

DIAGNÓSTICO

O Quadro 2 auxilia o diagnóstico de pericardite.

Quadro 2 Critérios diagnósticos para pericardite: 2 ou mais dos 4 critérios[4]

Dor torácica típica: dor precordial geralmente de início súbito em região retroesternal, com irradiação para a região do trapézio. Melhora na posição sentada e piora ao deitar
Atrito pericárdico
Alterações sugestivas no eletrocardiograma
Derrame pericárdico

A pericardite constritiva é resultado da cicatrização de uma pericardite anterior. Caracteriza-se por espessamento fibroso acentuado e aderências entre os folhetos visceral e parietal com ou sem calcificação. A RM tem ótima acurácia no diagnóstico.

A pericardite pós-pericardiotomia (síndrome de Dressler) pode acontecer semanas ou até meses após uma cirurgia cardíaca e costuma ter boa resposta aos AINE.

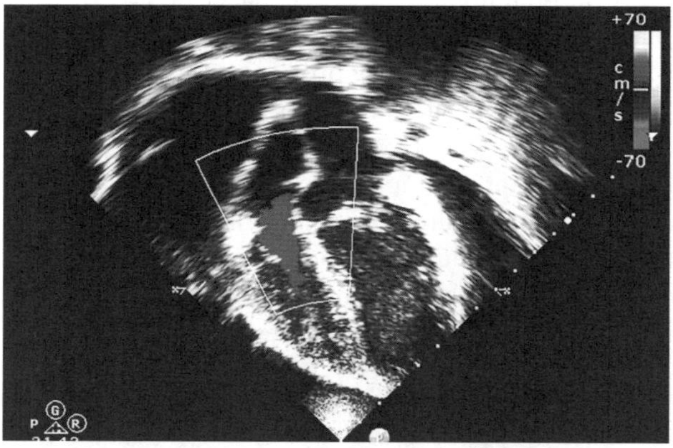

Figura 5 ANL, 5 anos. Realizou cirurgia para correção de defeito do septo atrioventricular parcial sem intercorrências. Retorna para consulta de rotina assintomática, 45 dias após, com ecocardiograma mostrando derrame pericárdico importante. Resolução completa do derrame pericárdio em 4 semanas de AINE.

TRATAMENTO

O tratamento da pericardite, principalmente em crianças, ainda é empírico em razão dos poucos e controversos estudos na literatura. O repouso relativo deve ser realizado enquanto houver dor. Os AINE são os mais utilizados nos casos de pericardite viral, porém os estudos ainda são limitados em relação a doses e tempo de tratamento. As drogas mais utilizadas para crianças são:[11]

- Ácido acetilsalicílico (AAS): 80 a 100 mg/kg/dia dividido em 3 a 4 vezes. Dose máxima de 2,5 g/dia.
- Ibuprofeno: 30 a 40 mg/kg/dia dividido em 3 a 4 vezes. Dose máxima de 2,4 g/dia.

Nimesulida e indometacina também têm sido utilizadas. Normalmente faz-se um curso de 2 semanas e geralmente os sintomas desaparecem nos primeiros dias. A redução deve ser gradual após o término da febre e da dor torácica, levando 4 semanas no total ou até a normalização dos marcadores inflamatórios.

A associação de colchicina tem diminuído a duração dos sintomas e a taxa de pericardite recorrente,[7] porém faltam estudos na população pediátrica.

Os corticoides na pericardite viral não têm sido aconselhado porque estudos recentes mostraram que é um fator de risco independente para pericardite recorrente, provavelmente por causarem imunossupressão interferindo na resposta contra a infecção viral, apesar de normalmente melhorar os sintomas rapidamente. Além disso, altas doses podem causar efeitos colaterais importantes. Portanto são reservados para os casos de não tolerância aos AINE e à colchicina.[1] No entanto, na pericardite reumática, nos pós-operatórios e na uremia, os corticoides são de grande utilidade.

Outras drogas ainda em estudos são o triamcinolone e cisplatina intrapericárdicos. A pericardiectomia e a janela pericárdica são reservadas para os casos recorrentes e de pericardite constritiva.

Nos casos de isolamento viral, pode-se iniciar tratamentos específicos como interferon nos casos de *Coxsackie* e imunoglobulina para adenovírus e parvovírus.

Nas pericardites bacterianas com líquido pericárdico purulento, o tempo de antibiótico deve ser de 4 a 6 semanas, além da realização da pericardiocentese.[4]

A pericardiocentese está indicada nos casos de tamponamento cardíaco, alta suspeita de tuberculose e neoplasia, derrame purulento e volumosos não responsivo ao tratamento medicamentoso.[7]

DESAFIOS ATUAIS

Por ser uma doença de difícil diagnóstico, principalmente etiológico, são necessárias novas técnicas de exames complementares. A terapia é muitas vezes empírica e mais estudos devem ser realizados para a diminuição da pericardite recorrente, principalmente na população pediátrica.

ORIENTAÇÕES AOS PAIS

Apesar de a dor torácica não ter frequentemente como causa as doenças cardíacas, deve ser investigada principalmente se acompanhada de febre e falta de ar. Em casos de suspeitas de pericardite, exames complementares devem ser solicitados para o auxílio no diagnóstico, já que o quadro clínico e o exame físico podem ser pouco alterados e inespecíficos. A adesão ao tratamento é importante para evitar complicações e recidivas.

✓ CONCLUSÃO

Pericardite aguda é uma inflamação envolvendo o pericárdio que tem etiologia variável, mas na maioria das vezes a origem é viral. O diagnóstico pode ser um desafio por apresentar sintomas inespecíficos na maioria dos casos. Pacientes imunocompetentes costumam ter boa evolução e resposta terapêutica se não houver grandes derrames pericárdicos.

REFERÊNCIAS BIBLIOGRÁFICAS

1. Sheth S, Wang DD, Kasapis C. Current and emerging strategies for the treatment of acute pericarditis: a systematic review. J Inflamm Res. 2010;3:135-142.
2. Tingle LE, Molina D, Calvert CW. Acute pericarditis. Am Fam Physician. 2007;76(10): 1509-14.
3. Montera MW, Mesquita ET, Colafranceschi AS, Oliveira Junior AM, Rabischoffsky A, Ianni BM, et al. Sociedade Brasileira de Cardiologia. I Diretriz Brasileira de Miocardites e Pericardites. Arq Bras Cardiol. 2013;100(4 Suppl 1):1-3.
4. Maisch B, Seferovic PM, Ristic AD, Erbel R, Rienmuller R, Adler Y, et al.; Task Force on the Diagnosis and Management of Pericardial Diseases of the European Society of Cardiology. Guidelines on the diagnosis and management of pericardial diseases. Eur Heart J. 2004;25(7):587-610.
5. Little WC, Freeman GL. Pericardial disease. Circulation. 2006;113(12):1622-32.
6. Jaume SS, Miralda GP, Soler JS. Diagnosis and management of acute pericardial syndromes. Rev Esp Cardiol. 2005;58(7):830-41.
7. Imazio M, Spodick DH, Brucato A, Trinchero R, Adler Y. Controversial issues in the management of pericardial diseases. Circulation. 2010;121(7):916-28.
8. Ginzton LE, Laks MM. The differential diagnosis of acute pericarditis from the normal variant: new electrocardiographic criteria. Circulation. 1982;65(5):1004-9.
9. Nugue O, Millaire A, Porte H, de Groote P, Guimier P, Wurtz A, Ducloux G. Pericardioscopy in the etiologic diagnosis of pericardial effusion in 141 consecutive patients. Circulation. 1996;94(7):1635-41.
10. Fowler NO. Tuberculous pericarditis. JAMA. 1991;266(1):99-103.
11. Bricks LF, Silva CA. Recomendações para o uso de antiinflamatórios não hormonais em pediatria. Pediatria (São Paulo). 2005;27:114-25.

SEÇÃO VIII

CARDIOINTENSIVISMO

22

HEMODINÂMICA E CARDIOLOGIA INTERVENCIONISTA

Rafael Ferreira Agostinho
Luiz Alberto Christiani

OBJETIVOS

- ✓ Familiarizar-se com as principais intervenções percutâneas.
- ✓ Conhecer indicações, vantagens, desvantagens e possíveis complicações.

INTRODUÇÃO

Desde o século passado quando as intervenções percutâneas se tornaram uma realidade na medicina, sempre houve grande interesse em soluções criativas e menos invasivas para as cardiopatias congênitas. O avanço das técnicas e a produção de novos equipamentos e materiais aumentaram imensamente a eficácia e a segurança dos procedimentos. Diante de toda a diversidade terapêuticas que o progresso traz é necessária uma compreensão dos conceitos básicos para que se possa orientar corretamente o paciente.[1]

O cateterismo cardíaco é (descrevendo de forma breve) um procedimento em que, utilizando cateteres passados através de um acesso profundo, são obtidas informações diagnósticas (imagens utilizando contraste, amostras de sangue e medidas de pressões de estruturas cardiovasculares) e, em casos em que haja indicação, realizadas intervenções terapêuticas.[1]

A definição "breve" não parece tão simples quanto se gostaria, não é mesmo? No decorrer desde capítulo será aprofundada nesta definição.

INTERVENÇÃO PERCUTÂNEA *VERSUS* CIRURGIA

Diante da grande diversidade de cardiopatias congênitas com que o profissional pode se deparar, muitas vezes é difícil antecipar a decisão a ser tomada pelo cardiologista assistente e a equipe de cirurgia cardiovascular. Um erro muito comum no acompanhamento desses pacientes é, muitas vezes, prometer uma solução inócua e milagrosa por meio da hemodinâmica em detrimento da cirurgia, que é vista em geral como uma intervenção de grande porte, violenta e arriscada.

Esse é o primeiro momento em que alguns pontos devem ser esclarecidos:

- Nem todas as cardiopatias podem ser corrigidas por cateterismo, para algumas doenças somente a cirurgia é corretiva (p. ex., tetralogia de Fallot [T4F], defeito do atrioventricular [DSAV]) e para outras as intervenções percutâneas servem somente como soluções paliativas para adiar a abordagem cirúrgica (p. ex., procedimento híbrido na hipoplasia do coração esquerdo [HCE]).
- Algumas cardiopatias que em geral são corrigidas preferencialmente pela via percutânea (comunicação interatrial [CIA], persistência do canal arterial [PCA]), em casos selecionados, têm de ser encaminhadas para a cirurgia em razão de peculiaridades anatômicas que inviabilizam o procedimento.
- E mais importante: intervenções percutâneas têm sim complicações, que apesar de serem de muita baixa incidência, quando realizadas por uma equipe de hemodinamicistas experientes, devem ter o custo-benefício avaliado caso a caso. Em alguns centros, em que ambas as equipes (cirúrgica e intervencionista) são bem treinadas, as taxas de complicação entre cateterismo *versus* cirurgia aberta são virtualmente iguais.

Lembrar que em primeiro lugar vem a saúde do paciente!

PROCEDIMENTOS DIAGNÓSTICOS *VERSUS* TERAPÊUTICOS

Para facilitar o entendimento, as intervenções serão separadas em relação ao objetivo.

Intervenções diagnósticas

É o procedimento realizado com o intuito de esclarecimento diagnóstico, seja para a aquisição de informações anatômicas que não foram obtidas pelos métodos não invasivos quanto para cálculos obtidos exclusivamente via parâmetros hemodinâmicos (especialmente relativos à resistência pulmonar) (Figura 1).[2]

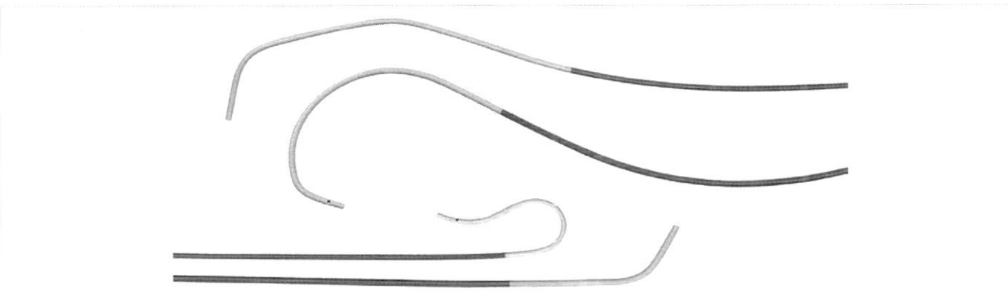

Figura 1 Exemplo de cateteres utilizados em hemodinâmica (MeritInternational Inc.).

Intervenções terapêuticas

São os cateterismos realizados com o objetivo de corrigir integral ou parcialmente cardiopatias congênitas por técnicas não invasivas.

No decorrer deste capítulo, serão mencionadas e com acréscimo de informações valiosas sobre os procedimentos mais comuns na cardiologia pediátrica.

PREPARAÇÃO DO PACIENTE

Em razão da natureza invasiva, algumas peculiaridades existem no preparo do paciente a ser enviado à hemodinâmica: além de uma boa conversa com o paciente e a família, uma bateria de exames, termos de consentimento e dados da história clínica devem estar em dia.

Antes de tudo, um objetivo deve ser traçado.

O exame é diagnóstico?

- Todas as alternativas não invasivas já foram utilizadas? Lembrar-se de que um cateterismo envolve anestesia geral, internação hospitalar, contraste iônico e exposição à radiação. Então colocar a segurança do paciente em primeiro lugar e gastar todo o arsenal diagnóstico antes de solicitar uma avaliação que envolva possíveis riscos.
- Quais são as informações que se deseja ver no laudo? O objetivo é a resistência pulmonar? Anatomia coronariana? Ser claro no que se deseja e nunca solicitar uma avaliação hemodinâmica porque "não sabe mais o que pedir".
- O paciente tem indicação formal para realizar o procedimento? Encaminhá-lo para o fechamento de uma CIV funcionalmente fechada, por exemplo, é um exagero que coloca em risco desnecessariamente a saúde do paciente e a própria segurança profissional. Não ceder a pressões de familiares e ser convicto na decisão.

Orientações aos pais

Explicar o procedimento de forma clara, mostrar vídeos se necessário, ser explícito nas colocações e deixar claro todas as complicações, seja as relativas ao procedimento, ao acesso venoso, à anestesia e à internação hospitalar. Explicar também que alguns casos não são passíveis de correção via percutânea (no geral por variações anatômicas que não podem ser previstas) e isso somente pode ser confirmado muitas vezes *in situ*. Uma família bem informada é obrigação e proteção do médico. Tirar quaisquer dúvidas que forem levantadas, caso não se saiba responder, ser sincero e perguntar para o médico que realizará o procedimento.

Lembrar-se de, como mencionado anteriormente, não prometer procedimento mágico e sem complicações. Afinal, caso o cateterismo complique, essas promessas serão os primeiros questionamentos da família.

PROCEDIMENTOS MAIS COMUNS

Diagnósticos

Avaliação de resistência pulmonar

O cateterismo com intuito de aferir a resistência pulmonar (também chamado por alguns de cateterismo direito) é uma ferramenta de enorme importância para o cardiologista por ser, em alguns casos, o grande divisor de águas entre um paciente que possui hipertensão arterial pulmonar (reversível) e o que já desenvolveu doença vascular pulmonar (irreversível). Essa informação é de suma importância por separar os pacientes que podem ser submetidos à correção cirúrgica dos que são inoperáveis.

Lembrar-se de que pacientes com cardiopatia de hiperfluxo (p. ex., CIV, DSAVT) que possuem doença vascular pulmonar estabelecida e não respondem a vasodilatadores, no geral, já não obtêm mais benefício com a correção cirúrgica.

A avaliação da resistência pode ser realizada pelo método de termodiluição (como realizado pelos cateteres de Swan-Ganz para obter dados do débito cardíaco e pressões) ou pelo método de Fick que se utiliza das pressões aferidas e gasometrias colhidas de locais específicos do coração para quantificar o *shunt* (Qp/Qs) e as resistências vascular pulmonar e sistêmica (geralmente medida em Woods (mmHg × minuto/L) e indexada pela superfície corporal do paciente). A resistência pulmonar normal é < 2 Woods/m^2.[3]

Teste de reatividade pulmonar

Mesmo tendo encontrado uma resistência pulmonar elevada, é necessário expor o paciente a vasodilatadores pulmonares para que essa resistência elevada seja caracterizada como reversível (HAP) ou irreversível (doença vascular pulmonar).[2]

Esse teste é feito pela aferição da resistência inicialmente com paciente ventilado com O_2 a 21% (ar ambiente) e uma nova medida após a exposição ao vasodilatador de escolha (que pode variar de acordo com a instituição): O_2 a 100%, sildenafil ou óxido nítrico.

Outros cateterismos diagnósticos

Existem algumas outras indicações de exames diagnósticos, porém com o advento de aparelhos de tomografia com rápida aquisição de múltiplos canais e avanços nos *softwares* de cálculo dos aparelhos de ressonância magnética (RM) o estudo hemodinâmico vem sendo substituído por métodos menos invasivos.[2]

Intervenções terapêuticas

Atriosseptostomia por balão

A ampliação de uma CIA utilizando um balão foi um dos primeiros procedimentos idealizados na cardiologia intervencionista pediátrica e constitui uma ferramenta importantíssima pela possibilidade de realização à beira do leito guiada por ecocardiografia transtorácica.

É indicado para recém-natos (RN) que necessitam de mistura de sangue em nível atrial, seja por não comunicação da circulação pulmonar e sistêmica (transposição de grandes artérias [TGA]) ou por obstrução total do fluxo do coração dos lados direito ou esquerdo (p. ex., atresia tricúspide, atresia pulmonar com septo intacto, hipoplasia de cavidades esquerdas). A eficácia diminui com a idade do paciente. Lembrando que um paciente que possui uma CIA ampla não necessita da respectiva ampliação (como já mencionado: atentar para a indicação do procedimento).

Realizada de forma emergencial ou programada (quando o paciente possui diagnóstico fetal e a equipe se encontra a postos no momento no nascimento), consiste na aquisição de um acesso venoso profundo (femoral, umbilical ou em casos extremos até por dissecção de outros vasos) por onde é inserida uma bainha valvulada 5 a 7 Fr (variando de acordo com o material escolhido) e por esta um cateter-balão específico para atriosseptostomia é guiado pela cava inferior, átrio direito (AD) e através da CIA para o átrio esquerdo, em que o balão é inflado e tracionado de volta para o AD de forma a ampliar o tamanho da comunicação.

O procedimento é guiado por ecocardiografia quando realizado à beira do leito, mas também pode ser realizado no laboratório de hemodinâmica sob escopia (RX).

As complicações mais comuns estão relacionadas geralmente ao acesso venoso pela utilização de bainhas robustas demais para o RN e, em casos mais graves, relacionadas ao procedimento em si: lesões da válvula mitral, rompimento de veias pulmonares e cava inferior.[4]

Colocação de *stent* no canal arterial

Visto muitas vezes como um substituto menos invasivo ao *shunt* de Blalock--Taussig, é uma estratégia que vem crescendo e sendo tomada por alguns serviços no mundo, como primeira escolha para pacientes com cardiopatias dependentes de canal arterial (CA).

Consiste na aquisição de um acesso arterial ou venoso (de acordo com a cardiopatia do paciente) e na passagem de um cateter através do CA, pelo qual é liberado um *stent* de calibre predefinido, sendo uma forma eficiente de assegurar fluxo pulmonar (Figura 2).[3]

Apesar de o procedimento parecer muito mais atraente que uma cirurgia para confecção de *shunt* aortopulmonar, deve-se considerar os prós e contras sempre. Um cirurgião experiente em um centro de referência tem taxas de sucesso tão boas quanto um bom hemodinamicista.[1]

Normalmente é um procedimento que inspira cuidados, especialmente levando em consideração que esses pacientes são naturalmente estáveis e muitas vezes encontram-se em estado grave. Dentre as complicações esperadas tem-se a migração ou obstrução do *stent* e caso o tamanho tenha sido superestimado, haverá hiperfluxo pulmonar, assim como para um *shunt* muito calibroso. Além das possíveis "dores de cabeça" de um acesso profundo arterial em um RN que aumenta exponencialmente quanto menor o paciente.

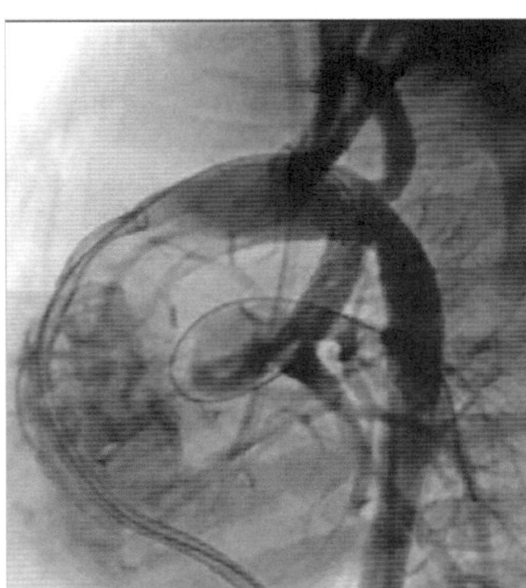

Figura 2 *Stent* colocado no canal arterial.

Fechamento do canal arterial

Procedimento bem estabelecido que consiste na oclusão de um CA persistente utilizando-se uma gama de ferramentas disponíveis atualmente.

Até agora foram mencionadas somente intervenções (muitas vezes emergenciais) em RN, porém, neste e nos próximos casos, deve-se atentar para as restrições relativas a cada procedimento e cada doença. No caso do CA, tendo em vista a história natural da doença, há a expectativa de fechamento espontâneo e a dificuldade técnica na realização do fechamento em paciente muito pequeno. Sendo assim existe um senso comum de uma idade/peso mínimos que pode variar (e muito) de centro para centro. Hoje existem próteses de baixo perfil sendo estudadas para fechamento em RN (até mesmo prematuros), some-se a grande polêmica entre neonatologistas sobre a indicação/benefício do fechamento do CA e haverá um mundo de possibilidades.[2]

Mas, a título de referência, no geral recomenda-se o fechamento eletivo do CA por cateterismo em pacientes maiores de 2 anos de idade, respeitando as exceções (que sempre existirão).

A estratégia do procedimento varia de acordo com o material utilizado. Atualmente na maioria dos serviços dispõe-se de molas (*coils*) ou próteses.

Os *coils*, desenvolvidos ainda na década de 1970, possuem diversas aplicabilidades em hemodinâmica e foram a primeira ferramenta no fechamento de CA, sendo hoje em geral reservados a canais pequenos.

Podem ser liberados via arterial, puncionando somente a artéria femoral e cruzando o canal da aorta para a pulmonar. Apesar de mais simples, essa modalidade não confere a máxima segurança para o procedimento, tendo risco pouco maior de mau posicionamento do *coil* e embolização.[1]

Em canais arteriais maiores, o material de escolha são as próteses específicas. Usando como exemplo a Amplatzer, por ser uma das marcas mais conhecidas e estudadas, porém ter em mente que existe uma infinidade de opções, com prós e contras, que variam enormemente de serviço para serviço.

Já as próteses Amplatzer vêm em 2 tipos, sendo o tipo 1 em formato de "rolha" com um disco de retenção à esquerda e o corpo crescente com um pino rosqueado no lado direito (pulmonar). O tipo 2 possui discos de retenção à direita e à esquerda com uma cintura central, geralmente indicado para canais mais longos. Ambas as próteses são autoexpansíveis e feitas de malha de nitinol (liga de níquel e titânio) e uma malha de poliéster no interior (Figura 3).

São liberadas sempre pela via venosa, seguindo a mesma lógica para ambos os tipos (e para todos os outros fabricantes também): obtém-se um acesso venoso e outro arterial. Pela via arterial é realizada uma angiografia do canal, confirmando a morfologia e o tamanho (que podem variar bastante do ecocardiograma) e, em seguida, pela via venosa segue-se navegando um cateter pelo lado direito

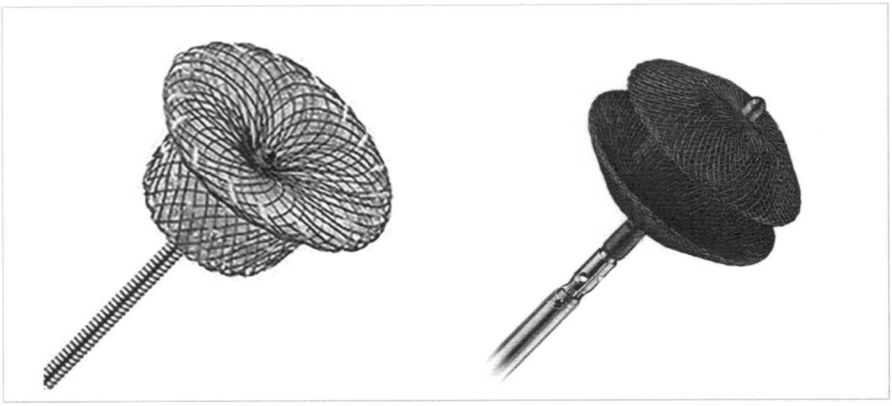

Figura 3 Próteses tipo Amplatzer Duct Ocludder tipos 1 e 2, respectivamente.

do coração até o tronco da artéria pulmonar e, utilizando uma guia, cruza-se o CA. Tendo o cateter inserido pela via venosa chegado até a aorta, libera-se a prótese da aorta para a pulmonar, abrindo o disco esquerdo e o direito, respectivamente, enquanto se realiza o controle angiográfico por um cateter colocado na aorta pelo acesso arterial.[1]

Na atualidade, o fechamento percutâneo do CA é um procedimento bem estabelecido, seguro, com baixa incidência de complicações. Mas, como mencionado, ser claro com o paciente, explicitando que nem todos os canais arteriais são passíveis de fechamento percutâneo em razão da variada anatomia.

Dentre as complicações há a embolização da prótese, que, de acordo com o local para que a prótese tenha migrado, é uma emergência grave e deve ser reabordado rapidamente. Além disso, há as complicações relacionadas aos acessos vasculares, sempre uma preocupação da equipe da hemodinâmica.

Comunicação interventricular

O fechamento de CIV utilizando a técnica percutânea é uma possibilidade muitas vezes desconhecida pela família e até mesmo pelo pediatra que acompanha o paciente. A oclusão das CIV por cateterismo é objetivo antigo da cardiologia pediátrica e hoje com todos os avanços tecnológicos vem se tornando cada vez mais comum e factível no Brasil.

Como visto anteriormente, a CIV pode apresentar várias formas, sendo classificada de acordo com a região do septo que é acometida. É exatamente nesse momento que divisores devem ser traçados: uma importante parcela dos defeitos ainda não são "fecháveis" com as técnicas atuais. É importante que o paciente e a família estejam cientes de que a cirurgia é sempre uma forte possibilidade de desfecho.[2]

Atualmente há um grande arsenal de materiais destinados para cada situação. Existem próteses específicas para defeitos musculares ou perimembranosos e até variações dentro de cada subtipo, que podem ser vistos no exemplo da Figura 4.

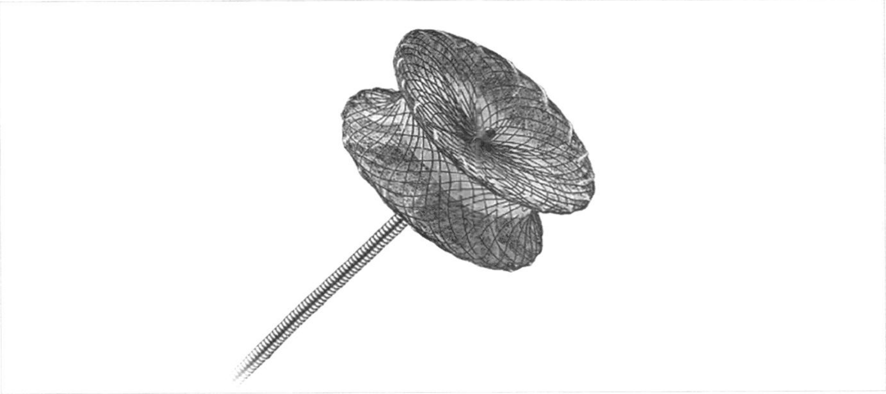

Figura 4 Prótese Amplatzer para comunicação intraventricular perimembranosa.

A técnica pode variar ligeiramente de acordo com o tipo e o tamanho do defeito. Assim como no fechamento de CIA, o ecocardiograma transesofágico durante o exame é uma ferramenta imprescindível, pois fornece informações anatômicas e de localização que não se tem somente pelas imagens radiográficas.[4]

Existem diversas técnicas para o fechamento desses defeitos, uma das mais utilizadas e de fácil entendimento é por meio de um acesso arterial femoral fazer a sondagem do ventrículo esquerdo e a realização de uma boa angiografia para localizar o defeito e a anatomia. Então utilizando uma guia bem longa atravessa-se o defeito para o ventrículo direito e de lá libera-se uma prótese, utilizando basicamente a mesma técnica das próteses mencionadas, modificadas de acordo as devidas peculiaridades.

As complicações mais comuns, além da embolização da prótese, são os bloqueios atrioventriculares ([BAV] ou de ramo esquerdo), lesões nas válvulas adjacentes e hemólise. Na ocorrência de um BAV total, em alguns casos, é indicada a de retirada da prótese.

Comunicação interatrial

A correção percutânea de defeitos do septo interatrial foi um dos primeiros procedimentos imaginados pela hemodinâmica de defeitos congênitos e, por este motivo, foi amplamente estudada. De técnica bem estabelecida, em certos momentos, pode passar a impressão de ser um procedimento simples, porém, como se sabe muito bem, não há tal coisa em medicina. Esse sentimento faz com que algumas vezes profissionais de outras especialidades se aventurem a realizar fechamentos de CIA, mas como se verá, é um procedimento longe de ser simples, e um médico não treinado não saberá o que fazer quando uma complicação aparecer.

Dentre os tipos vistos anteriormente de CIA, o *ostium primum*, pela proximidade das válvulas AV e da presença de doenças concomitantes, pode ser corrigido somente cirurgicamente, e as CIA tipo seio venoso, a despeito de tentativas recentes de oclusão percutânea, ainda são indicadas somente para fechamento cirúrgico. Apenas as CIA tipo *ostium secundum* são passíveis de oclusão não invasiva.

Outro ponto importante é a possibilidade de não fechamento durante o cateterismo. Quanto maior o defeito e mais jovem a criança, no geral, menor é a possibilidade de sucesso do procedimento. Além disso, é necessário que o defeito possua bordos para que a prótese se fixe, exigência que muitas vezes é confirmada somente pela ecocardiografia transesofágica, em razão das limitações (especialmente em pacientes maiores) da ecocardiografia transtorácica na visualização do septo interatrial. Sendo assim, não é incomum que o paciente entre na sala de hemodinâmica, e após a anestesia e a realização do transesofágico inicial o procedimento seja cancelado por impossibilidade técnica (seja o tamanho ou a falta de bordos).[1]

Desde 1974, quando surgiu a ideia da correção de CIA de forma não invasiva, houve diversos avanços no material a ser utilizado, muitas próteses foram criadas e descontinuadas e atualmente conta-se com materiais modernos que diminuíram em muito a incidência de complicações e facilitaram a técnica. Observando o exemplo na Figura 5, pode-se perceber que na maioria elas se assemelham na estrutura básica.

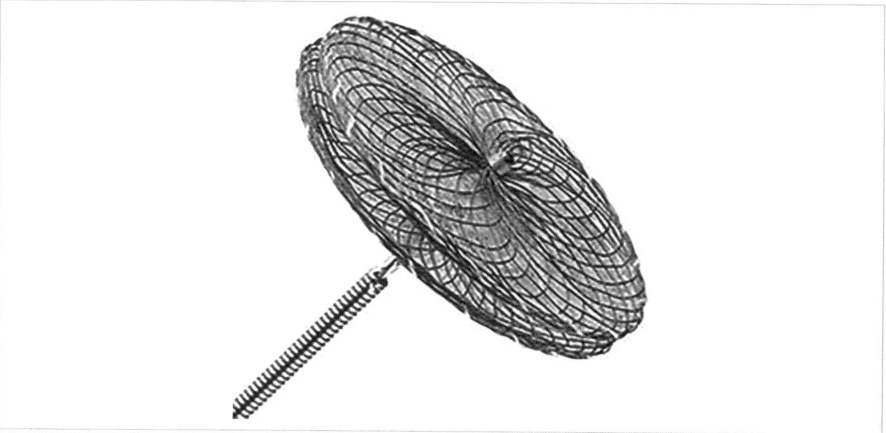

Figura 5 Prótese Amplatzer ASD Occluder.

A técnica básica do fechamento da CIA consiste na aquisição de um acesso pela veia femoral, por onde, utilizando um cateter, sonda-se a veia cava inferior, o AD e, através do defeito, o átrio esquerdo, e, fixando uma guia em uma veia pulmonar, sobe-se com um balão medidor. Mas por que um balão medidor? Por um motivo simples: em razão da natureza do tecido do septo interatrial (fino e móvel), muitas vezes o defeito real (no diâmetro máximo) não é mensurado pelo ecocardiograma, sendo assim o balão inflado pode mostrar corretamente a extensão do defeito.

Após a aquisição do tamanho real da CIA, escolhe-se a prótese do tamanho correspondente e através de uma bainha longa libera-se a prótese e observa-se a estabilidade no defeito.[3]

As maiores complicações do procedimento são embolia da prótese, tamponamento ou sangramento pulmonar (pelo manuseio da guia no AE e na veia pulmonar), o BAV (especialmente nas próteses maiores) e a erosão, que pode provocar desde um simples derrame pericárdico autolimitado até lesões mais importantes.

Valvuloplastia por balão

A valvuloplastia percutânea por balão é realizada há mais de 30 anos e foi inicialmente derivada dos procedimentos de angioplastia coronariana (assim como outros procedimentos que inicialmente foram extrapolados, em materiais e métodos, da hemodinâmica de adultos). Em alguns casos, atualmente o tratamento percutâneo é a via de escolha, como nas estenoses pulmonar, aórtica e até mitral. Em pacientes mais idosos, não é incomum ser indicada a troca valvar cirúrgica em detrimento da valvuloplastia, fato que advém do fraco resultado pela rigidez do tecido valvar em geral bastante calcificado. Esse padrão não se repete na faixa etária pediátrica, em que a via percutânea possui resultados surpreendentes.

O procedimento constitui-se em uma passagem de um cateter através da válvula acometida por onde se deixa uma guia e por onde sobe-se um balão, previamente medido de acordo com o tamanho do anel valvar (podendo ser maior ou menor que o anel dependendo da válvula a ser tratada, sendo os tamanhos maiores os responsáveis pelas lesões regurgitantes residuais), e insufla-se a fim de "abrir" a válvula estenótica.

A grande limitação do procedimento é o péssimo resultado em lesões supra e infravalvares, assim como em lesões consequentes de sutura de cirurgias anteriores. Outro ponto que deve ser levado em consideração é que, mesmo quando o balão utilizado é de tamanho correto, lesões regurgitantes podem aparecer após a dilatação, que tendem a piorar conforme novos procedimentos forem realizados, necessitando em alguns casos até de posterior troca valvar.

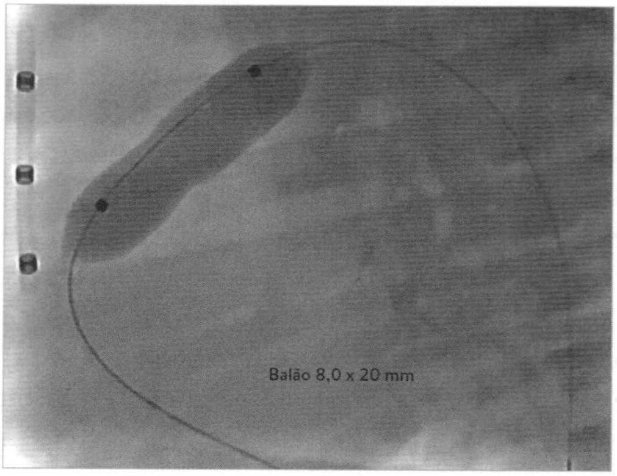

Figura 6 Valvuloplastia pulmonar por balão: o menor diâmetro do balão corresponde à altura da válvula pulmonar.

A despeito dos riscos, a valvuloplastia percutânea é uma opção segura, pouco invasiva e em geral necessitando de um curto período de internação. E em alguns casos específicos, como na estenose pulmonar crítica do RN, é um procedimento salvador que pode poupar o paciente de uma intervenção cirúrgica nos primeiros dias de vida. Mesmo em situações de atresia pulmonar, pode-se fazer uso de um cateter específico que usa radiofrequência para perfurar o tecido da válvula e, usando balões de forma crescente, reestabelecer a via de saída do ventrículo direito sem necessidade de toracotomia.

Coartação da aorta

A intervenção percutânea na coartação da aorta foi um grande divisor de águas na cardiologia pediátrica. Sabe-se que de 50 a 80% dos pacientes corrigidos no período neonatal ou lactentes necessitam de novas abordagem pela chamada recoarctação, seja pelo resultado não totalmente satisfatório durante a cirurgia, permanência de tecido ductal ou pela restrição de crescimento das regiões que sofreram sutura (ou simples manipulação cirúrgica). Com alta taxa de reincidência, o risco aumenta drasticamente a cada reoperação.

A coartação crítica, tratada ainda no período neonatal, é, via de regra, um procedimento cirúrgico. E pelo manuseio da região abordada na cirurgia (suturas, fibroses) ou simplesmente pela natureza elástica da parede da aorta, o resultado da aortoplastia somente com balão nem sempre é satisfatório e duradouro. Dessa forma, a correção percutânea requer muitas vezes múltiplas intervenções.

Em pacientes menores, como lactentes, a aortoplastia com balão funciona às vezes como um paliativo, representando um alívio na lesão, permitindo o desenvolvimento do paciente. Mais de uma dilatação pode ser realizada durante a in-

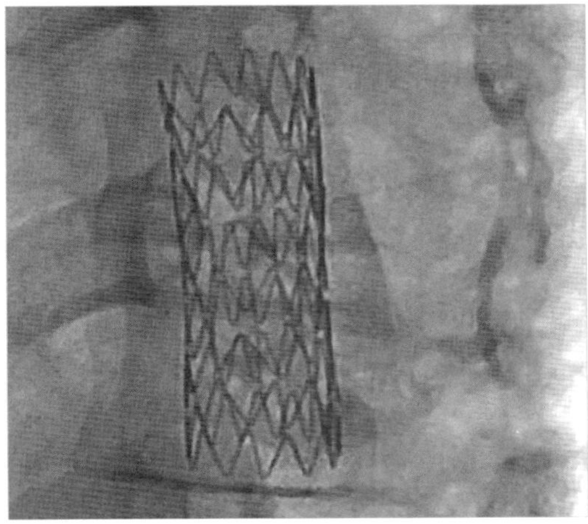

Figura 7 *Stent* posicionado em aorta descendente.

fância, até que paciente atinja um bom crescimento e finalmente se possa partir para uma solução mais permanente: a colocação de um *stent*.

O risco inerente do procedimento não advém somente das múltiplas intervenções (assim como na cirurgia, porém em menor escala, quanto maior a manipulação do vaso, maior o potencial para complicação), mas também do risco de rompimento da aorta e a formação de aneurismas por dissecção.

DESAFIOS ATUAIS

Grande parte das crianças que aguarda por um procedimento cardíaco tem malformação potencialmente tratável por cateterismo. Considerando a natureza grave ou potencialmente grave dessas cardiopatias, que podem trazer repercussões significativas de morbimortalidade, faz-se necessário aumentar a capacidade operacional dos centros de referência, e agilizar os mecanismos de referência para viabilizar o atendimento maior e mais efetivo dos pacientes com cardiopatia.

ORIENTAÇÕES AOS PAIS

O cateterismo cardíaco pediátrico é um exame invasivo indicado para avaliar a anatomia e o funcionamento do coração, além de poder corrigir vários defeitos durante o procedimento, sem a necessidade de cirurgia cardíaca. São usados cateteres (tubinhos flexíveis) que são introduzidos nos vasos sanguíneos através da virilha, do braço ou do pescoço da criança, chegando até o coração.

O cateterismo é um procedimento seguro. As complicações são tratadas imediatamente. A possibilidade de morte é remota. É feito em sala de hemodinâmica e sob anestesia geral. A duração do exame é de 1 a 3 horas, dependendo de cada caso. Em caso de oclusão de defeitos por prótese, o paciente ficará permanentemente com esta, não havendo necessidade de retirar. Após o término de procedimento no local da punção será aplicado um curativo compressivo. Um pequeno hematoma pode ocorrer evolutivamente, mas desaparecerá nos dias subsequentes.

✓ CONCLUSÃO

Este capítulo apresentou uma amostra do mundo de possibilidades (e também da complexidade) das intervenções percutâneas. Com o avanço da medicina e da tecnologia, novas portas sempre estarão se abrindo e conhecer os procedimentos é de extrema importância, especialmente a fim de esclarecer os pais quanto às complicações e riscos e sanar qualquer dúvida que apareça durante uma consulta.

REFERÊNCIAS BIBLIOGRÁFICAS

1. Mullins CE. Cardiac catheterization in congenital heart disease: pediatric and adult. Massachusetts: Blackwell Futura; 2006.
2. Anderson RH. Paediatric cardiology. 3rd ed. Philadelphia: Churchill Livingstone; 2010.
3. Bergensen L, Foerster S, Marshall AC, et al. Congenital heart disease the catheterization manual. New York: Springer; 2009.
4. Sievert H, Qureshi SA, Wilson N, et al. Percutaneous interventions for congenital heart disease. Oxon: Informa Healthcare; 2007.

ÍNDICE REMISSIVO

Capítulo 4 – Insuficiência cardíaca

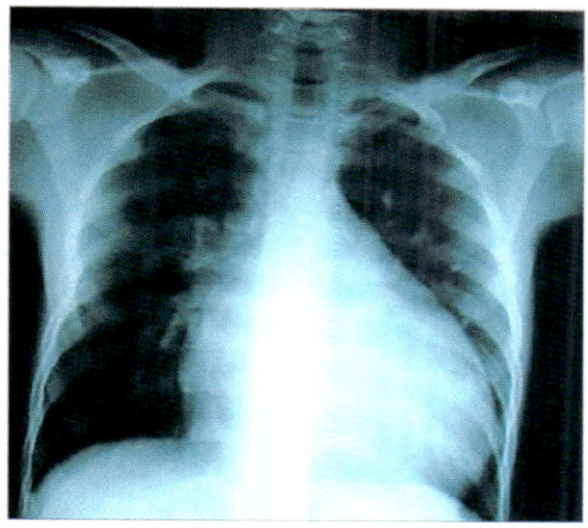

Figura 5 Radiografia posteroanterior de tórax mostrando aumento do ventrículo esquerdo em paciente de 8 anos portador de comunicação interventricular.

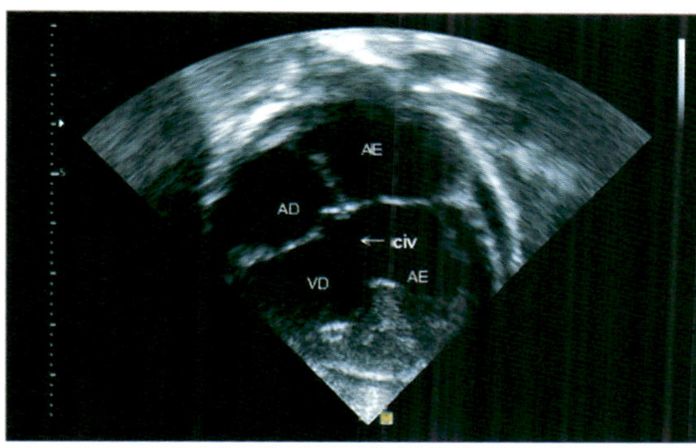

Figura 6 Ecocardiograma bidimensional (corte em 4 câmaras) de paciente de 2 anos, portador da síndrome de Down, mostra comunicação interventricular ampla (CIV).

Capítulo 6 – Eletrocardiograma

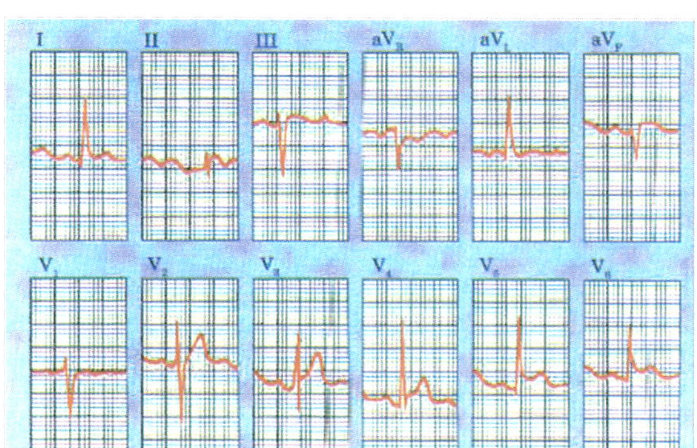

Figura 19 Eletrocardiograma de adolescente com pericardite com supra de ST em diversas derivações.

Fonte: adaptada de Park e Guntheroth[1].

Capítulo 7 – Ecocardiograma Doppler e noções do ecocardiograma funcional

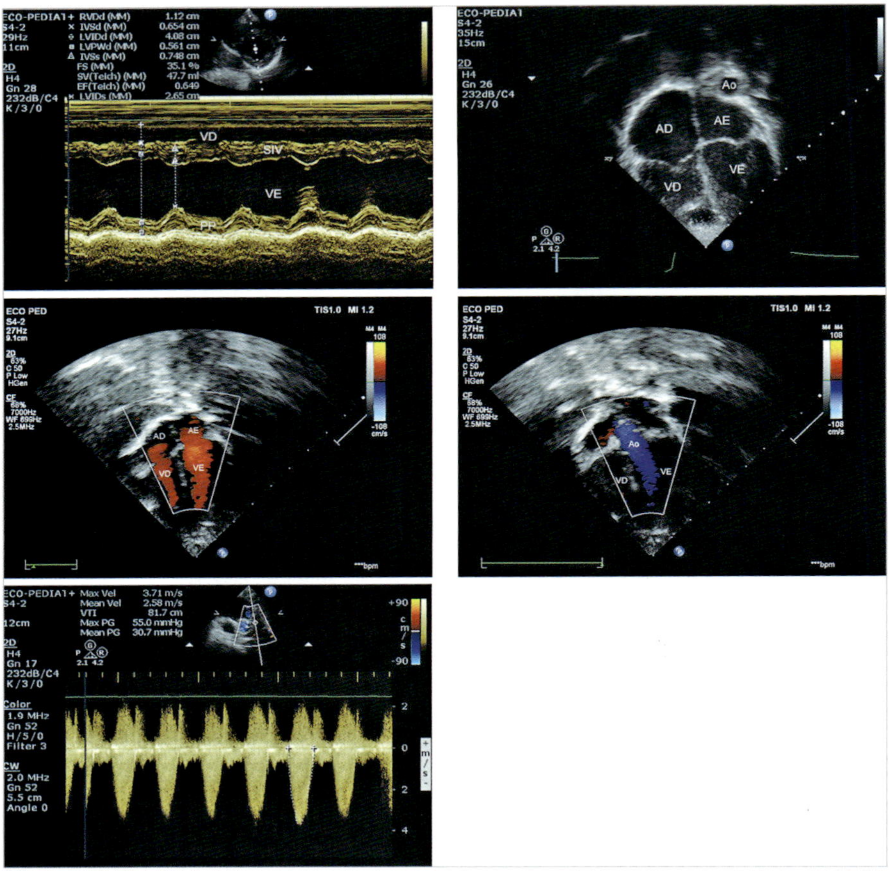

Figura 1 Modalidades do ecocardiograma: (A) modo M; (B) bidimensional; (C) color Doppler (vermelho e azul); (D) Doppler espectral.

AD: átrio direito; AE: átrio esquerdo; VD: ventrículo direito; VE: ventrículo esquerdo; SIV: septo interventricular; PP: parede posterior.

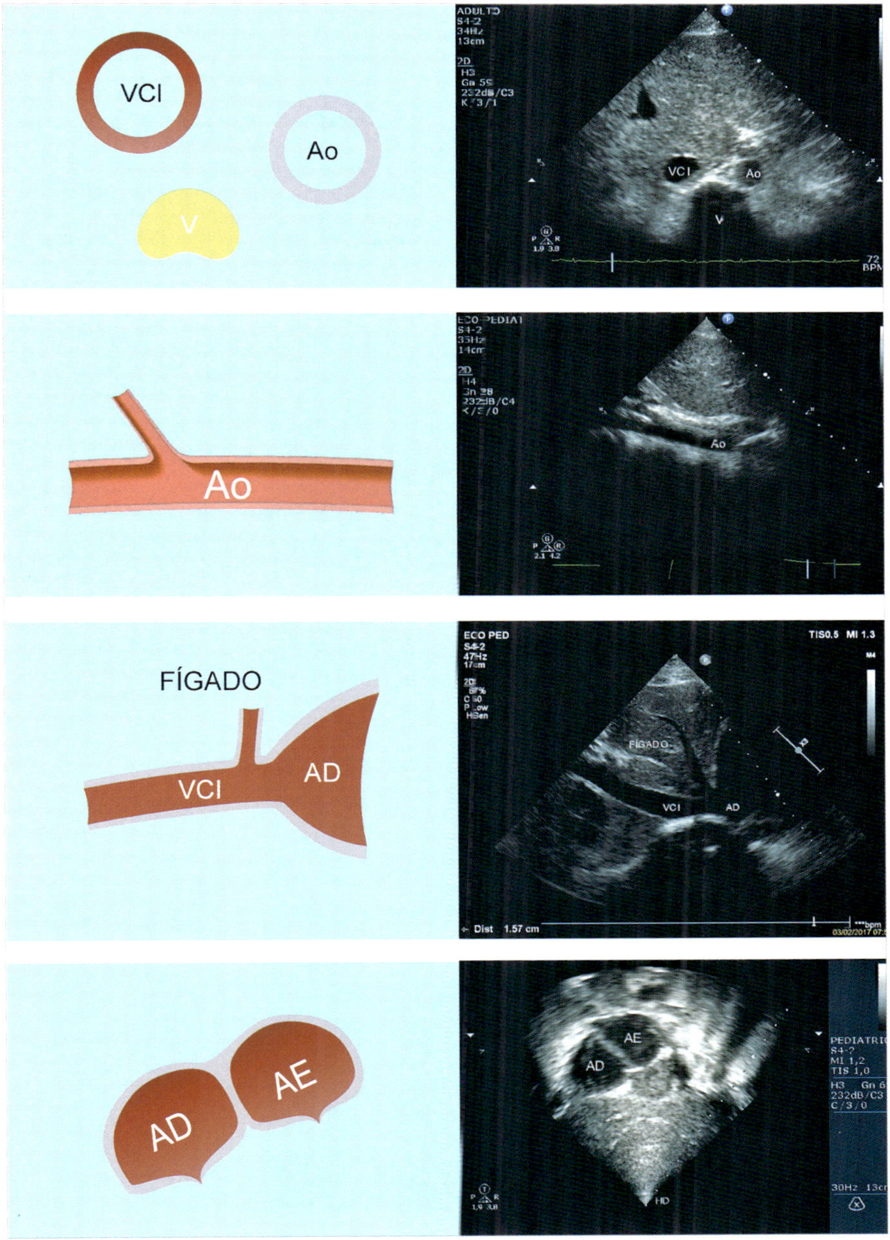

Figura 4 Janela subcostal: (A) aorta e veia cava inferior transversais - análise do *situs*; (B) aorta descendente longitudinal; (C) veia cava inferior; (D) septo interatrial (diagramas e figuras do próprio autor).

VCI: veia cava inferior; Ao: aorta; V: vértebra; AD: átrio direito; AE: átrio esquerdo.

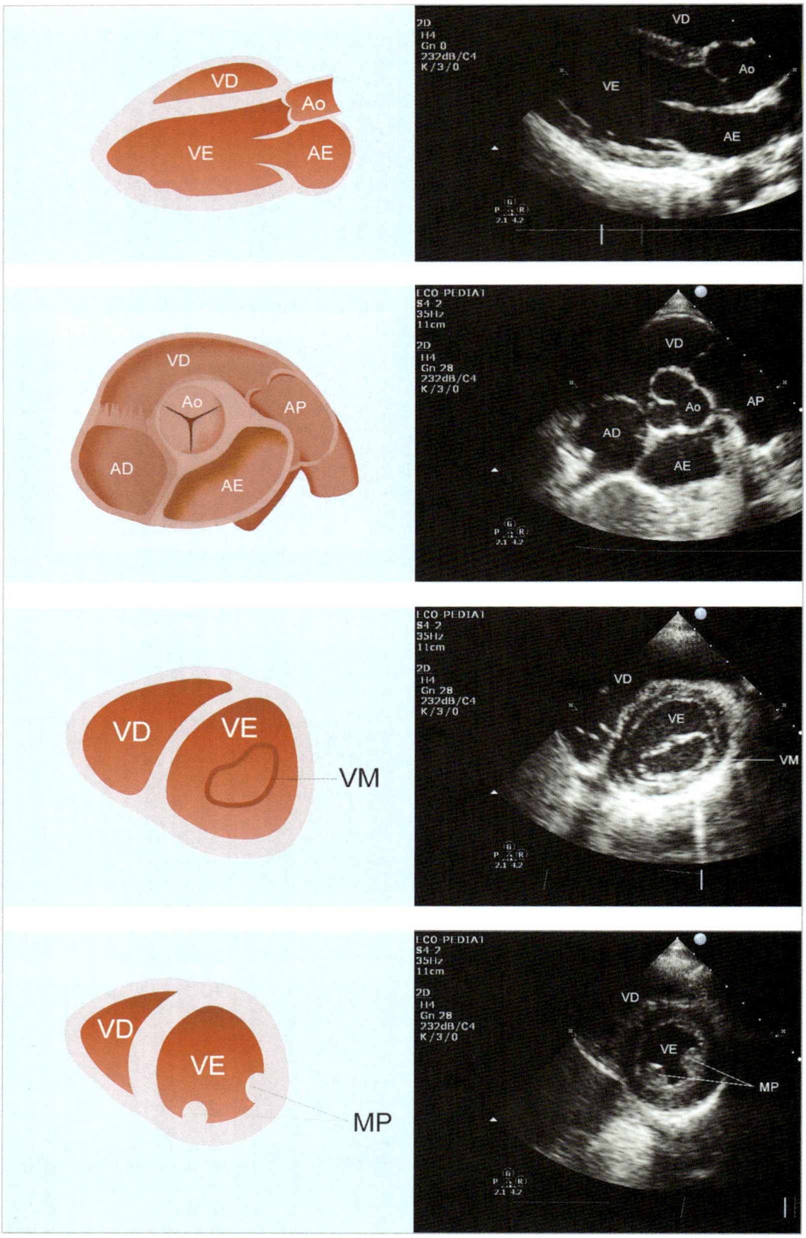

Figura 5 Janela paraesternal: (A) eixo longo; (B) eixo curto em nível dos vasos da base; (C) eixo curto em nível da valva mitral; (D) eixo curto em nível dos músculos papilares (diagramas e figuras do próprio autor).

Ao: aorta; AE: átrio esquerdo; VD: ventrículo direito; VE: ventrículo esquerdo; VM: valva mitral; MP: músculo papilar.

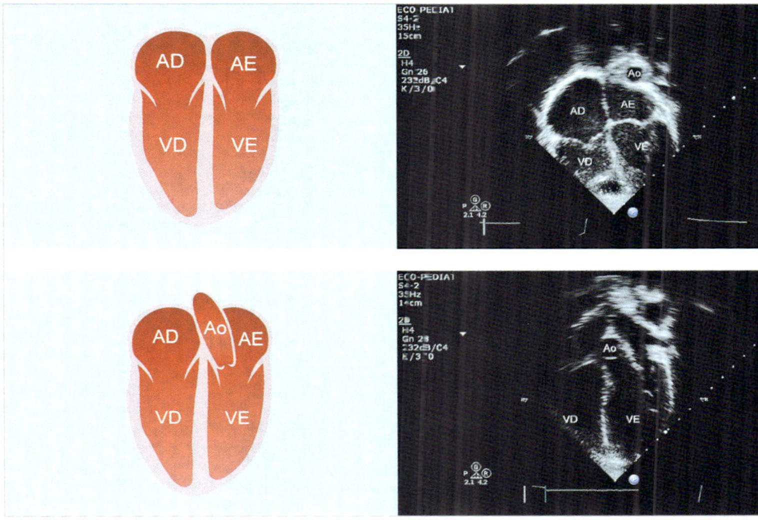

Figura 6 Janela apical: (A) 4 câmaras; (B) 5 câmaras (diagramas e figuras do próprio autor).

AD: átrio direito; AE: átrio esquerdo; VD: ventrículo direito; VE: ventrículo esquerdo; Ao: aorta.

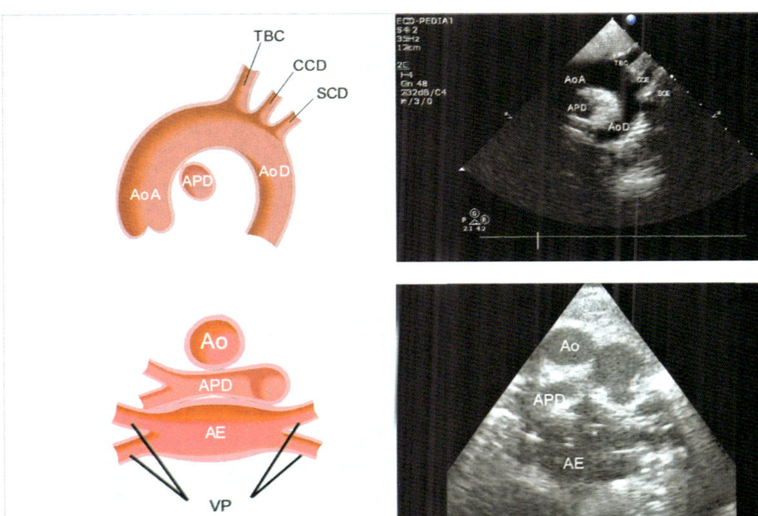

Figura 7 Janela supraesternal: (A) eixo longo; (B) eixo curto (diagramas e figuras do próprio autor).

Ao: aorta; AoA: aorta ascendente; APD: artéria pulmonar direita; AoD: aorta descendente; TBC: tronco braquicefálico; CCD: artéria carótida comum direita; SCD: artéria subclávia direita; AE: átrio esquerdo; VP: veia pulmonar.

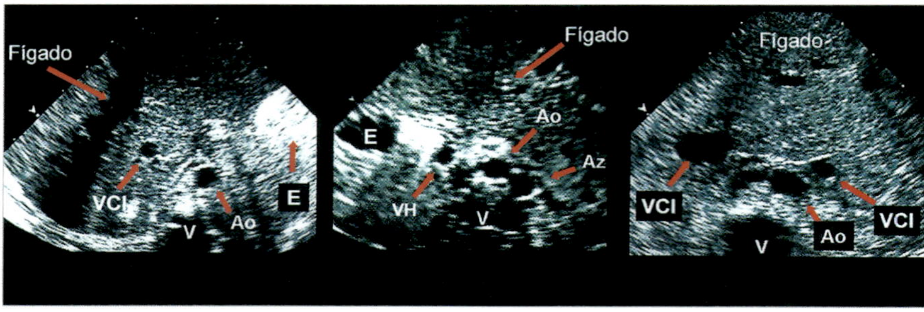

Figura 9 Determinação do *situs* visceral pela janela subcostal: (A) *situs solitus*; (B) *situs inversus*; (C) *situs ambiguus* (diagrama do próprio autor).

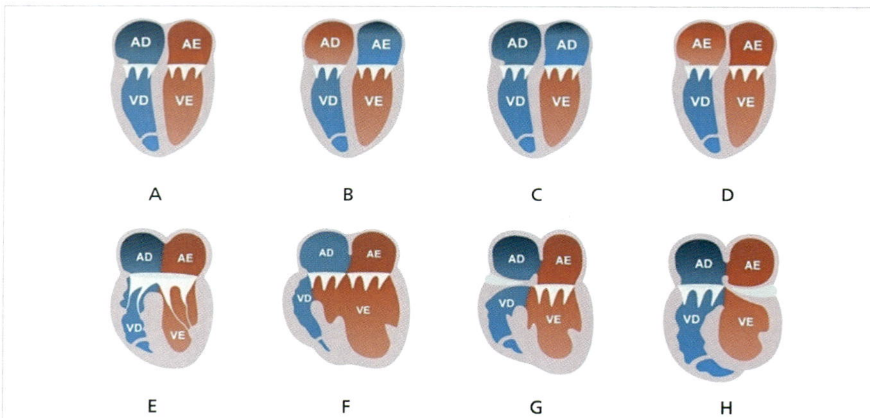

Figura 13 Tipos de conexão atrioventricular: (A) biventricular concordante; (B) biventricular discordante; (C) biventricular isomerismo direito; (D) biventricular isomerismo esquerdo; (E) biventricular com valva atrioventricular única; (F) univentricular por dupla via de entrada; (G) univentricular por atresia tricúspide; (H) univentricular por atresia mitral (adaptada de diagrama do próprio autor).

AD: átrio direito; AE: átrio esquerdo; VD: ventrículo direito; VE: ventrículo esquerdo.

Capítulo 9 – Taquiarritmia

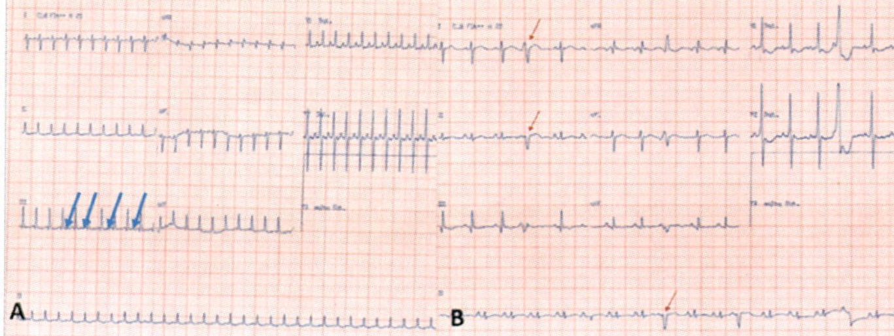

Figura 4 Recém-nascido de 24 horas de vida apresentando taquipneia, pulsos débeis e perfusão alentecida. ECG mostra (A) frequência cardíaca de 300 bpm com ondas P após o complexo QRS e antecedendo a onda T (setas); e (B) ritmo sinusal com raras extrassístoles (setas) após manobra vagal com gelo na face.

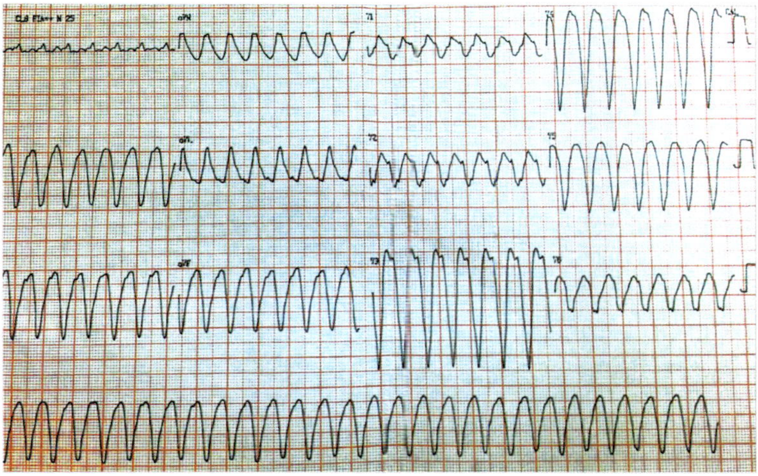

Figura 5 Traçado eletrocardiográfico de um escolar, submetido à cirurgia para correção de tetralogia de Fallot, apresentando episódio de TV sustentada monomórfica.
Cortesia da Dra. Paula De Saboya – Instituto Dante Pazzanese.

Capítulo 10 – Bradiarritmias

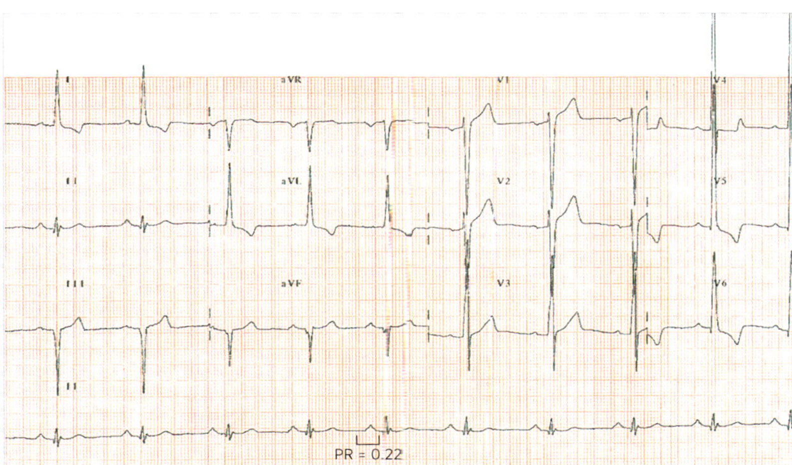

Figura 2 Eletrocardiograma de paciente de 1 ano de idade, portador de comunicação interventricular e hipotireoidismo, mostrando bradicardia sinusal com frequência cardíaca variando de 70 a 75 bpm e PR aumentado para a idade (0,22 segundo) – bloqueio atrioventricular de 1° grau.

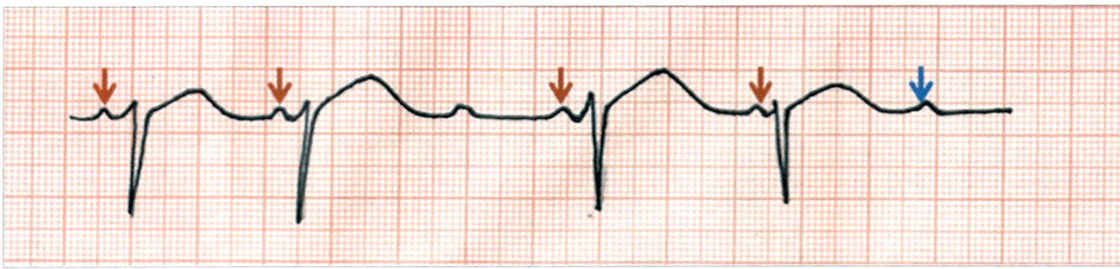

Figura 4 Representação esquemática de um traçado eletrocardiográfico em que se observam as ondas P conduzindo o QRS (setas vermelhas) e ondas P bloqueadas em sequência repetida 2:1 (seta azul).

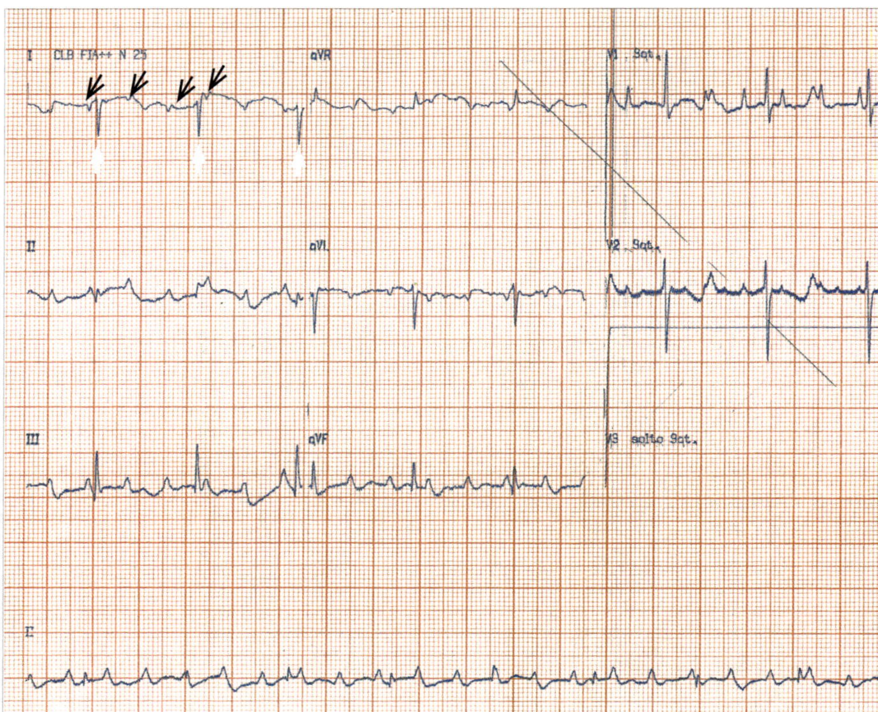

Figura 5 Eletrocardiograma de uma recém-nascida com diagnóstico intrauterino de bloqueio atrioventricular total. Mãe portadora de lúpus eritematoso sistêmico com elevada titulação de anti-Ro. Observam-se ondas P isoladas (setas pretas) sem qualquer relação com os complexos QRS (setas brancas), frequência atrial de 150 bpm e ventricular de 66 bpm.

Capítulo 14 – Cardiopatias congênitas cianóticas com baixo fluxo pulmonar

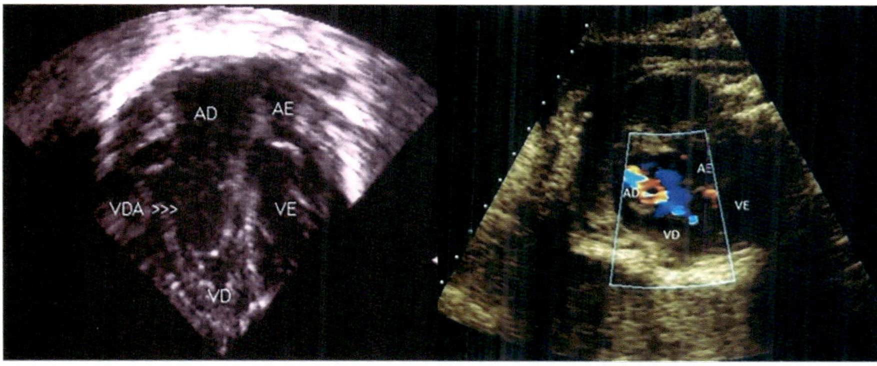

Figura 3 À esquerda anomalia de Ebstein em criança e à direita em feto de 24 semanas com grave regurgitação tricúspide.
AD: átrio direito; AE: átrio esquerdo; VE: ventrículo esquerdo; VD: ventrículo direito; VDA: ventrículo direito atrializado.

Capítulo 15 – Cardiopatias cianóticas com fluxo pulmonar normal ou aumentado

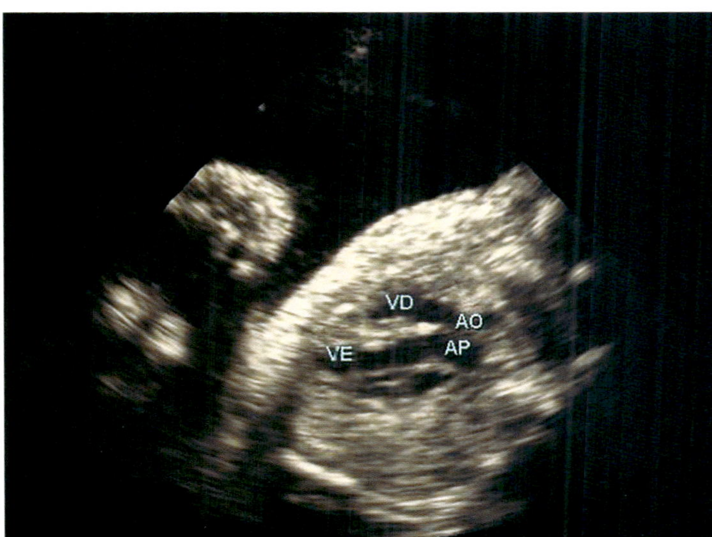

Figura 1 Ecocardiograma fetal da transposição dos grandes vasos.
VD: ventrículo direito; VE: ventrículo esquerdo; AO: aorta; AP: artéria pulmonar.

Capítulo 16 – Persistência do canal arterial no prematuro

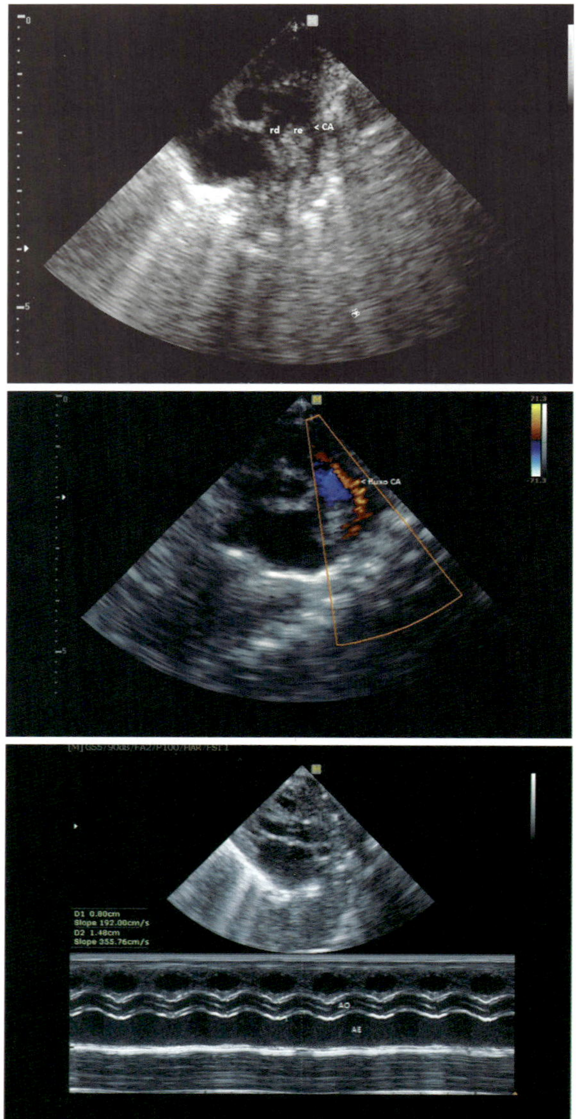

Figura 2 Imagens de ecocardiograma de persistência do canal arterial hemodinamicamente significativo (PCA HS) (A), corte transverso alto dos vasos da base, evidenciando canal arterial entre o tronco da artéria pulmonar e aorta; (B) corte transverso alto dos vasos da base evidenciando fluxo da aorta para artéria pulmonar, pelo Doppler; (C) modo M mostrando a dilatação de AE.

CA: canal arterial; re: ramo esquerdo de artéria pulmonar; rd: ramo direito de artéria pulmonar.

Capítulo 17 – Febre reumática

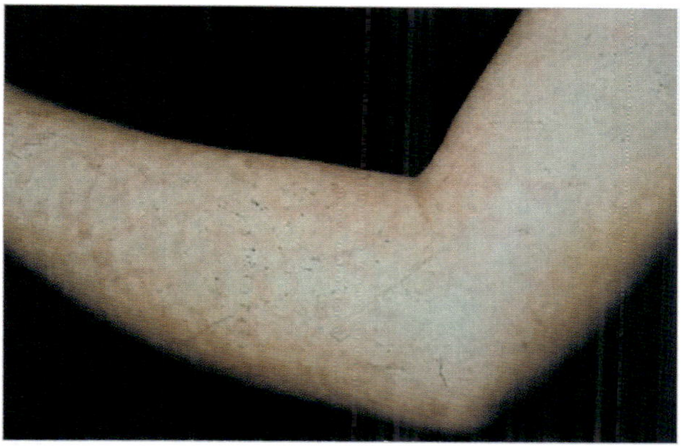

Figura 1 Eritema marginado (cedida pelo Dr. Flavio Stajnbok).

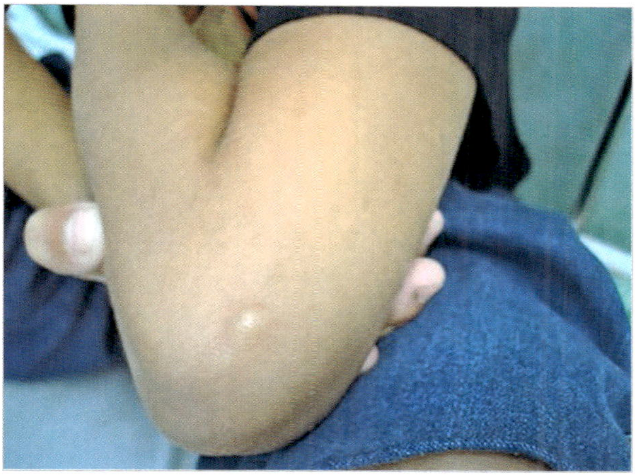

Figura 2 Nódulos subcutâneos (cedida pelo Dr. Flavio Stajnbok).

Capítulo 19 – Doença de Kawasaki

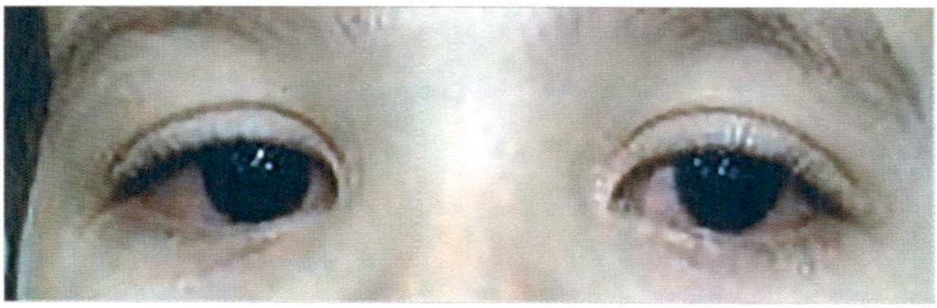

Figura 1 Hiperemia conjuntival bilateral com ausência de secreção purulenta (acervo pessoal Dr. Flavio Sztajnbock).

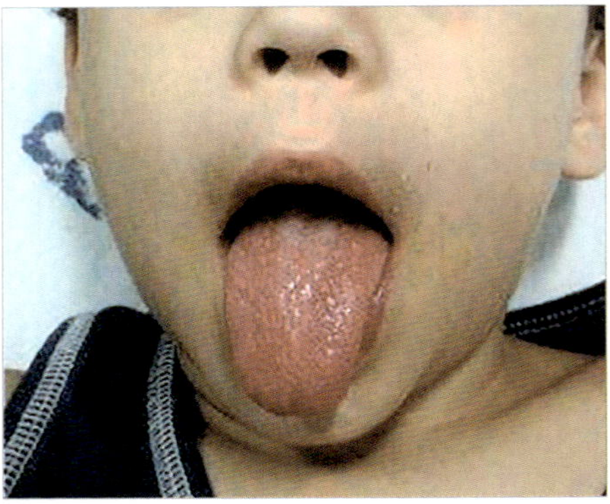

Figura 2 Eritema difuso da mucosa orofaríngea, lábios avermelhados e com fissuras, ressecamento, descamação, rachaduras com sangramentos, língua em framboesa, indistinguível daquela da escarlatina. Não são vistas ulcerações orais e exsudatos faríngeos (acervo pessoal Dr. Flavio Sztajnbock).

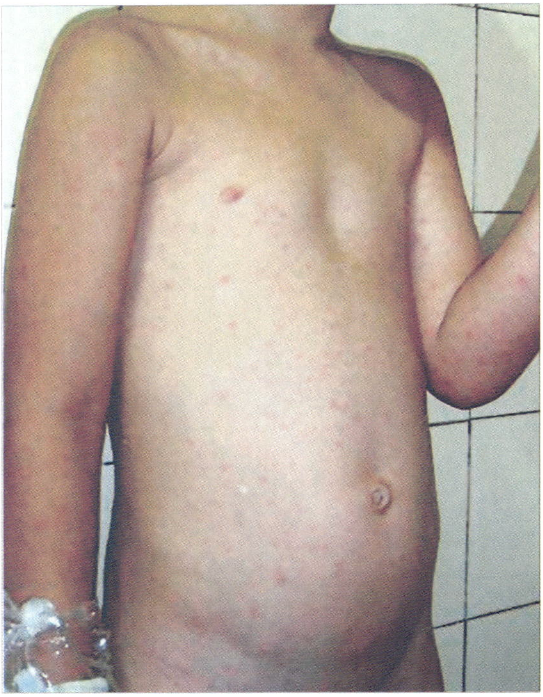

Figura 3 Exantema polimorfo (acervo pessoal Dr. Flavio Sztajnbock).

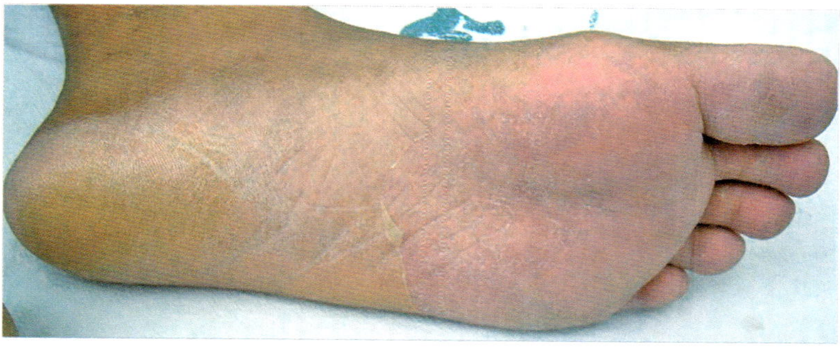

Figura 4 Eritema das palmas e das plantas. Induração dolorosa das mãos ou dos pés ocorrem ainda na fase aguda da doença (acervo pessoal Dr. Flavio Sztajnbock).

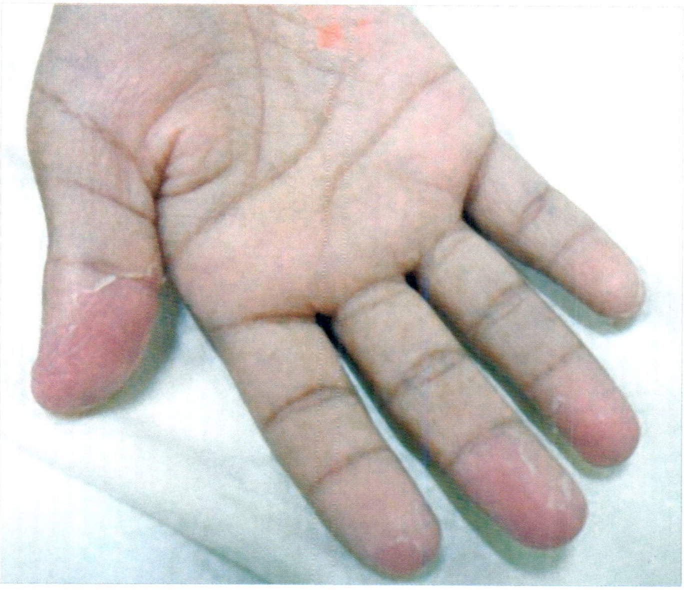

Figura 5 Na fase subaguda que acontece na 2ª a 4ª semana de doença, há descamação os dedos das mãos e dos pés (acervo pessoal Dr. Flavio Sztajnbock).

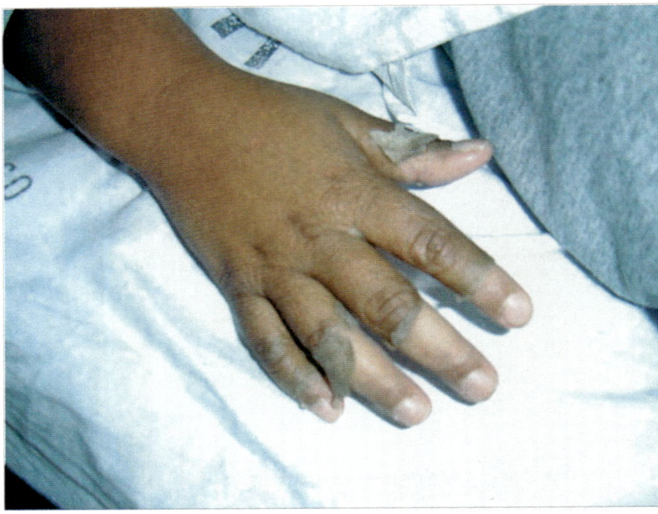

Figura 6 Descamação dos dedos dos pés começa na região periungueal e pode estender-se e incluir as palmas e plantas (acervo pessoal Dr. Flavio Sztajnbock).

Capítulo 21 – Pericardite

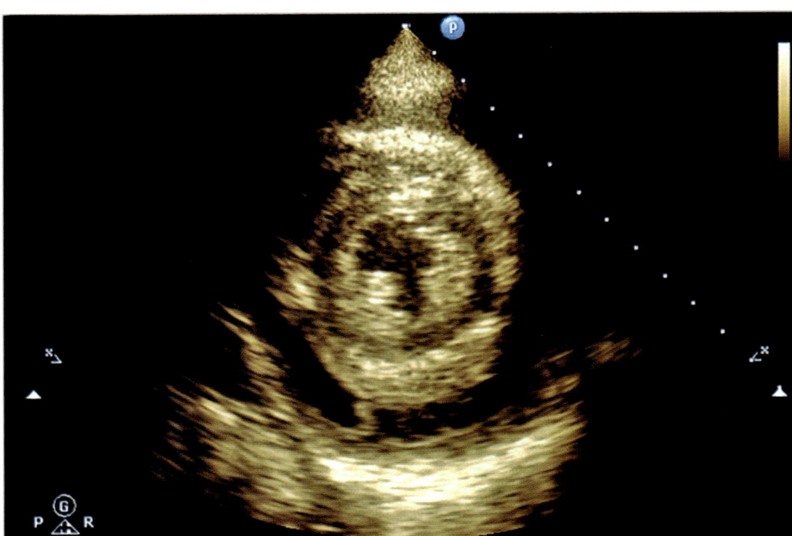

Figura 2 MS, 16 anos. Iniciou quadro de febre baixa e dor torácica por 18 dias. Radiografia de tórax com área cardíaca aumentada. Realizado ecocardiograma que mostrou pericárdio espessado com derrame volumoso e presença de fibrina. Exame do líquido pericárdico diagnosticou tuberculose pericárdica.